Sexualität in Paarbeziehungen

Praxis der Paar- und Familientherapie
Band 8

Sexualität in Paarbeziehungen
von Prof. Dr. Kirsten von Sydow und Dipl.-Psych. Andrea Seiferth

---

Sexualität in Paarbeziehungen

von

Kirsten von Sydow und Andrea Seiferth

HOGREFE

GÖTTINGEN · BERN · WIEN · PARIS · OXFORD · PRAG
TORONTO · BOSTON · AMSTERDAM · KOPENHAGEN
STOCKHOLM · FLORENZ · HELSINKI

Prof. Dr. phil. Kirsten von Sydow, geb. 1960. Studium der Psychologie in Bonn. 1991 Promotion. 2002 Habilitation. Seit 2010 Professorin für Klinische Psychologie und Psychotherapie an der Psychologischen Hochschule Berlin. Zudem tätig als Psychotherapeutin in eigener Praxis in Hamburg. Forschungsschwerpunkte: Psychotherapieforschung (Systemische Therapie/Paar-/Familientherapie), Bindungsforschung, Sexualität, Elternschaft, Altern/Gerontologie.

Dipl.-Psych Andrea Seiferth, geb. 1959. Studium der Psychologie in Hamburg. Seit 1983 psychotherapeutisch tätig, seit 1999 als niedergelassene Psychologische Psychotherapeutin für tiefenpsychologisch fundierte Psychotherapie in Hamburg. Arbeits- und Interessenschwerpunkte: Traumatherapie und Achtsamkeit, Systemische- und bindungsbezogene Paartherapie, Arbeit mit unkonventionellen Familien, Seminarleiterin für Paartrainings.

Bibliografische Information der Deutschen Nationalbibliothek

Die Deutsche Nationalbibliothek verzeichnet diese Publikation in der Deutschen Nationalbibliografie; detaillierte bibliografische Daten sind im Internet über http://dnb.dnb.de abrufbar.

Göttingen · Bern · Wien · Paris · Oxford · Prag · Toronto · Boston
Amsterdam · Kopenhagen · Stockholm · Florenz · Helsinki
Merkelstraße 3, 37085 Göttingen

http://www.hogrefe.de
Aktuelle Informationen · Weitere Titel zum Thema · Ergänzende Materialien

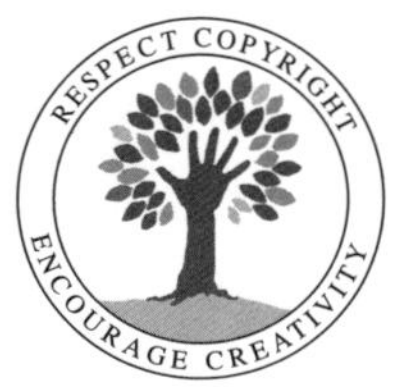

Umschlagabbildung: © epic-Fotolia.com
Satz: ARThür Grafik-Design & Kunst, Weimar
Druck: AZ Druck und Datentechnik GmbH, Kempten
Printed in Germany
Auf säurefreiem Papier gedruckt

ISBN 978-3-8017-1644-8

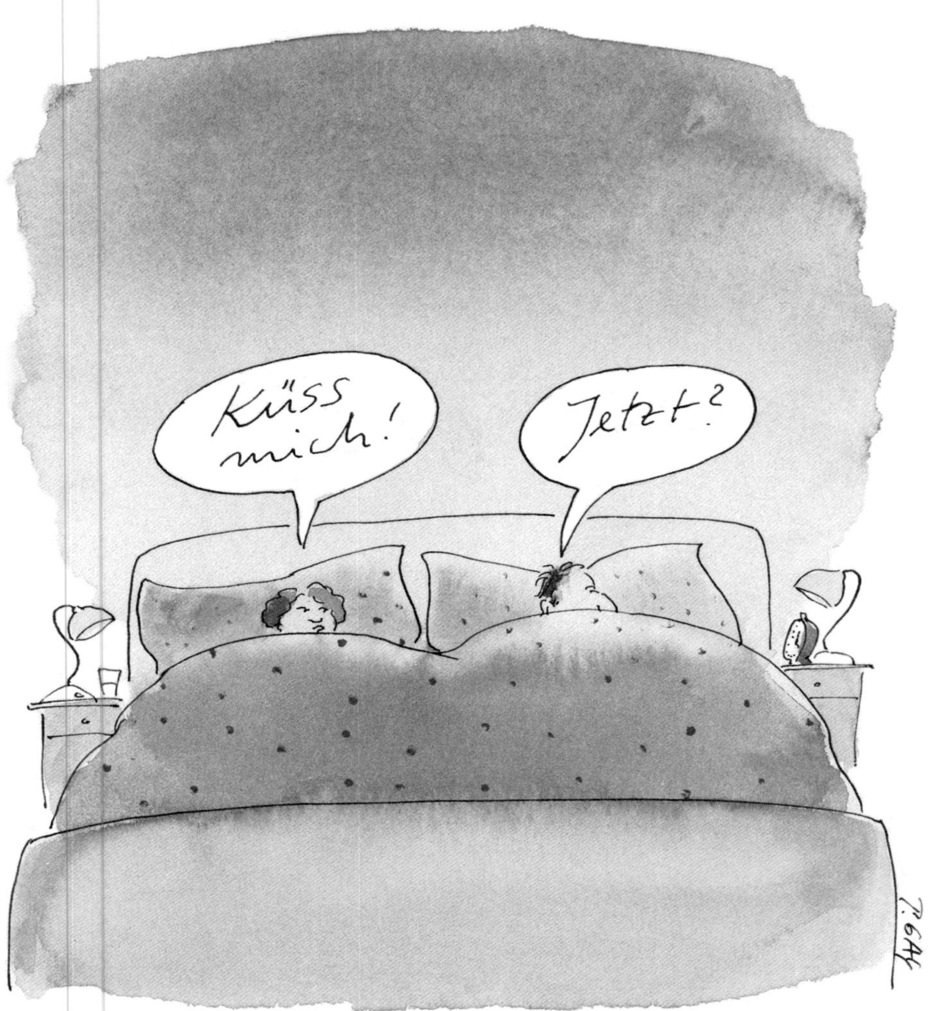
Küss mich!
Jetzt?

Langeweile ist in einer normalen sexuellen Beziehung unvermeidbar; sie tritt also nicht auf, weil Sie etwas falsch gemacht haben. … Um sich zu einem sexuell reifen Menschen zu entwickeln, muss man hin und wieder Angst ertragen und bereit sein, sich ins Unbekannte vorzuwagen.

(David Schnarch, 2009/2011, S. 199 f.)

„Wir denken selten an das, was wir haben,
aber immer an das, was uns fehlt.“
(Arthur Schopenhauer)

Inhaltsverzeichnis

1 Einleitung

The defining feature of marriage and adult partnerships is sex, even when there is no sex.

(Clulow, 2009, S. xxvi)

Trotz sinkender Heiratsneigungen und steigendem Scheidungsrisiko leben etwa zwei Drittel der erwachsenen Frauen und Männer in Dauerbeziehungen. Tatsächlich halten *Ehen* aufgrund der steigenden Lebenserwartung von Jahr zu Jahr länger: 1970 blieben Mann und Frau durchschnittlich 9,2 Jahre zusammen, 2011 waren es 14,5 Jahre (Spiewak, 2013). Von den 25- bis 54-jährigen Männern in Deutschland leben sogar 85 % *in einer Partnerschaft*: 62 % sind verheiratet, 14 % in einer *nichtehelichen Lebensgemeinschaft* und 9 % in einer *Beziehung ohne gemeinsamen Haushalt* (Helfferich et al., 2004). Und die, die gerade nicht in einer Beziehung leben, wünschen sich meist, (wieder) einen passenden Partner oder eine Partnerin zu finden. 72 % der Deutschen glauben an die große Liebe (Kluge & Sonnenmoser, 2002).

Sexuelle Kontakte finden meist in Paarbeziehungen statt

Für Erwachsene sind Dauerbeziehungen auch die primären Orte für sexuellen Kontakt. Unabhängig von Alter und Geschlecht finden etwa 95 % aller sexuellen Kontakte (Geschlechtsverkehr) in festen Beziehungen statt, 1 bis 2 % in sexuellen Außenbeziehungen und nur etwa 5 % unter Singles (Schmidt, Matthiesen & Meyerhof, 2004).

Nicht alle Partner sind miteinander sexuell aktiv

Doch Sex findet längst nicht immer und in allen Partnerschaften statt. Sexuelle Probleme und Unlust hat es in Dauerbeziehungen schon immer gegeben. Während das früher eher akzeptierend-resignativ oder durch Affären „gelöst“ wurde, da der Erhalt der Beziehung dadurch in der Regel nicht in Frage gestellt war, gilt die sexuelle Entwicklung von Partnerschaften heute als viel wichtiger. Doch die hohen sexuellen Erwartungen erfüllen sich längst nicht immer – insbesondere in schon länger währenden Beziehungen herrscht manchmal sexuelle Lustlosigkeit – zumindest wenn man Witzen, literarischen Texten und Filmen Glauben schenkt, z. B.: „Die Ehe ist eine Institution zur Lähmung des Geschlechtstriebs“ (Gottfried Benn, zitiert nach Siebenschön, 1990, S. 96); „… and every bed has been condemmed / not by morality or law, / but by time“ (Anne Sexton, zitiert nach Middlebrook, 1991/1993, S. 422).

Bemerkenswerterweise wurde dieses Thema – die z. T. lahme und langweilige Sexualität in Ehen und anderen hetorosexuellen Partnerschaften – erst spät von der Psychologie aufgegriffen, dann wurde es aber plötzlich eines der zentralen publizistischen Themen des beginnenden 21. Jahrhunderts (z.B. Barash & Lipton, 2002; Bergner, 2013; Clement, 2004, 2006; McCarthy & McCarthy, 2013; Mintz, 2009; Perel, 2006; Retzer, 2009; Schmidbauer, 2010; Schnarch, 1997/2006, 2009/2011; Sydow, 1998, 2012a). Diese Publikationen zur Sexualität in Beziehungen zeichnen sich durch folgende Eigenheiten aus (s. auch Leiblum, 2003):

- Es werden diametral entgegengesetzte Positionen vertreten, wie z.B. „Die Sexualität entwickelt sich in dem Maße, wie die Beziehung wächst" (Shem & Surrey, 1998/1999, S. 313; McCarthy & McCarthy, 2013), „Guter Sex und gute Beziehung haben zunächst nichts miteinander zu tun" (Clement, 1998, S. 367) oder aber: eine gute Dauerbeziehung ist sogar unter Umständen ein Hemmnis für guten Sex (Bergner, 2013).
- In fast allen Fällen wird explizit oder implizit eine „Pro-Sex"-Position vertreten (viel sexuelle Aktivität ist besser als wenig oder kein Sex). Neue US-amerikanische Belletristik berichtet auch vom angestrengten Bemühen langjähriger Partner, sich zu täglichem Sex durchzuringen (Brown & Brown, 2008; Muller & Thorpe, 2008).
- Oft werden hohe normativ-sexuelle (und emotionale) Standards gesetzt (Illouz, 2011), wie z.B. „Wenn es überhaupt irgendeinen Bereich gibt, in dem sich Männer und Frauen gut verstehen müssen, dann ist das beim Sex" (Shem & Surrey, 1998/1999) oder mit Titeln wie „The sex-starved marriage" (Weiner-Davis, 2003), die alle Dauerpaare, die seltener als 10-mal pro Jahr Sex haben als „sexuell verhungerte" Fällen etikettieren.
- Die Publikationen sind oft auch durchdrungen von einem hohen Machbarkeits-Anspruch (Illouz, 2011) – nicht nur leidenschaftliche Sexualität in Dauerbeziehungen sei machbar, sondern auch noch der „richtige Umgang mit Affären" (Clement, 2009).

Was sagt die Forschung dazu?

Was aber sagt die empirische Forschung dazu?! Was weiß man aus der Partnerschafts-, Familien-, Entwicklungs- und Klinischen Psychologie über die Entwicklung partnerschaftlicher Sexualität in der Allgemeinbevölkerung? Welcher Grad von sexuellem Interesse oder Desinteresse in Dauerbeziehungen ist normal, was ist pathologisch? Welche Risiko- und Schutzfaktoren beeinflussen die Sexualität in Parterschaften? Was für sexuelle Probleme sind verbreitet und inwiefern sind sie überhaupt veränderbar, durch die Betroffenen oder durch professionelle Interventionen? Ist wenig oder keine partnerschaftliche sexuelle Aktivität gleichbedeutend mit einer schlechten Partnerschaft? Welche Therapie- und Beratungsansätze sind bei welchem Problem hilfreich? Kann man sich als Betroffene bzw. Betroffener auch selbst helfen? – Auf alle diese Fragen versucht das Buch eine Antwort zu geben. Allerdings können die Antworten nur so viel taugen, wie der derzeitige Forschungsstand, der leider begrenzt ist.

Datenbasis: Empirische Studien und Fachliteratur

In der Folge werden wissenschaftliche Befunde zum Thema dargestellt. Dabei stützen wir uns im wesentlichen auf folgende Quellen: Recherchen in psychologischen und medizinischen Datenbanken zu empirischen Studien über die Sexualität in Partnerschaften (s. auch Sydow, 1998), große repräsentative „Sex-Surveys“ mit Daten zur Sexualität Verheirateter (z. B. Call et al., 1995; Johnson et al., 1994; Laumann et al., 1994, 2005, 2006), eigene empirische Studien zum Thema (Sydow, 1996, 2002a; Sydow, Ullmeyer & Happ, 2001), systematische Literatur-Überblicksarbeiten (Sydow, 1993, 1994, 1999, 2004, 2006, 2007a, in Druck), Lehrbücher über Paartherapie (z. B. Hudson & O'Hanlon, 1991/1997; Lutz, 2006; Riehl-Emde, 2003; Willi, 1991; Hess, 2003) und Sexualtherapie (z. B. Fiedler, 2004; Kockott & Fahrner, 2004; Morin, 1996; Sigusch, 2001; Strauß, 2004; Hyde & DeLamater, 2000; Zilbergeld, 1997/2000), Bücher/Studien über Partnerschaften/Ehen (Dym & Glenn, 1993/1997; Illouz, 2011; Jaeggi & Hollstein, 1986; Mary, 2001; Retzer, 2009; Shem & Surrey, 1998/1999; Wallerstein & Blakeslee, 1995/1996; Welter-Enderlin, 1992) und Außenbeziehungen (z. B. Clement, 2009; Jellouschek, 1997) sowie relevante Lehrbuchbeiträge (Überblick bei Ahlers, Schaefer & Beier, 2006) und Publikationen über sexuelle Probleme in Dauerbeziehungen (z. B. Barash & Lipton, 2002; Buddeberg & Bass, 1994; Schnabl, 1994; Welter-Enderlin, 1994). Die Resultate dieser und weiterer Publikationen, die durch Querverweise gefunden wurden, werden in der Folge zusammengefaßt und anhand von Aussagen von „normalen“ Probanden[1], psychotherapeutischen Fallgeschichten sowie literarischen Textpassagen erläutert.

Angesichts des schwachen Forschungsstands und unserer geringeren klinischen Erfahrungen mit gleichgeschlechtlichen Paaren werden wir nur kurz auf homosexuelle Liebesbeziehungen eingehen können (vgl. Kapitel 2.6).

Verknüpfung von empirischer Grundlagenforschung und psychotherapeutischen Lösungsansätzen

Therapeuten, Berater und Ärzte werden oft mit partnerschaftlich-sexuellen Problemen ihrer Klienten konfrontiert, die Betroffene sehr belasten können. Doch vor einer Beschreibung der Therapie sexueller Störungen in Beziehungen muss eine Bestandsaufnahme stattfinden, wie Sexualität in Beziehungen gelebt oder auch nicht gelebt wird und welche Probleme „normal“ und vielleicht unabänderlich und welche veränderbar sind. Besonderheit diese Buches ist, dass die vorgeschlagenen psychotherapeutischen Lösungsansätze anknüpfen an die empirisch-wissenschaftliche Grundlagenforschung: Es wird zunächst ein Überblick über den aktuellen Forschungsstand zur Sexualität in Dauerbeziehungen in der Allgeimeinbevölkerung bzw. in nichtklinischen Stichproben gegeben. Die Grundlagenforschung kann dabei helfen, zu ermessen, wie sehr die Abnahme von sexueller Leidenschaft in Dauerbeziehungen und andere sexuelle Probleme universelle und z. T. wohl auch unvermeidbare Phänomene sind, wie breit der Variationsspielraum ist

1 Aus Gründen der besseren Lesbarkeit wird im Text für Berufs- oder Personenbezeichnungen häufig nur die männliche Form verwendet. Selbstverständlich sind hier immer beide Geschlechter gemeint.

und welche Faktoren die Unterschiede zwischen verschiedenen Paaren (mit) erklären können. Daraus lassen sich dann Ansatzpunkte für Veränderungen und Interventionen ableiten.

2 Sexuelle Entwicklungen in heterosexuellen Beziehungen

2.1 Der Entwicklungsverlauf über die gesamte Beziehungsdauer

Die Forschung konzentriert sich auf die Frage, wie oft Ehepaare durchschnittlich Geschlechtsverkehr haben. Über alles andere weiß man nur wenig.

2.1.1 Die Bedeutung von Zärtlichkeit und Sexualität

Sex ist auf Dauer meist nicht das Wichtigste

Sex ist für die meisten Menschen die meiste Zeit hindurch weniger bedeutsam als die Medien suggerieren: Nur ein Viertel der Deutschen (33 % der Männer, 20 % der Frauen) würde sich grundlegend daran stören, „wenn mein Partner keinen Sex mehr haben will". Ernstere Probleme wären es, wenn der „Partner die Kinder schlecht behandelte" (für 68 %), „sich nicht mehr um sein Äußeres kümmerte" (für 50 %) oder die ganze Zeit vor dem Computer verbrächte (für 46 %; EMNID-Institut, 2011).

Gesundheit und eine glückliche Partnerschaft

Sehr wichtig sind aus Sicht der deutschen Bevölkerung bei einem Partner oder einer Partnerin Attribute wie „Ehrlichkeit", „Treue", Wärme/Herzlichkeit", „gute Mutter/guter Vater" oder „Natürlichkeit". Frauen nennen sexuelle Attraktivität erst auf Platz 10 (32 %), Männer auf Platz 6 (51 %; ohne Namen, 2012b). Auch als Motiv für das Scheitern von Beziehungen und Ehen spielt Sexuelles eine weniger wichtige Rolle. Bedeutsamer sind „die Partner haben sich auseinanderentwickelt" (55 %), Alltagsroutine und Langeweile (45 %), finanzielle Konflikte (41 %) – erst dann folgt „ein Seitensprung" (37 %), gefolgt von zu großer Karriereorientierung eines Partners (29 %), Konflikte über Kindererziehung (20 %), ein unbefriedigendes Sexualleben (19 %) und Streit über Hausarbeit (17 %; ohne Namen, 2008). Nach Einschätzung der 16- bis 69-jährigen Deutschen machen vor allem Gesundheit (76 %) und – für über 60 % – eine glückliche Partnerschaft/Ehe, eine Familie oder Menschen, die einen lieben, glücklich. Dagegen spielten „viel Geld haben", beruflicher Erfolg oder „ein erfülltes Sexleben" eine weitaus geringere Rolle (Merten, 2007, S. 102).

Vielleicht sind z. T. auch Fernsehromanzen und Computerspiele reizvoller als Sex

Da seriöse Studien zum Thema nicht vorliegen, wollen wir nur kurz methodisch fragwürdige Studien erwähnen, laut denen Frauen dem Sex manchmal TV-Romanzen (35 %), Schokolade (23 %), Schaumbäder (19 %) oder Sport (17 %) vorziehen (GEWIS-Umfrage für die Zeitschrift *Für Sie*; Umfrage: Frauen würden eher …, 2006). Für Männer oft reizvoller als Sex mit ihrer Partnerin seien Fußballspiele (62 %; zitiert nach Hamburger Morgenpost, 30. 05. 2008) oder neue Computerspiele (für 72 %).

Zärtlichkeit ist lebenslang bedeutsam, während die Bedeutung von Sex im Lauf des Lebens nachlässt

Für die Mehrheit der Erwachsenen in Deutschland (60 %) sind Küsse, Zärtlichkeiten und Petting das wichtigste Element ihres Sexuallebens. Geschlechtsverkehr rangiert erst an zweiter Stelle (37 %; Kluge & Sonnenmoser, 2002). Die Bedeutung von Sexualität nimmt mit zunehmender Beziehungsdauer stärker ab als die von Zärtlichkeit: Während bei drei Viertel der glücklichen Paare Ende 20 Sex wichtig ist, und das auch für glückliche Paare in den Vierzigern gilt, spielt dieses Thema für glückliche Paare mit Mitte 60 nur noch eine geringe Rolle, während emotionale Sicherheit und Loyalität an Bedeutung gewonnen haben (Reedy et al., 1981). Zärtlichkeit war in den ersten Ehejahren für 63 % wichtig und ist bei 44 % auch in reiferen Jahren nach wie vor bedeutsam (Sydow, 1993).

2.1.2 Erotische Fantasien, erotisches (Des-)Interesse und Motive für sexuelle Aktivität

Lebenslanges Interesse an Zärtlichkeit

Die meisten Menschen sind lebenslang *interessiert an Zärtlichkeit*. Die Schweizer Bevölkerung ist zwischen 45 bis 69 Jahren jedenfalls fast durchweg interessiert an Zärtlichkeit (Streicheln, in den Arm nehmen, Küssen; 98 bis 100 %), nur in der Gruppe ab 70 Jahren ist das weibliche Interesse etwas geringer (bei rund 80 % vorhanden) als das männliche (rund 95 %; Bucher et al., 2001). *Interessiert an Petting* sind rund 90 % der Männer ab 45 Jahren und noch 75 % der 75- bis 91-jährigen Männer. Bei den Frauen sind 65 bis 94 % ab 45 Jahren interessiert an Petting, allerdings nur noch 35 % der Frauen ab 75 Jahren. *Geschlechtsverkehr wünschen* sich fast 100 % der unter 70-jährigen Männer und ca. 85 % der gleichaltrigen Frauen (Bucher et al., 2001).

Das *sexuelle Interesse* von Männern wie auch Frauen nimmt mit zunehmender Partnerschaftsdauer und zunehmendem Alter ab, wobei das männliche Interesse anfangs höher ist – insbesondere das Interesse an koitaler Aktivität – und das weibliche Interesse etwas stärker und früher abzunehmen scheint (Beutel, Stöbel-Richter & Brähler, 2008). Die Zustimmung zum Item „Sex interessiert mich nicht sehr“ steigt mit zunehmendem Alter an von 3 % bei 20- bis 29-jährigen Partnern auf 27 % bei den über 60-jährigen (Trudel, 2002). Diskrepantes sexuelles Interesse ist bei Paaren weit verbreitet.

Sexuelle Fantasien sind weit verbreitet

Ein Indikator sexuellen Interesses sind *sexuelle Fantasien*. Diese werden von knapp drei Viertel aller Partner (69 % Frauen, 76 % Männer) berichtet (Trudel, 2002). Zu den verbreitetsten sexuellen Fantasien gehören solche von anderen Partnern bzw. Partnerinnen bzw. einer Affäre mit einer anderen Person (34 %). Ein Viertel der befragten Frauen und Männer träumen von erotischen Abenteuern mit Prominenten wie z. B. Pamela Anderson oder George Clooney. 37 % der befragten Männer und 30 % der Frauen beziehen ihre Partnerin oder ihren Partner häufig mit ein in ihre erotischen Fantasien – 13 % der Männer und der Frauen tun das niemals (Kahr, 2008).

58 % der Männer träumen vom Sex mit zwei Frauen, 28 % der Frauen von Sex mit zwei oder mehr Männern oder Partnertausch (17 %). Sehr verbreitet sind auch Fantasien von ungewöhnlichen Sex-Positionen (72 %). Seltener werden exhibitionistische (von rund 20 % der Männer und Frauen) und bisexuelle (13 % der Männer, 17 % der Frauen) Fantasien berichtet. In Hinblick auf sexuelle Dominanz-/Submissions- und Gewaltfantasien werden sehr unterschiedliche Zahlen berichtet (5 bis 44 % bei Männern, 56 % bei Frauen; Kahr, 2008; Morin, 1996; Trudel, 2002). In der groß angelegten, jedoch methodisch unklaren Studie von Kahr (2008) berichten 8 % der Männer und 1 % der Frauen von sexuellen Fantasien mit „Personen im Alter von 15 Jahren oder jünger".

Netzwerk für Menschen ohne sexuelles Interesse

Doch vielleicht nehmen auch sexuell Interessierte eher an Studien teil: Zumindest soll der deutsche Ableger der US-amerikanischen Website des „Asexual Visibility and Education Network" (AVEN), der nach dem Vorbild der Schwulen- und Lesebenbewegung für die Anerkennung der Libidolosen wirbt, schon über 9 000 registrierte Nutzer haben (www.asexuality.org/de bzw. www.aven-forum.de)[2].

Pornographie

Jeder dritte Download und jede vierte Suchanfrage im Internet betrifft *Pornografie*. 70 % der Männer sehen sich Pornos an, aber auch Frauen interessieren sich dafür. Diese Aktivitäten werden mehrheitlich – von zwei Drittel der Nutzer – geheim gehalten. Häufige Pornonutzung kann sich auf die Haltung zu Sexualität auswirken: „In Pornos ist Analverkehr eine Alltagshandlung wie Geschirrspülen" (Holzberg, 2013, S. 124). Pornos können erregen – sie können aber auch zu einer Desensibilisierung für subtilere erotische Reize führen, zur endlosen Suche nach immer idealeren Bildern und nach immer stärkeren Reizen (Holzberg, 2013).

Häufigerer Drang nach Mediennutzung als nach Sex?!

Aber vielleicht wird das Verlangen nach Sex auch überschätzt: In einer Studie, bei der 204 junge Erwachsene (Studierende) über 7 Tage hinweg über jeweils 14 Stunden täglich 7-mal angepiept wurden und über ihre aktuellen Wünsche Auskunft geben sollten, ergaben sich folgende Favoriten (Hofmann, Baumeister, Foerster & Vohs, 2012): Körperliche Grundbedürfnisse: Hunger (28 %), Verlangen nach Schlaf (10 %), Durst (9 %); Wunsch nach Mediennutzung (8 %), Freizeit (7 %), Sozialkontakt (7.1 %), hygiene-bezogene Aktivitäten (5.9 %), Rauchen (4.8 %), Sex (4.6 %), Arbeit (3 %), Kaffee (2.9 %), Alkohol (2.7 %), Sport zu treiben (2.6 %), und „spending" (2.2 %; category „other": 1.9 %). Die Rangfolge ändert sich allerdings, wenn nach der Intensität des Begehrens gefragt wird: Hier sind der Wunsch nach Schlaf und nach Sex Favoriten. Allerdings leiden die Befragten weniger darunter, dass sie ihre erotischen Fantasien nicht ausleben können, als darunter, dass

2 Stand vom 03. 12. 2012.

es ihnen nicht gelingt, ihren Wunsch nach Muße zu leben – dieser Wunsch erzeugt die meisten inneren Konflikte (Hofmann et al., 2012).

Motive warum Frauen Sex haben

Auf dem Hintergrund einer Befragung von über 1 000 Frauen zwischen 17 und 52 Jahren wurden 237 *Motive* abgeleitet, *warum Frauen Sex haben*, die sich zu wenigen grundlegenden Motiven zusammenfassen lassen: Neben den erwarteten Motiven wie Lust/Vergnügen/körperliche Anziehung, Liebe und Kinderwunsch spielten auch andere Motive eine wichtige Rolle wie das Motiv, dass der Mann dann „Ruhe gibt" und sich im Haushalt kooperativer zeigt, als Dank für teure Geschenke oder Essenseinladungen oder aus Mitleid mit dem Partner (Meston & Buss, 2010; s. auch Sydow, 1993).

2.1.3 Zärtliche und sexuelle Aktivität

Es existieren nur wenige Resultate zum Thema *Zärtlichkeit* – obwohl Menschen sie von der Wiege bis zum Grab brauchen. 80 bis 87 % der Partner aus allen Altersgruppen küssen sich (fast) täglich (Johnson et al., 1994; Trudel, 2002). Männer in Partnerschaften erleben mehr Zärtlichkeit als Frauen, letztere erleben stärkere Altersabnahmen dabei (Bucher et al., 2001).

Geschlechtsverkehr und andere Formen der Stimulation

Fast alle jungen und mittelalten Paare sind *sexuell aktiv*. Rund 95 % aller Sexualakte heterosexueller Paare schließen vaginalen *Geschlechtsverkehr* mit ein. Am häufigsten wird der Koitus mit manueller Stimulation der weiblichen und/oder männlichen Genitalien kombiniert (49 %), am zweithäufigsten ist die Kombination aus Geschlechtsverkehr, manueller und oraler Stimulation (32 %) – 12 % der Sexualakte bestehen nur aus „purem" Geschlechtsverkehr (Richters, Visser, Rissel & Smith, 2006; Schmidt et al., 2004).

Wie oft?!

Paare um die 20 Jahre berichten, dass sie etwa 10-mal pro Monat miteinander *Geschlechtsverkehr* haben, 30-Jährige 6- bis 8-mal, 45-Jährige von 5- bis 6-mal, 60-Jährige von 2- bis 4-mal und 70-Jährige etwa einmal im Monat (Hyde & DeLamater, 2000; Rao & DeMaris, 1995; Schmidt et al., 2004). Doch eine andere Studie berichtet, dass die Mehrheit der Deutschen (56 %) noch seltener, nämlich etwa einmal pro Woche Sex hat (Kluge & Sonnenmoser, 2002). Neue japanische Studien belegen, dass ein Viertel der Paare dort im vorangegangenen Jahr keinen Sex miteinander hatte – bei Paaren über 50 Jahre sogar fast 40 % (Neidhard, 2008). In Deutschland waren im Jahr vor der Befragung rund 5 % der 18- bis 40-jährigen Frauen in ihren Partnerschaften sexuell *in*aktiv, 10 % der 41- bis 60-jährigen und 38 % der 61- bis 70-jährigen und knapp 70 % der über 70-jährigen; Männer berichten durchweg eine etwas häufigere sexuelle Aktivität (Beutel et al., 2008; Klaiberg et al., 2001). Zwischen 65 und 74 Jahren sind noch etwa die Hälfte der Eheleute koital aktiv, mit über 75 Jahren nur noch weniger als ein Viertel, mit über 80 Jahren nur noch wenige (0 bis 20 %). Die koitale Aktivität wird von Frauen durchschnittlich mit 60 bis 65 Jahren, von Männern mit 68 Jahren beendet (Brähler & Unger, 1994; Call et al., 1995; Marsiglio & Donnelly, 1991; Skoog, 1996; Sydow, 1994).

Das „Vorspiel" kann für Frauen die Hauptsache sein

Andere Formen sexuellen Kontaktes werden seltener erforscht – und wenn, dann oft unter dem Etikett *„Vorspiel"*, einer Bezeichnung, die dem weiblichen Erleben nicht immer gerecht wird, da das „Vorspiel" von Frauen als Hauptsache erlebt werden kann. Zärtlichkeit, Zungenküsse, die Stimulation der weiblichen Brust und Geschlechtsverkehr werden von fast allen jüngeren Paaren praktiziert. Wechselseitige *manuelle Stimulation der Genitalien* praktizieren 80 bis 100 % der jüngeren Erwachsenen gegenüber nur zwei Dritteln der über 50-Jährigen. 60 bis 97 % der Bevölkerung industrialisierter Länder haben Erfahrungen mit *Fellatio* und *Cunnilingus* und ein Drittel nutzten diese Techniken beim letzten sexuellen Kontakt. Hier existieren Kohortenunterschiede, da *oral-genitaler Sex* in älteren Geburtsjahrgängen weniger gebräuchlich war und ist. Über 90 % der Heterosexuellen praktizieren keinen *Analverkehr* (Hyde & DeLamater, 2000; Sydow et al., 2001). Während in den Medien ständig sexuelle Reize aller Art propagiert werden, so ist die deutsche Bevölkerung sexuell doch nicht ganz so unternehmungslustig: Innerhalb einer festen Beziehung haben 32 % jemals Reizwäsche verwendet, 29 % jemals gemeinsam einen *Porno* angesehen, 27 % Sex an öffentlichen Orten vollzogen, 10 % einen Kunstpenis und 7 % Fesselspiele eingesetzt (Starke, 2005).

Sexuelle Initiative

Bei der Mehrheit der jungen wie älteren Paare liegt die *sexuelle Initiative* beim Mann, sexueller Kontakt wird also meist von ihm initiiert und die Frau verhält sich eher abwartend. In einer US-amerikanischen Studie mit Ehepaaren war bei 51 % der Mann der Initiierende, bei 33 % beide Partner und bei 16 % die Frau. Jüngere Männer ergreifen häufiger die Initiative, doch das nimmt mit zunehmendem Alter und zunehmender Beziehungsdauer langsam ab: die Hälfte der älteren Männer zeigt keine sexuelle Initiative mehr. Die weibliche sexuelle Initiative nimmt dagegen mit der Zeit etwas zu. Frauen führen die Abnahme der sexuellen Aktivität im Verlauf der Ehe zumeist auf die abnehmende sexuelle Initiative des Mannes zurück. Traditionelle Rollen scheinen im Bereich der sexuellen Initiative robust. Das mag auch daran liegen, dass Männer eine Abfuhr „selbstwertschonender" als Ausdruck (angeblich) geringeren sexuellen Interesses der Frau deuten können, während für Frauen ein solches kulturelles Stereotyp, das sie davor schützt, eine sexuelle Ablehnung ihres Partners nicht persönlich nehmen zu müssen, nicht existiert (Hyde & DeLamater, 2000; Sydow, 1994).

Selbstbefriedigung

Während in früheren Zeiten *Masturbation* von verheirateten Menschen ein Tabu war, gilt nun: „Selbstbefriedigung und Partnersexualität koexistieren heute friedlich" (Schmidt, 1998a, S. 11); 93 bis 98 % der gebundenen Männer und 66 bis 83 % der Frauen bekennen sich dazu (Johnson et al., 1994; Laumann et al., 1994; Starke, 2005; Sydow et al., 2001). Selbstbefriedigung von Menschen in Partnerschaften ist z. T. eine Ergänzung zu einem intakten partnerschaftlichen Sexualleben, z. T. aber auch Kompensation für belasteten Partnersex (Das, 2007). Ein Vorteil der Selbstbefriedigung ist, dass Männer und Frauen so „den hohen Anforderungen sexuell-erotischer Etikette der Mittelschicht“ entkommen können (Schmidt, 1998a, S. 12). So sagte z. B. ein junger Mann, der sich wegen Lustlosigkeit zusammen mit seiner Freundin an eine sexualtherapeutische Ambulanz wandte, aber über ein reges masturbatorisches Leben berichtete:

> Da (bei der Masturbation) kann ich anfangen, wann ich will, kommen wann ich will, aufhören wann ich will; ich brauche keine Präliminarien, keine romantische Beleuchtung, keine Zärtlichkeiten hauchen; nicht erspüren, was sie vielleicht will, nicht hinterher darüber diskutieren, wie es war; kann einschlafen, wann ich will. (zitiert nach Schmidt, 1998a, S. 11)

Vibrator-Nutzerinnen

In einer repräsentativen US-amerikanischen Internetstudie mit 3 800 Frauen zwischen 18 und 60 Jahren berichteten 52 % davon, schon mal einen *Vibrator* benutzt zu haben. Vibrator-Nutzerinnen berichteten von günstigerem Gesundheits-Verhalten (gynäkologische Vorsorgeuntersuchung im Vorjahr; Selbstuntersuchung der Brust im Vormonat) und höheren/günstigeren Werten in einem Sexualfragebogen (z. B. bzgl. Verlangen, Erregung, Lubrikation, Orgasmus, Schmerz; Herbenick, Reece, Sanders, Dodge, Ghassemi & Fortenberry, 2009).

2.1.4 Sexueller Genuss und Orgasmus

Sexueller Genuss – nicht immer vorhanden

Bei jüngeren Paaren *genießen* Frauen und Männer Sex gleichermaßen (Hatfield et al., 1988). Querschnittstudien deuten darauf hin, dass ältere Menschen bzw. solche in länger dauernden Beziehungen Sex weniger genießen als solche mit kürzerer Beziehungsdauer – doch es bleibt hier ungeklärt, ob das wirklich auf die Beziehungsdauer oder auf andere Einflüsse zurückzuführen ist (Hawton, Gath & Day, 1994; Kumar & Makwana, 1991; Schmidt, 1998a, 1998b). Retrospektive Interviewstudien deuten darauf hin, dass der weibliche *sexuelle Genuss* meist vom frühen zum mittleren Alter konstant bleibt. Bemerkenswert ist, dass einem Drittel der in der ersten Hälfte des 20. Jahrhunderts geborenen Frauen Sex nie Spaß machte (Sydow, 1993), was in Zusammenhang steht mit emotionalen Beziehungsproblemen, zu wenig „Streicheleinheiten“ am ganzen Körper, fehlender klitoraler Stimulation, zu kurzer Dauer des Geschlechtsverkehrs und sexuellen Funktionsstörungen. Aus Japan wird berichtet, dass viele Frauen dort Sex „mühsam“ oder „anstrengend“ finden (Neidhard, 2008). So verwundert es nicht, dass diese „Problematik“ auch von der Literatur aufgegriffen und thematisiert wird. Ein prägnantes Beispiel hierfür liefert die amerikanische Schriftstellerin Lisa Alther in Ihrem Roman „Als das Paradies verlorenging“ mit einer zynischen Beschreibung vom – erregungs- und genussfreien – weiblichen Erleben des ehelichen Geschlechtsverkehrs. Während des Geschlechtsverkehrs beschäftigt sich die Ehefrau mit der Frage, wie sie gemeinsam mit ihren Töchtern Pappblumen aus Eierkartons ausschneiden könnte (Alther, 1986, S. 610):

> Als Jed kräftiger in sie hineinstieß, begann sie zu stöhnen und zu keuchen, weil er ihr einmal erklärt hatte, er möge das – und dachte dabei an Eierkartons. ... In Gedanken erwog sie die verschiedenen Möglichkeiten beim Zuschneiden .... Als Jed endlich zu zucken begann und kam, hatte sie eine Variation gefunden, die eigentlich klappen musste. Ungeduldig wartete sie darauf, dass Jed sich von ihr herunterwälzte und einschlief, damit sie sich in die Küche schleichen und es sofort ausprobieren konnte. „War es okay für dich?" fragte er sie. „Einfach fabelhaft, Herzchen! Du bist ein wunderbarer Liebhaber."

Orgasmus

Australische und schwedische Repräsentativstudien belegen, dass Männer häufiger zum *Orgasmus* kommen als Frauen (95 vs. 69 % der Begegnungen), und dass Frauen umso häufiger zum Höhepunkt kommen, je mehr unterschiedliche Sexualpraktiken ausgeübt werden, also neben dem puren Geschlechtsverkehr z. B. auch noch manuelle oder orale Stimulation, die auch die Klitoris beachtet. Am wirkungsvollsten ist bei Frauen Cunnilingus (Fugl-Meyer, Oberg, Lundberg, Lewin & Fugl-Meyer, 2006; Richters et al., 2006). Mit zunehmender Beziehungsdauer kommen Frauen leichter mit ihrem Partner zum Höhepunkt. Was anfangs nur der Hälfte gelang, gelingt dann zwei Dritteln (Sydow, 1993). Eine US-amerikanische Interviewstudie deutet darauf hin, dass den befragten Frauen der Orgasmus beim vaginalen Geschlechtsverkehr gar nicht so wichtig ist – dass sie den aber unbedingt erleben wollen, „for the sake of their male partners" (Nicolson & Burr, 2003).

2.1.5 Sexuelle Selbstbestimmung und Dominanz

Sexuelle Selbstbestimmung

Fehlende Selbstbestimmung kann bei beiden Geschlechtern die Freude am Sex trüben. *Sexuelle Selbstbestimmung* ist besonders wichtig für das weibliche Geschlecht, da sexuelle Gewalt und Fremdbestimmung für Mädchen und Frauen keine seltene Erfahrung ist, auch und gerade in Paarbeziehungen (Sydow, 1993). Männer dominieren Partnerschaften sexuell häufiger insofern, als dass sich die sexuelle (In-)Aktivität stärker nach den männlichen Wünschen richtet – das jedenfalls behaupten die Frauen. In langfristigen Paarbeziehungen nimmt die weibliche Selbstbestimmung zu: Während sich zu Beginn der Beziehung nur ein Drittel sexuell selbstbestimmt fühlte, gilt das später für die Hälfte (Sydow, 1993).

„Die Angst, Nein zu sagen"

Dass das auch heute noch so sein kann, zeigt der französische Bestseller der 1962 geborenen Journalistin Sophie Fontanel (2012), die – nachdem sie niemals im Bett „nein" gesagt hatte, dann beim Sex mit ihrem Freund mit geballten Fäusten dalag und sich jede Faser in ihr gegen Sex sträubte – schließlich eine sexuelle Auszeit nahm. Die Pause dauerte 10 Jahre und wurde dann beendet. Die schwedische Website „Prata om det" zum Thema sexuelle Grenzverletzung erlebt gerade große Popularität (http://prataomdet.se/in-english/) – wie in einem neueren Leitartikel zum Thema „Die Angst, Nein zu sagen“ dargestellt wird (Wahba, 2012).

Auch Männer machen manchmal beim Sex mit, ohne dass sie wirklich Lust dazu haben – um ihre Partnerin nicht zu enttäuschen oder eigenen Idealvorstellungen von Männlichkeit zu entsprechen (Zilbergeld, 1997/2000), wie es der Schriftsteller Robert Menasse (2009, S. 207) literarisch beschreibt:

> Mir fiel eine Betty ein, die als sie sich auszog und an mich drückte, unerträglich nach Achselschweiß gerochen hatte . ... Warum hatte ich nicht gesagt: Komm, wir nehmen ein Bad!? Ich war zu feig. Ich wollte – ich weiß nicht, was. Nicht spießig wirken. ... Sie ist zärtlich gewesen. ... Es klappte nichts. Ich mühte mich ab, keuchte, schnappte nach Luft, weil ich nicht atmete, ich wollte nichts riechen, ich begann, stark zu schwitzen, so solidarisch war ich.

Empirisch ist die sexuelle Selbstbestimmung von Männern bisher jedoch kaum untersucht worden. Ein Indikator für (geringe) sexuelle Selbstbestimmung ist allerdings die Relation von Wunsch und Wirklichkeit bezüglich Zärtlichkeit und Sexualität: Bei der Mehrheit aller Männer und Frauen besteht sowohl bezüglich Zärtlichkeit als auch bezüglich Geschlechtsverkehr ein *„interest-activity-gap“*: Sie sind seltener sexuell aktiv als sie es sich eigentlich wünschen. Doch 4 % der Frauen und 2 % der Männer übten häufiger als gewünscht Geschlechtsverkehr aus, in Hinblick auf Zärtlichkeit waren 5 % der Männer und 3 % der Frauen aktiver als gewünscht (Bucher et al., 2001). Eine französische Repräsentativstudie belegt, dass 21 % der Frauen und 14 % der Männer sich ihrem Partner oder ihrer Partnerin zuliebe auf bestimmte Sexualpraktiken, insbesondere auf oralen Sex, einlassen, ohne das selbst als lustvoll zu erleben (Bajos & Bozon, 2008).

2.1.6 Sexuelle Selbst- und Fremdkenntnis und Kommunikation über Sex

In Partnerschaften wird häufig nicht offen über die gemeinsame Sexualität gesprochen (Sydow, 1993, 1994), wie der nachfolgende Interviewausschnitt mit einer 62-jährigen Ehefrau zeigt:

> („Was hätten Sie sich da anders gewünscht?“) „Ja – in den letzten Jahren schon ein bisschen mehr Vorspiel und – Geduld von Seiten meines Mannes, weil ich in den letzten Jahren nicht mehr – nicht mehr so schnell drauf angesprungen bin. Wenn er sich da ein bisschen mehr die Zeit genommen hätte, wäre es vielleicht besser geworden. ... („Also, Sie hätten sich gewünscht, dass ihr Mann mehr auch auf Ihre körperlichen und sexuellen Wünsche eingeht.“) „Ja. Ja. Ja. – Ja. Ja.“ („Haben Sie ihm das mal gesagt?“) „Nein. – Ich hab’ gehofft, dass er von selbst drauf kommt.“ (zitiert nach Sydow, 1994, S. 78 f.)

Frauen kennen die Sexualität ihrer Partner besser, während Männer weniger über die Sexualität ihrer Partnerinnen wissen (Ross et al., 1987; Sydow, 2002a). Auch heute noch tun sich manche Frauen schwer damit, ihrem Partner „Anleitung zu geben" oder ihm zu signalisieren, dass sie bisher nicht zum Orgasmus gekommen sind. Das zeigt sich auch darin, dass Frauen die Häufigkeit des Orgasmus-Erlebens ihres Partners einigermaßen adäquat einschätzen – während Männer die Höhepunkte ihrer Partnerin deutlich überschätzen: Während Frauen ihre eigene Orgasmus-Häufigkeit beim „puren" Geschlechtsverkehr auf einer 5-Punkt-Skala („niemals" – „immer") mit 2,2 als „selten" beschreiben, nahmen ihre Partner an, die Orgasmus-Häufigkeit der Frau läge durchschnittlich bei 3,5 – also zwischen „gelegentlich" und „oft". Auch bezüglich Koitus mit zusätzlicher klitoraler Stimulation zeigte sich ein (kleinerer) signifikanter Unterschied (3,8 vs. 4,6; Sydow, 2002a). Ähnlich belegen US-amerikanische Studien, dass bei mindestens einem Viertel der Ehemänner Fehleinschätzungen bezüglich des weiblichen Orgasmus vorliegen (Hawton et al., 1994; Laumann et al., 1994).

Geringere sexuelle Fremdkenntnis bei Männern

Das könnte damit zu tun haben, dass männliche Erregung (Erektion) und der Orgasmus mit Ejakulation deutlicher sichtbarer sind als weibliche Erregung und Orgasmus. Frauen machen es Männern manchmal aber auch schwer, ihre Wünsche zu erkennen: 27 bis 50 % aller Frauen haben ihrem Partner schon einmal einen Orgasmus vorgetäuscht. Menschen neigen dazu, auch in Partnerschaften sexuelle Geheimnisse zu bewahren: „Absolut ehrlich" wäre nur eine Minderheit aller Frauen und Männer bezüglich der Anzahl der bisherigen Sexualpartner (38/41 %), ihren sexuellen Fantasien (39/47 %), einer überwundenen Geschlechtskrankheit (41/51 %) und stattgefundener Untreue (47/45 %). Ehrlich wäre die Mehrheit nur bezüglich des eigenen Alters (59 % Frauen, 60 % Männer) und einer etwaigen akuten eigenen Geschlechtskrankheit (78/74 %). Bezüglich einer akuten sexuell übertragbaren Krankheit beschreiben sich die Menschen zwischen 20 und Mitte 30 am ehrlichsten, während immerhin ein Drittel der unter 16- und der über 45-Jährigen ihrem Partner oder ihrer Partnerin diese wichtige Information unterschlagen würden (Durex, 2004).

Sexuelle Geheimnisse

2.2 Kritische Lebensereignisse und ihre Auswirkungen auf die Sexualität

Alle Übergänge im Paar- und Familienzyklus tragen Risiken in sich und können als kritisch (und natürlich auch als reizvoll!) erlebt werden für das Individuum und das Paar und dessen Sexualität: Das Kennenlernen eines Paares und das „erste Mal" gemeinsamer Sex, Zusammenziehen, Eheschließung, Kinderwunsch, Schwangerschaften und Geburten, Einschulung von Kindern, Auszug von Kindern, die Wechseljahre, Erkrankungen, die Aufnahme, Unterbrechung und Wiederaufnahme der Berufstätigkeit, Arbeitslosigkeit, die Beendigung der Berufstätigkeit ... Aus der Vielzahl kritischer Lebensereignisse soll an dieser Stelle auf einige wenige eingegangen werden, nämlich auf Zusammenziehen und Heirat, Kinderwunsch, Schwangerschaft und Geburt, Wechseljahre, Pensionierung und schwere Erkrankungen. Auch Außenbeziehungen sind kritische Lebensereignisse, werden aber sehr häufig als gravierendes Problem erlebt und deshalb in Kapitel 3.4.2 dargestellt.

2.2.1 Zusammenziehen und Heirat

Mehr räumliche und juristische Nähe – weniger Sex?!

Während in älteren Kohorten die voreheliche Sexualität noch tabuisiert, juristisch verboten (der Kuppeleiparagraf verbot die Zimmervermietung an unverheiratete Paare) und für Frauen gefährlich war (Risiko, schwanger „sitzen gelassen" zu werden) und deshalb meist nur sporadisch praktiziert wurde, ist es schon lange üblich, dass Paare enge sexuelle Beziehungen ohne Eheschließung eingehen und auch unverheiratet zusammenleben. Insofern hat die Ehe heute nicht mehr die Funktion, dass man nun ganz offiziell ein Sexualleben haben darf – heutzutage werden Ehen eher geschlossen, weil schon ein Kind unterwegs ist oder Kinder gewünscht werden und/oder weil beide sich öffentlich zu ihrer Beziehung bekennen wollen. Doch sowohl das *Zusammenziehen* als auch die *Eheschließung* verändert die Distanz zwischen einem Paar: Es rückt – räumlich, juristisch und wirtschaftlich – näher zusammen. In der klinischen Arbeit wird deutlich, dass Veränderungen in der Distanzregulation eines Paares sich auch in der Sexualität auswirken können. Zumindest bei Menschen mit ausgeprägten Nähe- und Bindungsängsten kann das Näherzusammenrücken zu einer Verminderung des sexuellen Kontaktes kommen. Doch wir konnten keine einzige Studie zu diesem Thema identifizieren.

2.2.2 Kinderwunsch, Verhütung und Schwangerschaftsabbruch

Verhütung

Rund drei Viertel aller Paare *verhüten* immer, wenn sie miteinander schlafen, 16 % lassen es darauf ankommen, etwa die Hälfte davon weil ein Kinderwunsch besteht. Die Angaben der 18- bis 49-jährigen Frauen und Männer in Deutschland zur Verhütung stimmen nicht vollständig überein: Frauen sagen, dass am häufigsten mit Pille (53 %), gefolgt von Kondomen (29 %) verhütet wird, während Männer sagen, dass sie zu 45 % mit Kondomen verhüten (insgesamt 37 % in der Bevölkerung). Weitere Methoden werden seltener eingesetzt (Spirale/Pessar: 10 %; Sterilisation der Frau: 8 %; Sterilisation des Mannes: 2 %; Vaginalring: 1 %; Temperaturmethode: 1 %; Dreimonatsspritze: 1 %, Kalendermethode: 1 %, sonstige: 4 %). 56 % der Frauen fühlen sich für die Empfängnisverhütung allein verantwortlich. 34 % der Frauen waren nur bedingt oder gar nicht mit der eingesetzten Verhütungsmethode zufrieden. 51 % hatten nur kurz, zu Beginn der Beziehung, oder gar nicht mit ihrem Partner über Verhütung gesprochen (Bundeszentrale für gesundheitliche Aufklärung, 2011; Klann et al., 1988). Frauen, die mit der Pille verhüten, leiden manchmal unter unerwünschten Nebenwirkungen wie sexueller Lustlosigkeit. Obwohl diese durchaus auch hormonell (mit-)verursacht sein kann, so darf nicht übersehen werden, dass sich dahinter auch innerpsychische und partnerschaftliche *Konflikte über Kinderwünsche* verbergen können (Buddeberg, 2005). Empirisch ist nachgewiesen, dass Frauen, die hormonell verhüten, am häufigsten von sexuellen Funktionsstörungen berichten, während Frauen, die gar nicht verhüten, seltener und Frauen, die nichthormonell verhüten (z. B. Kondome, Diaphragma), am seltensten sexuelle Probleme zu haben scheinen (Wallwiener et al., 2010).

Geplante und ungeplante Elternschaft

Heutzutage ist *Elternschaft* – theoretisch – planbar geworden. Das geht jedoch auch mit einem erhöhten Zwang zu bewussten Entscheidungen einher. Damit erhöht sich zumindest für Frauen das Risiko, eine endgültige Entscheidung so lange aufzuschieben, bis es für eine Schwangerschaft zu spät ist. Doch gleichzeitig wird auch in industrialisierten Ländern, die einen leichten Zugang zu einer Vielzahl von Verhütungsmitteln bieten, bezüglich Verhütung, Schwangerschaft und Elternschaft längst nicht immer rational geplant agiert: Von ausgetragenen ersten Schwangerschaften in Deutschland sind insgesamt nur 55 % geplant. Wenn geplante Kinder entstanden, so waren die Paarbeziehungen häufiger stabil als bei ungeplanten Kindern. „Nichtplanung“ ist weit verbreitet, da für die meisten Frauen und Männer in dieser Gesellschaft das Kinderkriegen ein ambivalentes Thema ist, über das nur in ausgeglichenen und stabilen Beziehungen offen gesprochen wird. Und sogar, wenn darüber gesprochen wird, so kommt es oft zu keiner Verständigung, weil Frauen ihren Kinderwunsch nur stark verschlüsselt vortragen, beiläufig als generelle, unverbindliche Anfrage oder als Scherz verpackt. So merken Männer gar nicht, worum es geht. Oder aber der Mann äußert sich dazu, sie aber glaubt zu wissen, was er „wirklich“ fühlt. Nicht selten entstehen *„Krisenschwangerschaften“*, z. B. ganz zu Beginn einer Beziehung, wenn noch alles ungeklärt ist, in Beziehungskrisen, Trennungssituationen, Außenbeziehungen, Schwellensituationen wie z. B. beim Eintritt ins Berufsleben oder nach Todesfällen oder schweren Erkrankungen. Manchmal ergreifen Männer dann die Flucht – obwohl auch sie einen (oft verschütteten) Kinderwunsch haben, jedoch auch viel Angst vor Verlust ihrer Ungebundenheit und davor, den Anforderungen eines Kindes nicht gewachsen zu sein. Der konstruktive Umgang mit solch einer ungeplanten, aber partiell doch gewollten Schwangerschaft kann gelingen, wenn es in der Beziehung Raum und Verständnis für die Gefühle der Beteiligten gibt – auch für die Zweifel und Ängste des Mannes (Goebel, 1996; Helfferich & Kandt, 1996).

Schwangerschaftsabbrüche

26 % der 15- bis 45-jährigen deutschen Frauen waren schon einmal ungewollt schwanger (Klann et al., 1988). Ein Drittel der Schwangerschaften

jüngerer zusammenlebender Paare, 15 % der von älteren zusammenlebenden Paaren und 7 % der von Ehepartnern endeten in einem *Schwangerschaftsabbruch* (Laumann et al., 1994). In Westdeutschland haben ein Viertel der 25- bis 45-jährigen Frauen Erfahrungen mit Abtreibungen, im Osten ein Drittel. In der Regel wird nur ein Abbruch durchgeführt – multiple Abtreibungen sind selten. Generell haben Stadtbewohnerinnen und (West-)Frauen mit höherem Bildungsniveau eher Abbrüche. West-Frauen brechen am häufigsten ihre erste Schwangerschaft, Ost-Frauen dagegen ihre letzte Schwangerschaft ab. Frauen mit Abbruch unterscheiden sich nicht von solchen ohne bezüglich der Kinderzahl, der Wartezeit auf erwünschte Schwangerschaften oder der Rate reproduktiver Verluste (Helfferich, Dässler & Karmaus, 1996).

Unerfüllter Kinderwunsch

Doch auch ausbleibende Schwangerschaften sind nicht selten: Ein Drittel der Frauen in Deutschland hat schon Erfahrungen mit *Unfruchtbarkeit* gemacht (definiert als koitale Aktivität über 12 Monate ohne Verhütung und ohne dass eine Schwangerschaft eingetreten wäre). Die meisten brachten dann doch noch zu einem späteren Zeitpunkt Kinder zur Welt. 11 % aller Frauen/Paare mit *Fertilitätsproblemen* nahmen deshalb medizinische Hilfe in Anspruch. Davon brachte mehr als die Hälfte schließlich ein Kind zur Welt – doch nicht selten unabhängig von medizinischen Interventionen. Fruchtbarkeitsstörungen werden als Krise der Partnerschaft erfahren, die das Paar „zusammenschweißen“, aber auch zu unerträglichen Spannungen führen kann. Bei den meisten Paaren bestehen jedoch so viele andere Gemeinsamkeiten, dass Fertilitätsprobleme in der Regal nicht zu einer Trennung führen. In sexueller Hinsicht wird Geschlechtsverkehr nach Kalender von den meisten Frauen und Männern schon nach relativ kurzer Zeit als sehr destruktiv erlebt (Helfferich & Küppers-Chinnow, 1996). Bei Paaren, die sich für eine *In-vitro-Fertilisations*-Behandlung (*IVF*-Behandlung) entscheiden, kann es (neben großen Belastungen durch die Behandlung und oft enttäuschten Hoffnungen) sexuell entlastend wirken, dass nun kein „Zwang“ zu koitaler Aktivität mehr besteht. Sexuelle Aktivität während einer IVF-Behandlungsperiode steht in signifikantem Zusammenhang mit einer erhöhten Konzeptionswahrscheinlichkeit (Bar-Hava, et al., 2001).

2.2.3 Schwangerschaften, Geburten und Kinder

Etwa die Hälfte der *Schwangerschaften* von (jüngeren) unverheiratet zusammenlebenden Paaren, knapp drei Viertel der von (älteren) ehemals anderweitig verheirateten zusammenlebenden Paaren und etwa 80 % der von Ehepaaren werden ausgetragen und enden mit der Geburt eines lebendigen Kindes. Fehlgeburten treten bei 15 % der Schwangerschaften ein, Totgeburten bei unter 1 % (Laumann et al., 1994).

Im Durchschnitt nehmen weibliches sexuelles Interesse und koitale Aktivität im ersten Drittel der Schwangerschaft leicht ab, sind variabel im zweiten Drittel und nehmen im dritten Trimester stark ab. In der Schwangerschaft machen sich die meisten Partner Gedanken, ob Sex dem Fötus schaden könnte. Aus medizinischer Sicht spricht nichts gegen sexuelle Aktivität, sofern keine Komplikationen (z. B. Blutungen) bestehen und sich beide Partner dabei wohl fühlen. Die meisten Paare praktizieren etwa zwei bis drei Monate um den Geburtstermin herum keinen Geschlechtsverkehr, was auch dem medizinischen Rat entspricht, nach der Geburt während des Wochenflusses koital abstinent zu bleiben (Sydow, 2006, 2007a).

Sex in der Schwangerschaft

Nach der *Geburt* ist das sexuelle Interesse und die Aktivität beider Partner oft für Monate reduziert und sexuelle Probleme treten relativ häufig auf. Vier Monate nach der Geburt leiden 41 % der Mütter unter Schmerzen beim Geschlechtsverkehr, sechs Monate post partum sind es immer noch 22 %. Besonders verbreitet sind sexuelle Probleme bei Frauen, deren Scheiden- und Dammbereich durch die Geburt in Mitleidenschaft gezogen wurde (nach Dammrissen, Dammschnitten, Zangen- oder Saugglockengeburten). Kaiserschnitte sind dagegen in sexueller Hinsicht relativ unproblematisch. *Stillende* Mütter leiden häufiger unter Koitus-Schmerzen als nicht (mehr) stillende Frauen, was daran liegt, dass sich ihre hormonelle Lage noch nicht wieder normalisiert hat und die Vagina deshalb weniger gut auf Sex eingestellt ist (dünnere Haut, geringere Lubrikation). Auch langfristig können Geburten den Beckenboden schwächen und so zu Urin-Inkontinenz und sexuellen Problemen beitragen. Wichtig ist hier, dass betroffene Frauen solche Probleme frühzeitig mit ihrem Frauenarzt besprechen – in der Frühphase hilft gezieltes Beckenbodentraining, später manchmal nur noch eine Operation (Kitchenham-Pec & Bopp, 1995). Neben diesen biologischen Einflüssen bleibt die interindividuelle Variabilität von Männern und Frauen in dieser Lebensphase bezüglich sexuellem Interesse, Orgasmus, Aktivität und Genuss bemerkenswert (Rao & DeMaris, 1995; Signorello et al., 2001; Sydow, 1999, 2002a, 2006, 2007a; Sydow et al., 2001).

Nach der Geburt sind sexuelle Probleme weit verbreitet

Die Anwesenheit bei der Geburt kann sich bei manchen Männern zumindest kurz- und mittelfristig negativ auf die Sexualität auswirken:

Männliche Anwesenheit bei der Geburt

> „Also, wenn man sieht, wie man da schneidet und so, hat – kriegt man keine Lust mehr – also, für lange Zeit. … Also, das ist wie beim Metzger – geschnitten.“ („War das schlimm, das zu sehen, für Sie?“) „Schlimm nicht. Das ist eine gute Erfahrung, eine schöne Erfahrung, aber nur dann – man denkt gar nicht mehr an Sex.“ (Sydow & Happ, 2012, S. 35)

Zu sexuellen *Außenbeziehungen* während der Schwangerschaft und der Post-partum-Phase existieren in industrialisierten Ländern fast keine Studien. In Westafrika ist nachgewiesen worden, dass Ehemänner während der ersten Monate nach der Geburt, während der in der Ehe traditionell sexuelle Abstinenz geübt wird, häufiger Außenbeziehungen eingehen – und dabei auch noch häufiger als sonst ungeschützten Geschlechtsverkehr haben (Ali & Cleland, 2001).

Wichtig: Raum und Zeit für sich selbst und für das Paar

Was hilft gestressten Eltern? Wesentlich, und immer wieder von Therapeuten empfohlen, ist es, Raum zu schaffen für die Eltern als Paar – also für (gute) Fremdbetreuung des Kindes zu sorgen, zu zweit abends auszugehen oder wegzufahren (Zilbergeld, 1997/2000). Doch im Grunde ist das der zweite Schritt vor dem ersten: Viele junge Mütter und auch manche Väter haben gar keinen Raum für sich selbst – räumlich, zeitlich, gedanklich, gefühlsmäßig und können sich selbst dann, wenn Unterstützung „zu haben" wäre, diese nicht gönnen, da sie dann befürchten, eine schlechte Mutter bzw. ein schlechter Vater zu sein. Insofern kommt vor der Paarzeit zuerst die Zeit und auch der innere Raum für die Mutter und den Vater als Individuen – sexuelles Begehren kann nur entstehen, wenn es auch wieder Grenzen und eigene Bereiche geben darf (Sydow, 1999, 2014). Damit befinden sich Eltern, besonders Mütter und psychologisch Gebildete, naturgemäß im Konflikt, da sie wissen, dass für das Kind hohe elterliche Feinfühligkeit gut ist – was manchmal als 100 %-ige prompte Verfügbarkeit von Mutter oder Vater missverstanden wird. Dabei wird übersehen, dass die Selbstregulation des Kindes am besten durch „hinreichend gute" und nicht durch „perfekte" Zuwendung gefördert wird.

Auch Mutterschaft ist sinnlich befriedigend

Schließlich können „Frauen in der Mutterschaft eine Befriedigung ..., die mit ihrem sexuellem Erleben durchaus konkurrieren kann" (Zilbergeld, 1997/2000, S. 389), finden und sind – gerade nach einer sexuell unbefriedigenden Vorgeschichte – manchmal froh, sich sinnlich ganz und gar auf ihr Kind bzw. ihre Kinder zu konzentrieren und ihre sexuelle Beziehung in den Hintergrund treten zu lassen. Und manchen Männern ist das auch ganz recht so, während andere Männer darunter sehr leiden oder Außenbeziehungen aufnehmen.

Kinder und elterliche Sexualität

In empirischen Studien wird kein Zusammenhang zwischen *Kinderzahl* und koitaler Aktivität gefunden (Hawton et al., 1994) – bei differenzierter Betrachtung dann aber doch: Die koitale Aktivität ist bei Ein-Kind-Eltern geringer als bei kinderlosen Paaren oder Eltern von mehreren Kindern. Die Präsenz von Kindern überhaupt und insbesondere von Vorschulkindern im Haushalt oder eine bestehende Schwangerschaft der Frau hat einen negativen Effekt, der jedoch bei den Paaren mit längerer Beziehungsdauer und älteren Kindern kaum mehr sichtbar ist (Call et al., 1995; Jasso, 1985; Rao & DeMaris, 1995; Schmidt et al., 2004). Weiblicher Orgasmus steht nicht in Zusammenhang mit der Kinderzahl (Hawton et al., 1994). Und trotz aller Probleme: Zwei Drittel aller Kinder wachsen heutzutage mit beiden Eltern auf (Spiewak, 2013).

2.2.4 Wechseljahre

Menopause

Die *Menopause* ist definiert als die letzte spontane Menstruationsblutung mit nachfolgender Blutungsfreiheit über ein Jahr, die das Ende der zyklischen Funktion des Eierstocks markiert. Sie tritt bei Mitteleuropäerinnen durchschnittlich mit 50 bis 52 Jahren ein. Davor erstreckt sich eine zeitlich variable Phase von mehreren Jahren, in der die Ovarialfunktion langsam nachlässt.

Veränderungen der Sexualität

Frauen können – anders als (fast) alle anderen weiblichen Säugetiere – auch nach der Menopause noch sexuell interessiert und aktiv sein. Sexualität während und nach den Wechseljahren ist also ein einzigartiger Aspekt der menschlich-weiblichen Entwicklung. Während der *Wechseljahre* nimmt die koitale Aktivität ab, während die Masturbationsaktivität unverändert bleibt. Die empirischen Befunde zum sexuellen Interesse sind widersprüchlich, erotische Fantasien und Träume werden etwas seltener. Gleichzeitig bleiben sexuell aktiven Frauen ihr sexueller Genuss, ihre Erregbarkeit und ihre orgasmische Kapazität voll erhalten. Lisa Alther illustriert das in ihrem Roman „Eine besondere Frau“:

> Durch die Loslösung von der Fortpflanzung gewann die Sexualität nur noch an Reiz. Turner hatte herausgefunden, dass die unfehlbarste Form des Vorspiels darin bestand, ihr ins Ohr zu flüstern: „Das dient jetzt einzig und allein der Lust.“ (Alther, 1990/1994, S. 197)

Sexuelle Probleme

Die Resultate zu etwaigen *sexuellen Problemen* wie Schmerzen beim Geschlechtsverkehr sind wiederum widersprüchlich (unverändert oder Zunahme?). Die Verbreitung von Lubrikationsschwäche nimmt etwas zu. Während der Wechseljahre nimmt die Zufriedenheit mit dem Partner als Liebhaber ab und Frauen haben den Eindruck, dass sexuelle Probleme auf Seiten des Mannes zunehmen, während die Zufriedenheit mit dem Partner als Mensch/Freund erhalten bleibt. In Hinblick auf ihre subjektiv eingeschätzte Attraktivität erleben sich 70 % der Frauen als unverändert, 25 % erleben eine Abnahme und 5 % eine Zunahme (Sydow, 2004, 2013; Sydow & Reimer, 1995).

Hormonelle und andere Einflüsse auf die Sexualität

Sexuelles Interesse und Erregbarkeit sind relativ unbeeinflusst von den Wechseljahren und nicht signifikant korreliert mit dem *Östrogenstatus*. Allerdings stehen die Abnahme der Scheidenfeuchtigkeit *(Lubrikation)* und die Zunahme von Schmerzen beim Geschlechtsverkehr, das Dünnerwerden der Haut von Vulva und Vagina (Atrophie), Veränderungen des Scheidenmilieus und das mit diesen Veränderungen einhergehende erhöhte Infektions-, Blutungs- und Verletzungsrisiko in Zusammenhang mit den hormonellen Umstellungen. Bei vielen Frauen treten nur kleine Veränderungen auf, die zu keinen oder geringen Beschwerden führen. Doch ca. ein Viertel aller Frauen erlebt hier stärkere Belastungen. Die Abnahme der koitalen Aktivität steht eher in Zusammenhang mit anderen Ursachen als mit den Wechseljahren: Es besteht auch *kein* signifikanter Zusammenhang zwischen sexueller Aktivität und

Östrogen-Status oder zwischen *Testosteron*-Niveau und sexuellen Funktionen. Einflußreich ist dagegen der Partner (Tod des Partners, Trennung/Scheidung; Abnahme seines sexuellen Interesses und/oder seiner Potenz) sowie – wie in jedem Lebensalter – etwaige Partnerschaftsprobleme. Auch sexuelles Desinteresse der Frau, das meist schon lange bestand, kann eine Rolle spielen. Sportliche Aktivität steht in signifikantem Zusammenhang mit erhöhter sexueller Befriedigung (Gerber, Johnson, Bunn & O'Brian, 2005; Sydow, 2004, 2008, 2013).

Unterschiedliche Gruppen älterer Frauen

50- bis 70-jährige Frauen mit Partner lassen sich unterschiedlichen Gruppen zuordnen (Schultz-Zehden, 1998). Die größte Gruppe sind „zärtlichkeitsorientierte" Frauen, für die Zärtlichkeit wichtiger als Sex ist. Außerdem wurden noch die beiden positiven Gruppen „sexuell befreiter" („zweiter Frühling" nach den Wechseljahren, besonders glückliche Partnerschaft) und „sexuell emanzipierter" Frauen identifiziert (besonders hohe sexuelle Initiative und Aktivität). Zu den problematischen Gruppen wurden die „sexuell Unbefriedigten" (wünschen sich mehr Sex, erleben Sex in der Ehe jedoch eher negativ), die „sexuell Zurückgezogenen" (kaum noch koital aktiv und froh über sexuelle Abstinenz) und die Frauen gezählt, die „sexuell das Interesse verloren hatten" (65 % dennoch koital aktiv). Alle Frauen aus den drei problematischen Gruppen (47 % aller befragten Frauen) schätzten ihr sexuelles Interesse, ihren Genuss und ihre Aktivität als geringer als früher ein und waren häufiger nicht mehr koital aktiv. Menopausale Beschwerden waren stärker ausgeprägt, der Medikamentenkonsum hoch, sexuelle Veränderungen wurden häufig auf hormonelle Veränderungen zurückgeführt und es bestanden Probleme, über Sex zu sprechen. Die Frauen aus den drei positiven Gruppen (insgesamt 53 %) dagegen erlebten sich in ihrem sexuellen Interesse und Genuss als unverändert. Ihre sexuelle Aktivität ist meist etwas geringer als früher und über 90 % sind koital aktiv. Menopausale Beschwerden sind meist schwächer und der Medikamentenkonsum ist gering. Die Frauen aus diesen Gruppen haben bessere sexuelle Kommunikationsfähigkeiten.

Hilfen bei sexuellen Beschwerden

Für Frauen mit sexuellen Beschwerden in den Wechseljahren ist es wichtig, sowohl ihre gesundheitliche Lage bei ihrer Frauenärztin überprüfen zu lassen (evtl. helfen *Gleitmittel* oder *Hormoncremes*), als auch selbst zu erkunden, welche Rolle seelische und Beziehungs-Veränderungen aktuell spielen. Hilfreich ist informierende Literatur (z. B. Bopp, 2002), der Austausch mit anderen gleichaltrigen Frauen, mit dem Partner, Bewegung bzw. Sport – manchmal auch Einzel- oder Paartherapie (Sydow, 2013).

2.2.5 Pensionierung

Bei der klinischen Arbeit ist zu beobachten, dass manche Menschen – insbesondere sehr berufsorientierte Männer – nach ihrer Pensionierung in eine Krise geraten, z. B. Depressionen entwickeln. Auch ändert sich mit der Aufgabe der aktiven Berufstätigkeit eines oder beider Partner die Alltagsgestaltung des Paares, das die anfallenden Hausarbeiten neu verteilen, Nähe und Distanz neu regulieren und neue Aufgaben finden muss. Das kann zu Problemen in der Partnerschaft und Sexualität (z. B. Erektionsstörungen) führen. Wir konnten jedoch keine Studie zu diesem Thema identifizieren.

2.2.6 Chronische Erkrankungen

Gesundheitszustand, Erkrankungen und Sexualität

Jede körperliche Erkrankung kann sich auf die Sexualität auswirken und das Risiko für die Entstehung sexueller Probleme erhöhen (Ahlers et al., 2006). Die Auswirkungen von *chronischen Krankheiten*, *Operationen* und *Medikamenten* auf die Sexualität sind oft negativ, da sie sexuelle Funktionen, Wohlbefinden, Körpergefühl und die Attraktivität der betroffenen Person beeinträchtigen können. Allgemein ist der *Gesundheitszustand* – insbesondere der des Mannes – einer der wichtigsten Prädiktoren von sexueller Aktivität in Partnerschaften. Ernste Erkrankungen sind ein Stressor für die Partnerschaft, der schon vorher bestehende latente Konflikte intensivieren kann. Für unterstützende oder pflegende Partner bzw. Partnerinnen ist es oft schwer, die Rolle des Sexualpartners mit der des Pflegers zu vereinbaren (Zimmermann & Heinrichs, 2006).

Begrenztheit des Daseins

Chronische Krankheiten führen die Endlichkeit und Begrenztheit des Daseins stärker vor Augen und können auch den Zusammenhalt und die Nähe von Partnern stärken, z. B. durch gemeinsame Gespräche (Zimmermann & Heinrichs, 2006). Das Leben mit Beeinträchtigungen und größerer Todesnähe kann auch begleitet sein von intensivierten Lebensgefühlen, was auch größeren Genuss von Zärtlichkeit und/oder Sexualität bedeuten kann. So berichtet ein 57-jähriger Mann mit einer schwerwiegenden Erkrankung, die u. a. zu Taubheit und einer Gangstörung führt und ihn sehr abhängig von seiner Frau macht, auf die Frage nach sexuellen Beziehungen:

> Seitdem ich invalide bin, haben wir viel häufiger Geschlechtsverkehr als früher, ungefähr drei bis vier mal pro Woche. Die Sexualität ist der einzige Lebensbereich, in welchem ich meiner Frau noch ein einigermaßen gleichwertiger Partner sein kann. Die Zuneigung und Liebe meiner Frau ist das einzige, was mich am Leben hält. (zitiert nach Buddeberg, 2005, S. 159)

Sexualbezogene Ängste

Doch die meisten kranken Menschen und ihre Partner fühlen sich sexuell eher gehemmt durch Ängste, die Sex oft auch dann verhindern, wenn er körperlich noch möglich wäre. Häufig sind Todesängste (Angst, der Kranke könne beim Geschlechtsakt sterben, z. B. bei Männern nach einem Herzinfarkt), Ansteckungsängste der Partner auch bei nichtinfektiösen Erkrankungen (z. B. nachdem bei Frau oder Mann ein Genitalkarzinom operiert wurde), Krankheitsängste (z. B. wenn Betroffene nach einer Tumoroperation Sex oder bestimmte Praktiken vermeiden, aus Angst sonst „zur Strafe" erneut zu erkranken), Fortpflanzungsängste (Angst eine eigene Erkrankung auf ein Kind zu übertragen, die auch bei nichtvererblichen Krankheiten bestehen kann) und Kränkungs- und Versagensängste (z. B. nach einem Herzinfarkt haben oft beide Partner Angst, der Kranke könne sich beim Geschlechtsverkehr krankheitsbedingt als impotent erweisen; Buddeberg, 2005; Sydow, 1994).

Hilfsmöglichkeiten

Abhilfe bei solchen Problemen bietet die Suche nach Informationen durch Lektüre (z. B. Buddeberg, 2005; Zilbergeld, 1997/2000) und Internet, der Austausch mit der Partnerin bzw. dem Partner und anderen Betroffenen, z. B. in Selbsthilfegruppen. Wichtig ist das Gespräch mit den behandelnden Ärzten und Ärztinnen – doch manche Mediziner weichen dem Thema Sexualität eher aus und viele Patienten sind zu schüchtern, ihren Arzt zu fragen. Studien mit Krebspatientinnen belegen, dass 80 % sich ausdrücklich mehr Informationen zu möglichen Auswirkungen von Krankheit und Behandlung auf ihre Sexualität wünschen – doch nur 20 % haben ihren behandelnden Arzt von sich aus darauf angesprochen. Die Mehrzahl der Patienten wartet darauf, dass der Arzt oder die Ärztin nach möglichen sexuellen Problemen fragt. Dabei sollte auch möglichst frühzeitig der Partner einbezogen werden. Auch spezielle Angebote für pflegende Partner sind wichtig (Zettl, 2000; Zimmermann & Heinrichs, 2006).

Psychosoziale Paar-Interventionen

Psychosoziale Interventionen tragen bei chronischen Erkrankungen zu einer Verminderung der depressiven Symptome der Erkrankten bei, wenn die *Partner mit in die Behandlung einbezogen* wurden. Bei den Angehörigen reduzierten solche Interventionen die subjektive Belastung, Depressivität und Angst, besonders dann, wenn die Intervention auf die Beziehung zwischen Erkranktem und Angehörigem fokussierte. Bei herzkranken Patienten konnte durch den Einbezug des Partners sogar die Mortalität reduziert werden (Martire et al., 2004).

Neben der Erkrankung selbst ist einer der wichtigsten *Prädiktoren der Sexualität* nach einer Erkrankung die sexuelle Vorgeschichte: Das Vorhandensein und Ausmaß männlicher sexueller Aktivität nach einem Herzinfarkt wird primär durch die sexuelle Aktivität vor Eintreten des Infarkts sowie Alter und Bildung prognostiziert, der sexuelle Genuss durch den früheren Genuss sowie das Alter. Von geringerer Bedeutung waren Diabetes und Depressionen (Drory et al., 1998). Ähnliche Ergebnisse liegen für Krebspatientinnen und -patienten vor (Zettl, 2000).

Körperliche Nähe und Berührung

Den meisten Schwerkranken fehlt das Interesse an genitaler Sexualität. Sie wünschen sich jedoch Geborgenheit, *Berührung*, Verbunden- und Gehaltensein. Auch den Angehörigen kann körperliche Nähe Trost geben – sie wird jedoch nicht selten vermieden, da beide Seiten sehr bemüht sind, sich zusammenzureißen und sich Angst, Trauer und Schmerz nicht anmerken zu lassen, da sie befürchten, dass „die Dämme brechen“, wenn sie sich mehr Nähe und Zärtlichkeit gestatten und sie dann z. B. sehr weinen müssten und sich kaum mehr beruhigen könnten. Auf diesem Hintergrund sind Paare mit einem schwerkranken Partner bedroht von Distanzierung und Vereinsamung. Manchmal tritt sogar eine Versteinerung ein, die in Zusammenhang mit chronischen Beziehungskonflikten stehen kann und/oder mit totaler Verzweiflung und Überforderung angesichts des drohenden Todes. Buddeberg beschreibt in einer Fallvignette, wie in einer solchen Situation eine nonverbale ärztliche Intervention einer sterbenden krebskranken Frau und ihrem Mann Erleichterung brachte:

> Den Schwestern ist in den letzten Tagen aufgefallen, dass der Ehemann seine Frau zwar täglich mehrere Stunden besuchte, dabei aber stumm und wie versteinert in einer Ecke des Zimmer saß, während Frau mit schwerem Atem und geschlossenen Augen im Bett lag. Als ich das Zimmer betrete, spüre ich die leblose Rat- und Hilflosigkeit der beiden Partner. Ich muss mich am Bettende festhalten um nicht in den Knien einzusacken. Nachdem ich mich etwas aufgefangen habe, nehme ich mir einen Stuhl, setze mich neben die schwerkranke Frau und ergreife schweigend ihre Hand. Nach einigen Minuten stehe ich auf, gehe zu dem Mann hin, ergreife seinen Arm und führe ihn ans Bett seiner Frau. Während wir beiden Männer am Bett sitzen, halte ich mit der einen Hand die Hand der Patientin, mit der anderen die ihres Mannes. Nach einer Pause beginne ich mit dem Mann ein Gespräch: Es ist für Sie sicherlich ebenso schwer wie für Ihre Frau, dass wir in dieser Situation nicht mehr helfen können … Auch für uns Ärzte ist es nicht leicht … Die weiteren Sätze sind mir nicht in Erinnerung geblieben. Hingegen ist in meiner Erinnerung noch sehr lebendig, wie der Mann langsam mit seinem Stuhl näher rückte, und ich schließlich seine Hand nahm und in die Hand seiner Frau legte. Beide fingen an zu weinen. – Einen Tag nach meinem Besuch starb die Frau. Ihr Mann saß, wie mir die Schwestern berichteten, an ihrem Bett und hielt ihre Hand, bis ihm eine ebenfalls anwesende Schwester die Hand auf die Schulter legte und ihn aus dem Zimmer führte. (Buddeberg, 2005, S. 165)

2.3 Differenzielle Effekte

In den folgenden Abschnitten werden wichtige Einflussfaktoren auf die Sexualität in Partnerschaften diskutiert.

2.3.1 Geschlecht

Männer berichten permissivere Einstellungen und von mehr Sexualpartnern

Männer berichten von mehr sexuellen Erfahrungen und permissiveren sexuellen Einstellungen. Die meisten Geschlechtsunterschiede sind jedoch gering. Deutliche Unterschiede bestehen insofern, als dass Männer häufiger von Selbstbefriedigung, Pornografiekonsum und „casual sex" berichten und liberaler zu Gelegenheitssex eingestellt sind als Frauen. Männer praktizieren auch lieber Sex unter Alkohol- oder Drogeneinfluss (Bajos & Bozon, 2008; Oliver & Hyde, 1993; Petersen & Hyde, 2010; Purnine & Carey, 1998). Ein Rätsel der Sexualforschung ist, dass Männer praktisch immer mehr (heterosexuelle) *„Lifetime"-Sexualpartner* angeben als Frauen. In einer französischen Repräsentativstudie berichten die Männer z. B. von durchschnittlich 11,6 Partnerinnen, die Frauen jedoch nur von 4,4 Partnern – das ist mit männlichen Kontakten zu Prostituierten und/oder männlicher Über- und weiblicher Untertreibung kaum erklärbar (Bajos & Bozon, 2008).

Ähnliche und unterschiedliche Wünsche der Geschlechter

Verheiratete Frauen bewerten Sexualität als weniger wichtig als ihre Partner. Gleichzeitig erleben Frauen die partnerschaftliche Sexualität auch als weniger befriedigend bzw. Frauen sind allgemein sexuell weniger zufrieden als Männer (Schenk, Pfrang & Rausche, 1983; Sydow, 2002a; Schönbucher, 2007). In einer Studie mit jungverheirateten Paaren wünschten sich die Frauen, ihr Partner möge mehr liebevoll mit ihnen sprechen, während sich die Männer von ihren Frauen mehr „dirty talk", mehr schnellen, impulsiven und rauen Sex wünschten sowie mehr Initiative und mehr Dominanz. Beide Geschlechter wünschen sich mehr verführerisches Verhalten vom anderen, mehr Experimente und mehr Informationen über die sexuellen Wünsche des anderen (Hatfield et al., 1988).

Zärtlichkeit und/oder Geschlechtsverkehr?!

Während Frauen und Männer zu Beginn einer Beziehung ein ähnlich (hohes) Interesse an Sex und an Zärtlichkeit haben, neigen sie mit zunehmender Beziehungsdauer zu einer zunehmenden geschlechtstypischen Polarisierung: Das männliche Interesse, „oft Sex haben" zu wollen, bleibt konstant bei ca. 75 %, während das weibliche Interesse daran nach 21 bis 30 Beziehungsjahren deutlich auf ca. 25 % sinkt – gleichzeitig bleibt das weibliche Interesse an Zärtlichkeit konstant bei ca. 90 %, während nach 21 bis 30 Jahren nur noch 60 % der Männer „einfach nur zärtlich" sein wollen (Schmidt, 1998a, 1998b; Schmidt et al., 2004). Eine französische Repräsentativstudie belegt, dass für Frauen die bevorzugte sexuelle Aktivität der Austausch von Zärtlichkeiten ist (44 %), dicht gefolgt von vaginalem Geschlechtsverkehr (41 %). Die französischen Männer favorisieren mehrheitlich (45 %) die Penetration und zu 35 % Zärtlichkeit. Fellatio bevorzugen 12 % der Männer und 13 % der Frauen (Bajos & Bozon, 2008).

Purer Geschlechtsverkehr bringt Männer schneller zum Orgasmus

Frauen und Männer finden dieselben erotischen Aktivitäten am angenehmsten (Zärtlichkeit, Geschlechtsverkehr, manuell-genitale Stimulation) und am erregendsten (Geschlechtsverkehr, manuell-genitale und oral-genitale Stimulation) und kommen durch denselben Typ von Stimulation (Geschlechtsverkehr, Selbstbefriedigung und manuell-genitale Aktivität) am leichtesten zum *Orgasmus*. Beide Geschlechter kommen ähnlich leicht zum Höhepunkt durch Selbstbefriedigung oder manuell-genitale Stimulation – doch purer Geschlechtsverkehr bringt Männer viel häufiger und schneller zum Orgasmus als Frauen (Sydow, 2002a; s. auch Denney et al., 1984; Hurlbert, Apt & Rabehl, 1993; Laumann et al., 1994).

Sind Frauen heimliche „Sex-Maniacs"?!

Eine US-amerikanische Laborstudie, bei der sowohl die körperlichen sexuellen Reaktionen im Genitalbereich als auch die subjektive sexuelle Erregung der Teilnehmer bei der Präsentation sexueller Kurzfilme erfasst wurden, berichtet nicht nur Ähnlichkeiten der Geschlechter (beide reagierten auf Bilder nackter Menschen weniger als auf Geschlechtsverkehr), sondern auch bemerkenswerte *Geschlechtsunterschiede*: Während Männer erwartungsgemäß – im Einklang mit ihrer zuvor geäußerten sexuellen Orientierung, also konkordant – körperlich und psychologisch primär auf Filme mit heterosexuellem oder aber homosexuellem Inhalten reagierten, reagierten heterosexuelle und lesbische Frauen körperlich auf *alle* sexuellen Stimuli – sogar auch auf kopulierende Menschenaffen, die die Männer nicht stimulierten. Gleichzeitig wichen die subjektiven Erregungseinschätzungen der Frauen deutlich von ihrer körperlichen Erregung ab: Hetero-Frauen beschrieben sich als weniger erregt beim lesbischen Sex, viel weniger erregt beim schwulen Sex und stärker erregt beim heterosexuellen Geschlechtsverkehr als ihr Körper erschien. Lesbische Frauen beschrieben sich als gleich erregt bei Stimuli mit Frauenbeteiligung, unterschätzen aber ihre körperliche Erregung bei schwulen Stimuli. Alle Frauen berichteten nahezu keine subjektive Erregung beim Film mit Affen-Sex. Bei Männern dagegen stimmte die Messung des Penisplethymografen weitgehend mit ihrer subjektiven Erregung überein (Chivers, Seto & Blanchard, 2007; Suchinsky, Lalumiere & Chivers, 2009).

2.3.2 Alter und Beziehungsdauer

Ältere länger verheiratete Paare sind seltener sexuell aktiv als junge Paare mit kurzer Beziehungsdauer. Dabei stehen *Alter* und *Beziehungsdauer* in engem Zusammenhang (r=.75) (Schmidt et al., 2004). Die in Querschnittstudien messbare Abnahme der Koitusfrequenz mit zunehmendem Alter ist zu einem wesentlichen Teil auf einen Effekt der Beziehungsdauer zurückzuführen und „echte" Alternseffekte sind bei unter 45-Jährigen fast gar nicht feststellbar, sofern das berücksichtigt wird. Die Koitusfrequenz halbiert sich bereits im ersten Ehe-/Zusammenlebensjahr *(„Honeymoon"-Effekt)* von 10- bis 12-mal pro Monat auf 7- bis 8-mal, und sinkt überhaupt besonders drastisch in den ersten sechs Jahren der Beziehung. Nach 6 bis 10 Jahren Beziehungsdauer liegt die Häufigkeit des Geschlechtsverkehrs bei ca. 5-mal pro Monat und nach 11 bis 30 Jahren bei etwa 4- bis 5-mal, nach 31 Jahren und länger bei etwa 3-mal – sie bleibt also durchschnittlich nach der deutlichen initialen Abnahme in den ersten 6 bis 10 Beziehungsjahren für die nächsten 20 bis 25 Beziehungsjahre relativ konstant. Unter 35- bis 44-Jährigen z.B. variiert die durchschnittliche Koitusfrequenz zwischen 4 und 10-mal pro Monat, je nach Beziehungsdauer (Jasso, 1985; Schmidt et al., 2004; Schmidt, Matthiesen, Dekker & Starke, 2006).

Das Alter des Mannes ist bedeutsamer

Das Alter des Mannes ist bezüglich der Abnahme sexueller Aktivität bedeutsamer als das Alter der Frau (Bucher et al., 2001; Call et al., 1995; Hawton et al., 1994; Jasso, 1985; Johnson et al., 1994; Rao & DeMaris, 1995; Schmidt et al., 2004).

Das Alter der Frau ist wahrscheinlich auch einflussreich

Das weibliche Orgasmusvorkommen und der Genuss korrelieren negativ mit dem Alter der Frau und der Beziehungsdauer (Hawton et al., 1994). Manche Studien belegen, dass der weibliche sexuelle Genuss und die sexuelle Zufriedenheit unabhängig von Beziehungsdauer und Alter ist, andere deuten auf eine leichte Abnahme mit zunehmender Beziehungsdauer und/oder steigendem Alter hin (Hawton et al., 1994; Schönbucher, 2007).

Altersabstand der Partner

In einer britischen Repräsentativstudie waren die aktuellen oder bisher letzten Sexualpartner von Frauen aller untersuchter Altersgruppen (16 bis 59 Jahre) durchweg durchschnittlich zwei Jahre älter; junge Männer hatten durchschnittlich ein Jahr jüngere Partnerinnen, was dann bei der ältesten Gruppe bis auf drei Jahre jünger anstieg (Johnson et al., 1994). Die koitale Aktivität steht auch in Zusammenhang mit dem *Altersabstand der Partner*: Die Aktivität ist höher, wenn die Frau mehr als fünf Jahre älter als der Mann ist (Jasso, 1985; Rao & DeMaris, 1995).

2.3.3 Körperliche Gesundheit und Körperbild

Ein bedeutsamer Prädiktor der koitalen Aktivität von Paaren sowie des männlichen sexuellen Interesses ist der *somatische Gesundheitszustand* des Mannes, während die körperliche Gesundheit von Frauen eine etwas geringere Rolle spielt (Rao & DeMaris, 1995). Weibliche sexuelle Zufriedenheit steht in schwachem Zusammenhang mit der eigenen somatischen Gesundheit (Schönbucher, 2007). Frauen mit operativ erzeugter Menopause haben ein erhöhtes Risiko unter sexueller Lustlosigkeit zu leiden (Dennerstein, Koochaki, Barton & Graziottin, 2006; Leiblum, Koochaki, Rodenberg et al., 2006).

Körperliche Attraktivität und Körperselbstbild

Körperliche Attraktivität ist – so zeigen uns Medien und Werbung – von enormer Bedeutung, insbesondere bei Frauen, aber zunehmend auch bei Männern. Dennoch sind etwaige Zusammenhänge zwischen *körperlicher Attraktivität bzw. Körperbild* und Sexualität bisher nur selten untersucht worden. Obwohl die Befunde nicht ganz eindeutig sind, scheint bei Frauen ein Zusammenhang zwischen selbst erlebter körperlicher Attraktivität und sexuellen Variablen (z. B. sexuellem Interesse, Aktivität und Orgasmusfrequenz) zu bestehen. Gewichtszunahmen und das Gefühl, „zu dick" zu sein, wirken sexuell hemmend bei Frauen. Bei Frauen bestätigen die meisten Studien einen Zusammenhang zwischen Körperakzeptanz und sexueller Zufriedenheit, die sich wahrscheinlich wechselseitig beeinflussen (Schönbucher, 2007). Eine Untersuchung mit jungen Ehepaaren, deren Attraktivität durch externe Rater eingeschätzt wurde, belegt, dass attraktive Männer generell weniger zufrieden mit ihrer Ehe waren und dass beide Partner sich konstruktiver verhielten, wenn die Frau die attraktivere war, und negativer, wenn der Mann der attraktivere war (McNulty, Neff & Karney, 2008). Die subjektive sexuelle Attraktivität von Frauen steht in Zusammenhang mit der Ehezufriedenheit der Frau sowie ihres Ehepartners. Dieser Zusammenhang wird moderiert durch erhöhte sexuelle Aktivität und erhöhte sexuelle Zufriedenheit (Meltzer & McNulty, 2010). Eine Längsschnittstudie mit verheirateten Frauen und Männern über drei Jahre hinweg deutet darauf hin, dass Abnahmen der weiblichen körperlichen Attraktivität sich stärker auf die Qualität der ehelichen Sexualität auswirken als Abnahmen der männlichen Attraktivität – unabhängig vom Alter, der Beziehungsdauer oder dem relativem Einkommen beider Partner (Margolin & White, 1987).

2.3.4 Psychische Gesundheit

Für Frauen jeden Alters steht die eigene *psychische Gesundheit* in engem Zusammenhang mit der Sexualität: Frauen mit psychischen Problemen, Depressionen und geringem Optimismus sind seltener koital aktiv, haben häufiger sexuelle Probleme und genießen Sex weniger; es besteht jedoch kein Zusammenhang mit dem Orgasmusvorkommen (Hartmann et al., 2004; Hawton et al., 1994; Schönbucher, 2007). Bei jüngeren Frauen bestehen signifikante Zusammenhänge zwischen *Selbstwertgefühl* und sexueller Zufriedenheit, nicht aber bei älteren Frauen (Schönbucher, 2007).

Traumatisierungen

(Sexuelle) Traumatisierungen (Missbrauch, Vergewaltigung) haben oft einen langfristig negativen Einfluss auf die psychische Gesundheit und die Sexualität der Opfer (s. Kapitel 4.3.3).

Interaktionen von Geschlecht, Stress und sexueller Zufriedenheit

Interessanterweise scheint der Zusammenhang zwischen sexueller (und partnerschaftlicher) Zufriedenheit und psychischer Gesundheit beeinflusst zu sein vom Geschlecht und dem Schweregrad psychischer Störungen: Eine geringe sexuelle (und partnerschaftliche) Zufriedenheit steht bei beiden Geschlechtern in Zusammenhang mit mehr „moderate psychological distress" und bei Männern auch mit mehr schwerwiegender psychischer Belastung. Doch bei Frauen bestand kein signifikanter Zusammenhang zwischen ausgeprägter psychischer Belastung und geringer sexueller (und partnerschaftlicher) Zufriedenheit (Patrick, Heywood, Smith, Simpson, Shelley, Richters & Pitts, 2013).

2.3.5 Sozialer Kontext: Beziehungstyp, Schicht, Bildung und Beruf

Ein Intellektueller ist jemand,
der etwas Interessanteres als Sex gefunden hat.

(Edgar Wallace)

Beziehungstyp

Nichtverheiratete zusammenlebende Paare jeden Alters sind häufiger koital aktiv als gleichaltrige *Ehepaare*, als Endzwanziger praktizieren sie z. B. 12-mal statt 9-mal Geschlechtsverkehr pro Monat. Auch Menschen in zweiter

Ehe sind – etwas – häufiger koital aktiv sowie solche, die vor ihrer Heirat schon zusammengelebt hatten (Call et al., 1995; Rao & DeMaris, 1995).

Bildung

Menschen mit geringer (Jasso, 1985; Rao & DeMaris, 1995) oder mittlerer *Bildung* (Call et al., 1995) sind sexuell am aktivsten, während die höher Gebildeten offenbar mehr zur Sublimation erotischer Impulse neigen. Die Befunde sind widersprüchlich ob höhere Bildung bei Frauen mit höherem sexuellem Genuss und häufigerem Orgasmus einhergeht oder nicht. Eindeutig praktizieren gebildetere Frauen häufiger Selbstbefriedigung, Oralsex und gleichgeschlechtlichen Sex (Hawton et al., 1994; Raboch et al., 1994; Schönbucher, 2007; Sydow, 1993, 1994).

Sozioökonomischer Status

Höherer *sozioökonomischer Status* ist meist assoziiert mit höherer koitaler Aktivität, häufigerem Orgasmus und höherem Genuss (Hawton et al., 1994; Raboch et al., 1994; Sydow, 1993, 1994), auch wenn der Sexualtherapeut David Schnarch darauf verweist, dass es manchmal auch konträre Effekte gibt: „Menschen verbringen ihre Zeit dort, wo sie die besten Belohnungen bekommen. Es gibt viele, die lieber zur Arbeit gehen, als sich im Bett zu vergnügen, weil sie glauben in ihrem beruflichen Umfeld mehr Streicheleinheiten zu bekommen." (Schnarch, 2009/2011, S. 194.) Das sexuelle Interesse von Männern (nicht aber von Frauen) wird stark durch sozioökonomische Faktoren beeinflusst; *Arbeitslosigkeit* und geringes Einkommen dämpfen das Interesse (Beutel et al., 2008).

Arbeitsteilung: Beruf und Haushalt

Konträr zur These vom „DINS (double income, no sex)"-Dilemma (Olson & DeFrain, 1994; zitiert nach Call et al., 1995, S. 641) scheint sich *berufliche Vollzeittätigkeit beider Partner* nicht auf die Sexualität auszuwirken (Hawton et al., 1994). In Bezug *auf Arbeitsteilung und Haushalt* liegen widersprüchliche Befunde vor: Eine Studie belegt, dass bei beiden Geschlechtern die Zeit, die sowohl für berufliche Arbeit, als auch für *Hausarbeit* investiert wird, positiv assoziiert sei mit der Häufigkeit sexueller Kontakte (Gager & Yabiku, 2010). Konträr dazu belegt eine andere große US-amerikanische Studie, dass Paare mit traditioneller Rollenaufteilung 1,5-mal so häufig Sex haben wie nichttraditionelle Paare und dass die Frauen sich dabei als sexuell befriedigter beschreiben. Doch Vorsicht: Ehemänner, die sich gänzlich vor Hausarbeit drücken, haben mehr Ehekonflikte – und noch weniger Sex (Kornrich, Brines & Leupp, 2013).

Bildung und weiblicher Orgasmus

Aus einer großen chinesischen Studie wurde zunächst abgeleitet, dass Partnerinnen reicher Männer häufiger zum Orgamus kämen. Doch dann wurden die öffentlich zugänglichen Daten mit einem adäquateren statistischen Modell nochmals geprüft und – voilà! – ergab sich, dass der weibliche *Orgasmus* am engsten mit dem Bildungsniveau der Frau zusammenhängt: Je höher der *Bildungs*stand, desto häufiger hat die Frau befriedigenden Sex; selbst das Alter oder der Gesundheitszustand waren weniger bedeutsam (Herberich, Hothorn, Nettle & Pollet, 2010).

2.3.6 Kultureller und historischer Kontext

Die Sitten und Gebräuche bezüglich Partnerschaft, Sexualität und Elternschaft haben sich im Lauf der letzten 100 Jahre tiefgreifend gewandelt. Sexualität hat sich stärker distanziert von traditionellen moralischen Werten („Enttraditionalisierung") und das Sexualverhalten beider Geschlechter hat sich stärker angeglichen („gender equalisation") (Schmidt, 2003). Auch in Filmen finden sich kulturell variierende Darstellungen von Liebesbeziehungen (vgl. den untenstehenden Kasten).

Historische Veränderungen

„Boy meets girl" in Filmen (Berlin & Grünlich, 2012, S. 71)

US-amerikanischer Film: Er tötet ein paar Bösewichte und bekommt dann das Mädchen.

Französischer Film: Er weiß nicht, ob er die Frau will. Es passiert lange Zeit gar nichts, am Ende haben sie Sex.

Indischer Film: Er singt darüber, dass er sie will. Dann tanzt sie auf einmal zu diesem Lied, die beiden heiraten.

Skandinavischer Film: Sie lieben sich, dann stirbt einer der beiden. Es regnet viel.

Deutscher Film: Die beiden finden sich toll, aber erst muss das Pferdegestüt/ihr Blumenladen/sein Architekturbüro gerettet werden, bis sie sich küssen.

(Abdruck erfolgt mit freundlicher Genehmigung der Autoren)

Die Menschen in Deutschland und anderen industrialisierten Ländern heiraten seltener und später in ihrem Leben, haben insgesamt mehr Beziehungen – meist in Form von „serieller Monogamie" –, bekommen seltener und weniger Kinder und lassen sich häufiger scheiden (Haavio-Mannila, Kontula & Rotkirch, 2003; Schmidt, Starke, Matthiesen & Dekker, 2003; Sydow, 1994, 1996). Die *Heiratswahrscheinlichkeit* beträgt derzeit in Deutschland nur 60 % gegenüber 90 % in den 1960er Jahren (Schmidt, 2003). Ein Vergleich der Biografien von Menschen aus den Jahrgängen 1942, 1957 und 1972 ergab enorme *Kohorteneffekte*: 1957 Geborene hatten mit 30 Jahren schon doppelt so viele Partnerschaften erlebt (durchschnittlich 3,6) wie 1942 Geborene – selbst bis zum Alter von 60 Jahren sind es in dieser Kohorte nur durchschnittlich 2,8 Beziehungen (Schmidt, Starke, Matthisen & Dekker, 2003).

Kohorteneffekte: Mehr serielle Beziehungen, weniger Hochzeiten, mehr Trennungen in jüngeren Kohorten

Das *sexuelle Debüt* (Alter beim ersten *Geschlechtsverkehr*, bei der ersten *Selbstbefriedigung* und beim ersten *Orgasmus*) hat sich nach vorn verlagert. So hatten in den *Kohorten* der 1935 bis 1949 Geborenen nur 10 bis 20 % ihren ersten Geschlechtsverkehr mit 18 Jahren oder früher, dann ergab sich

Zunehmend früheres sexuelles Debüt

ein abrupter Anstieg – vermutlich ausgelöst durch die *„sexuelle Revolution“*, die *Pille* und die *Frauenbewegung* – und in den Geburtsjahrgängen 1950 bis 1980 war ein erster Koitus mit 18 Jahren oder jünger dann schon fast die Norm (50 bis 60 % Verbreitung; Schmidt, 2003). Das früher traditionelle Muster – Jungen fangen früher an mit Sex als Mädchen – hat sich in sein Gegenteil verkehrt: Ab der Kohorte der 1950 bis 54 Geborenen hat das weibliche Geschlecht das durchschnittlich etwas frühere sexuelle Debut (Schmidt, 2003).

Das weibliche *Orgasmus*vorkommen mit Partner steht in Zusammenhang mit einem historisch späteren Geburtsjahr (Fugl-Meyer et al., 2006; Raboch et al., 1994; Sydow, 1993, 1996). Die Mehrheit der befragten 1895 bis 1906 geborenen Frauen erlebte in ihrem gesamten Leben gar keinen Orgasmus (Sydow, 1993, 1996).

Sex mit über 40 Jahren – historisch etwas Neues?!

Innerhalb der Geburtskohorten von 1917 bis 1955 zeichnet sich eine Zunahme der ehelichen sexuellen Aktivität ab (Jasso, 1985). Markant ist auch, dass jüngere Kohorten länger sexuell aktiv sind, während die älteste beforschte Kohorte (geb. 1895 bis 1906) ihre sexuelle und koitale Aktivität schon mehrheitlich mit Mitte 40 eingestellt hatte (Sydow, 1993, 1996).

Oral-genitale Kontakte und Analverkehr

Deutlich zugenommen hat seit den 1970er und 80er Jahren die Verbreitung *oral-genitaler Kontakte*, die inzwischen die Mehrheit der Bevölkerung schon mal praktiziert haben. Geringfügig zugenommen hat auch die Verbreitung von analgenitalen Kontakten, doch *Analverkehr* gehört nach wie vor nicht zum sexuellen Repertoire der Mehrheit der Bevölkerung: Lediglich 12 % der unter 50-jährigen Frauen und 15 % der Männer berichten von entsprechenden Erfahrungen in den letzten 12 Monaten (Bajos & Bozon, 2008).

Doch historische Veränderungen führen nicht immer zu mehr und früheren sexuellen Erfahrungen: Ein Vergleich der sexuellen Erfahrungen 17-Jähriger im Jahr 1970 (geb. 1953/54) mit den 17-Jährigen von 1990 (geb. 1973/74) belegt signifikante Abnahmen der Verbreitung von *Selbstbefriedigung* (beide Geschlechter) und von *homosexuellen Kontakten* (nur bei jungen Männern), während sich bezüglich der Verbreitung von Petting oder *Geschlechtsverkehr* nichts Wesentliches veränderte. Auch verknüpfen die später geborenen Jugendlichen Sex stärker mit *Liebe und Treue* als es die ältere Kohorte tat (Schmidt, Klusmann & Zeitzschel, 1992).

Religion und Geschlecht

Während ältere Studien belegen, dass Katholiken weniger Sex haben als Anhänger anderer *Religionen* (Call et al., 1995; Jasso, 1985; Rao & DeMaris, 1995), zeigt eine neuere französische Repräsentativstudie, dass sich die Religion nur bei streng religiösen *Katholikinnen* (nicht aber Männern) sowie bei *Muslimen* auswirkt, wo Frauen fast ausschließlich von Sex mit ihrem Ehemann berichten, während 35- bis 49-jährige muslimische Männer besonders viele sexuelle Kontakte angeben (Bajos & Bozon, 2008).

Obwohl z. T. belegt wird, dass die koitale Aktivität bei Nichtweißen höher ist als bei Weißen (Jasso, 1985; Rao & DeMaris, 1995), hat die *Ethnie* keinen Effekt auf die koitale Aktivität, wenn andere Variablen kontrolliert werden (Call et al., 1995).

Ethnie

2.3.7 Weitere differenzielle Effekte

Höhere *koitale Aktivität* findet sich bei Paaren, bei denen beide Partner – insbesondere auch die Frau – die sexuelle Aktivität genießen, bei mehr gemeinsamen Aktivitäten, höherem Selbstwertgefühl beider Partner und einer aus weiblicher Sicht gerechten Arbeitsteilung (Nowinski et al., 1981; Rao & DeMaris, 1995, Song et al., 1995).

Einflüsse auf die koitale Aktivität

Der *sexuelle Genuss bzw. die Befriedigung* beider Partner ist assoziiert mit dem weiblichen Orgasmus bzw. der Wahrscheinlichkeit, selbst zum Orgasmus zu kommen, der erwarteten Dauer der Beziehung und ihrer erwarteten Exklusivität, dem männlichen Verständnis für die sexuellen Präferenzen seiner Partnerin und der Übereinstimmung der Präferenzen zwischen Mann und Frau – ein negativer Zusammenhang besteht mit dem Grad der Konflikte in der Beziehung. Das Verständnis der Frau für die sexuellen Präferenzen ihres Partners ist nicht mit dem männlichen Genuss assoziiert (Haning, O'Keefe, Randall, Kommor, Baker 6 Wilson, 2007; Purnine & Carey, 1997; Waite & Joyner, 2003).

Sexuelle Zufriedenheit steht in Zusammenhang mit den Persönlichkeitseigenschaften des Partners bzw. der Partnerin – zumindest bei Männern. Für sie ist die Verträglichkeit, Gewissenhaftigkeit und emotionale Stabilität ihrer Partnerinnen bedeutsam. Doch bei Frauen ergab sich nur eine schwach signifikante Korrelation mit der Verträglichkeit des Partners (Botwin et al., 1997). Die sexuelle Zufriedenheit steht bei beiden Geschlechtern auch in Zusammenhang mit dem sexuellen Verstehen (Übereinstimmung zwischen sexueller Fremdeinschätzung durch den Partner und Selbsteinschätzung; Fliegel et al., 1984; Ross et al., 1987).

Sexuelle Zufriedenheit

Frauen mit permissiveren *Einstellungen zu Sexualität* erleben Sexualität tendenziell genussvoller als restriktiver eingestellte Frauen (Schönbucher, 2007).

2.4 Prädiktoren und Korrelate von sexueller Aktivität und Zufriedenheit

In einer multivariaten Analyse repräsentativer US-amerikanischer Querschnittdaten konnte – obwohl eine Vielzahl von Faktoren berücksichtigt wurde – letztlich nur 22 % der Varianz der koitalen *Aktivität* erklärt wer-

Korrelate sexueller Aktivität

den. Am einflussreichsten war das chronologische Alter (nicht nach Geschlecht differenziert), die Ehezufriedenheit und die Bildung (am meisten Aktivität in den mittleren Bildungsschichten); weniger bedeutsam waren Gesundheitsprobleme (nicht differenziert nach Geschlecht), die Präsenz kleiner Kinder im Haushalt und katholische Religion (Call et al., 1995). Prädiktor der sexuellen Aktivität von Männern ab 45 Jahren ist das sexuelle Interesse und der Partnerstatus – bei Frauen sind dieselben Faktoren in umgekehrter Reihenfolge entscheidend; für beide Geschlechter auch bedeutsam ist die soziale Einbindung und für Männer die subjektive Gesundheit (Bucher, Hornung & Buddeberg, 2003). Bei 40- bis 69-jährigen Frauen steht sexuelle Aktivität in Zusammenhang mit jüngerem Alter, höherem Einkommen, Leben in einer Partnerschaft, moderatem Alkohol-Konsum und einem niedrigeren Body-Mass-Index (BMI; Addis, van den Eeden, Wassel-Fyr et al., 2006). Im höheren Alter steht sexuelle Aktivität bei Männern in Zusammenhang mit jüngerem Alter und besserer Bildung, für Frauen ist es entscheidend, verheiratet zu sein (Matthias, Lubben, Atchison & Schweitzer, 1997).

Korrelate sexueller Zufriedenheit

Sexuelle Zufriedenheit oder Befriedigung steht bei beiden Geschlechtern in Zusammenhang mit sexueller Aktivität (mit Partner bzw. Partnerin und als Selbstbefriedigung), (guter) psychischer und somatischer Gesundheit, sozialer Unterstützung und (in US-amerikanischen Stichproben) mit schwarzer Hautfarbe (Addis et al., 2006; Bucher et al., 2003; Klaiberg, Würz, Brähler & Schumacher, 2001; Matthias et al., 1997). In einer Studie mit über 1 000 Paaren im mittleren Alter aus fünf Ländern wurde die sexuelle Zufriedenheit bei beiden Geschlechtern prognostiziert durch körperliche Intimität und „sexual functioning" und – nur bei Männern – durch höhere sexuelle Aktivität in letzter Zeit und eine geringere (!) Anzahl von Lebenszeit-Partnerinnen (Heiman, Long, Smith, Fisher, Sand & Rosen, 2011).

Prädiktoren sexueller Zufriedenheit

Es konnten nur zwei *prospektive Studien* identifiziert werden, die *Prädiktoren sexueller Zufriedenheit* untersucht haben. Beides sind US-amerikanische Fragebogen-Studien und beide beziehen sich nur auf das Zeitintervall von der Eheschließung bis ein Jahr danach.

Weibliches Selbstwertgefühl und offene Kommunikation

In einer Studie mit 70 Paaren wurde die sexuelle Zufriedenheit von Frau und Mann nach einem Jahr Ehe gleichermaßen hauptsächlich durch zwei frauenbezogene Variablen der ersten Erhebung prognostiziert, nämlich dem *Selbstwertgefühl* der Frau und ihrer Fähigkeit zu offener *Kommunikation*. Für die weibliche sexuelle Zufriedenheit war darüber hinaus auch noch die Fähigkeit des Mannes zu empathischer Kommunikation bedeutsam (Larson, Anderson, Holman & Niemann, 1998).

Neurotizismus

Eine andere Studie belegt, dass sowohl der eigene *Neurotizismus*, als auch der Neurotiszismus des Partners ein Jahr später geringere Ehe- und geringere sexuelle Zufriedenheit bei beiden Geschlechtern prognostiziert sowie

Abnahmen der sexuellen Zufriedenheit bei Männern. Abnahmen der weiblichen sexuellen und ehelichen Zufriedenheit wurden nur durch den eigenen Neurotizismus der Frau, nicht aber durch den Neurotizismus des Partners vorhergesagt (Fisher & McNulty, 2008).

2.5 Die längsschnittliche Entwicklung über Jahrzehnte hinweg

Forschungsdefizite

Die längsschnittliche Entwicklung von Partnerschaften oder Ehen wurde bisher kaum und wenn, dann nur über kurze Zeiträume untersucht.

Veränderungen vom jungen zum reifen Erwachsenenalter

Nur eine Studie untersuchte (im Rückblick) die Entwicklung der ehelichen Partnerschaft und Sexualität vom jungen (Durchschnittsalter bei Heirat: 25 Jahre) bis zum reiferen Erwachsenenalter (Durchschnittsalter bei Befragung: 61 Jahre). Während sich die Qualität der Paarbeziehung im weiblichen Erleben im reiferen Alter nicht signifikant unterschied von der Situation im jungen Alter bezüglich emotionaler Nähe, Ehezufriedenheit und Konflikthaftigkeit, ergaben sich deutliche und signifikante Veränderungen in der Sexualität: Die Bedeutung von Zärtlichkeit nahm etwas, die von Sexualität stark ab – ebenso wie die sexuelle Aktivität allgemein und die sexuelle Aktivität des Mannes. Geringe Abnahmen traten auch beim weiblichen sexuellen Interesse und der weiblichen sexuellen Aktivität auf. Positiv war, dass die Frauen im reiferen Alter häufiger zum Orgasmus kamen, ihre sexuelle Selbstkenntnis und ihre Selbstbestimmung höher war. Unverändert waren der weibliche sexuelle Genuss, die sexuelle Dominanz und die Offenheit bei der Thematisierung von Sexualität (Sydow, 1993).

2.6 Exkurs: Sexualität in gleichgeschlechtlichen Beziehungen

Was bedeutet „homosexuell"?

Befunde zur *Homosexualität* hängen davon ab, wie Schlüsselbegriffe definiert werden: Ist ein Mann homosexuell, wenn er nur mit anderen Männern Sex hat, wenn er eine homosexuelle Identität hat oder wenn er schon mal Sex mit einem anderen Mann hatte? Da Männer mit homosexueller Aktivität sich selbst nicht immer als homosexuell sehen, hat sich in der Forschung der Begriff *„Männer, die Sex mit Männern haben (MSM)"* eingebürgert. Etwa 2 % der Männer und 1 % der Frauen sind in ihrem Verhalten und ihrer Identität ausschließlich homosexuell, 3 bis 10 % der Männer und 2 bis 4 % der Frauen berichten von homosexuellen oder lesbischen Aktivitäten in den letzten 5 Jahren und etwa 4 % der Männer und 2 bis 6 % der Frauen fühlen sich (auch) durch gleichgeschlechtliche Menschen sexuell angezogen (Hyde & DeLamater, 2000; Johnson et al., 2001; Laumann et al., 1994; Bajos & Bozon, 2008).

Manche Menschen mit gleichgeschlechtlichen Sexualkontakten haben auch heterosexuelle Kontakte – und insgesamt mehr Sexualpartner als „pure" Heteros. Frauen mit gleichgeschlechtlichen Sexualkontakten haben mit durchschnittlich neun Männern und drei Frauen Sex. Männer mit homosexuellen Erfahrungen haben durchschnittlich 35 männliche und neun weibliche Sexualpartner (Bajos & Bozon, 2008).

Partnerschaften von Schwulen und Lesben

Die Mehrheit der in den USA und Deutschland befragten *Lesben* (45 bis 80 %) und etwa die Hälfte der schwulen Männer (40 bis 60 %) leben in homosexuellen Dauerbeziehungen (zusammen). Bei 14 % der *lesbischen* und 25 % der *homosexuellen Paare* besteht die Beziehung schon 10 Jahre oder länger (Bochow, Schmidt & Grote, 2007; Hyde & DeLamater, 2000). 41 % der homo-/bisexuellen Frauen leben in einer Beziehung mit einem Mann, 12 % der Männer mit einer Frau (Bajos & Bozon, 2008).

Eingetragene Lebenspartnerschaften

Homosexuelle Partner bzw. Parterinnen in Deutschland können ihre Beziehung legalisieren und sie als *Lebenspartnerschaft* eintragen lassen, die Ehepaaren im Erb-, Miet-, Steuerrecht und Unterhaltsrecht im Fall der Trennung gleichgestellt ist, nicht jedoch bezüglich der Möglichkeit der Adoption von Kindern. In Dänemark, wo diese Möglichkeit seit 1989 besteht, hatten sich bis Ende 1998 weniger als 4 000 Paare registrieren lassen – mit abnehmender Tendenz und steigenden Scheidungsraten (Hyde & DeLamater, 2000; Kirbach & Molitor, 1999). Männer gehen eher eine homosexuelle Ehe ein, wenn sie in einer Großstadt leben, ältere Mütter, geschiedene Eltern, abwesende Väter haben und das jüngste Kind sind. Bei Frauen wird eine homosexuelle Eheschließung prognostiziert durch frühen Tod der Mutter, Status als Einzel- oder jüngstes Kind oder einziges Mädchen (Frisch & Hviid, 2006)

Außenbeziehungen

Alle Paare – heterosexuell, schwul und lesbisch – müssen in ihren Beziehungen Bedürfnisse nach Bindung und Autonomie ausbalancieren und bei allen nimmt die Häufigkeit sexueller Kontakte mit steigender Beziehungsdauer ab (Hyde & DeLamater, 2000; O'Brien & Mackey, 1997). Unterschiede bestehen jedoch je nach Geschlecht des Paares in Bezug auf die Offenheit für Außenpartner: Lesben legen meist Wert auf sexuelle *Monogamie*. Schwule dagegen vertrauen primär auf die emotionale Konstanz ihres Partners, während sexuelle Außenkontakte unter Männer-Paaren teilweise akzeptiert werden. Mindestens die Hälfte der fest liierten homosexuellen Männer berichtet, dass sie Sex außerhalb ihrer Dauerbeziehung haben, in Nebenbeziehungen oder schnell und anonym in Schwulensaunen und „darkrooms", auf Toiletten und in Parks oder über Internetkontakte (Bajos & Bozon, 2008; O'Brien & Mackey, 1997; Yip, 1998). In Deutschland haben 23 % der MSM in den letzten 12 Monaten nur einen Sexualpartner gehabt, 51 % 2 bis 10 Partner und in Großstädten berichten 6 % von sexuellen Kontakten mit mehr als 50 Partnern im vergangenen Jahr (Bochow et al., 2007). In einer US-amerikanischen Paarstudie beschrieben Schwule ihr Beziehungsarrangement zu 53 % als monogam, 15 % als „monogamish“, 13 % als offen und zu 19 % als diskrepant. Das sexuelle Arrangement ist nicht mit der Beziehungszufriedenheit, sexuellen Zufriedenheit, Kommunikation oder der Häufigkeit sexueller Kontakte assoziiert (Kurdek, 1995; Parsons, Starks, Gamarel & Grov, 2012).

Lesbische Paare sind seltener genital-sexuell aktiv als schwule oder Hetero-Paare, jedoch am häufigsten zärtlich zueinander. In den ersten Jahren der Beziehung sind Schwule häufiger sexuell aktiv als Heterosexuelle – doch 10 Jahre später ist die Lage umgekehrt und homosexuelle Paare leben ihre Sexualität dann oft überwiegend außerhalb der etablierten Paarbeziehung. Schwule Paare praktizieren miteinander zu über 90 % Küssen, Streicheln, Fellatio und gegenseitige manuell-genitale Stimulation und zu 71 % Analverkehr. Ungeschützer Analverkehr mit wechselnden Partnern birgt hohe Risiken der Übertragung des HIV-Virus in sich. 6 bis 7 % der Männer in Deutschland, die Sex mit anderen Männern haben, wurden positiv auf *HIV* getestet (Bochow et al., 2007). Lesbische Paare küssen und streicheln sich, stimulieren zu mindestens 80 % gegenseitig ihre Brüste und ihre Genitalien, 71 % praktizieren oralen Sex. Weder männliche noch weibliche homosexuelle Paare scheinen stabile (aktive oder passive) sexuelle Rollen anzunehmen. Sexuelle Zufriedenheit ist bei allen Paartypen mit sexueller Egalität bezüglich der Initiation und Zurückweisung von Sex verknüpft (Kurdek, 1995).

Diskriminierung und Coming-out

Nach wie vor werden gleichgeschlechtliche sexuelle Orientierungen und Lebensformen diskriminiert. Deshalb wird ihre Präsenz in Studien wahrscheinlich noch unterschätzt. Manche Schwule und Lesben wagen es nicht, offen zu leben. Homosexuelle Männer und Frauen wagen ihr Coming-out eher, wenn sie eine höhere Bildung und qualifiziertere Berufe haben und in Großstädten leben (Bajos & Bozon, 2008).

Zusammenfassung

In diesem Kapitel wurden aus entwicklungs- und partnerschaftspsychologischer Perspektive Befunde hauptsächlich zur Sexualität in Mann-Frau-Beziehungen beschrieben. Zusammenfassend lässt sich festhalten:

- Sex ist meist nicht das Wichtigste in Langzeitbeziehungen.
- Geschlechtsverkehr ist nicht notwendigerweise die bedeutsamste sexuelle Aktivität, ähnlich wichtig oder noch wichtiger sind Zärtlichkeit und andere Formen erotischer Stimulation.
- Das sexuelle Interesse und die sexuelle Aktivität nehmen mit zunehmender Beziehungsdauer und zunehmendem Lebensalter durchschnittlich ab.
- Dennoch wünschen sich fast alle Menschen bis ins hohe Alter Zärtlichkeit und die Mehrheit ist auch lebenslang interessiert an Sex.

- Die meisten Menschen haben sexuelle Fantasien, was nicht notwendig heißt, dass sie immer wünschen, diese ins echte Leben umzusetzen.
- Bei jüngeren Paaren zeigen meist Männer mehr sexuelle Initiative, was sich manchmal in der zweiten Lebenshälfte ändert.
- Frauen und Männer genießen beide meist den Sex – aber nicht immer.
- Sexuelle Selbstbestimmung ist für beide Geschlechter wichtig und kann bei Frauen im Lauf längerer Beziehungen zunehmen.
- Die intraindividuelle und interindividuelle Variabilität ist hoch.
- Variationen stehen in Zusammenhang mit Geschlecht, Alter, Kohorte, Beziehungsdauer, körperlichem und psychischem Befinden, Bildung, sozioökonomischer Situation sowie Herausforderungen der aktuellen Lebenssituation (z. B. Leben mit kleinen Kindern) und kritischen Übergängen im Lebenslauf.
- Sexuelles Desinteresse kann in Zusammenhang mit schweren Belastungen (z. B. Depressionen) stehen, aber auch Ausdruck der individuellen Eigenart eines Menschen sein.

3 Sexuelle Probleme und Ressourcen

3.1 Klassifikation und Diagnostik von sexuellem Verhalten, Erleben und Problemen

3.1.1 Unterschiedliche Auffassungen von Sexualität, sexuellen Problemen und Sexualstörungen

Bevor man Sexualität oder sexuelle Probleme messen oder diagnostizieren kann, muss zunächst definiert werden, was darunter verstanden wird. Doch darüber existieren unterschiedliche Ansichten. Der frühere US-amerikanische Präsident Bill Clinton z. B. erlebte angeblich seine außerehelichen Fellatio-Abenteuer *nicht* als sexuellen Kontakt. Zweifellos schätzen viele andere Menschen – nicht zuletzt seine damalige Geliebte oder seine Ehefrau – das anders ein.

Offene Fragen

Es gibt nur eine Aktivität, die überall auf der Welt mit Sex assoziiert wird: vaginaler Geschlechtsverkehr. Er kann der Fortpflanzung dienen, dem Lustgewinn und/oder der Nähe und Intimität der Partner – aber auch dazu, sich materielle und immaterielle Vorteile zu verschaffen oder den Partner glücklich zu stimmen. Aber darüber hinaus ist die Definition von Sexualität abhängig von kulturellen sowie auch geschlechtsspezifischen Faktoren: Sind Aktivitäten, die keine Schwangerschaft hervorrufen können, jedoch erotische Gefühle bis hin zum Orgasmus (z. B. manuell-genitale Berührungen, oral-genitaler Kontakt, Selbstbefriedigung) auch Sex? Und was ist mit potenziell erotischen Aktivitäten, die in der Regel nicht zum Orgasmus führen (z. B. Küsse, Blickkontakt, nichtgenitales Streicheln)? Und was mit dem weiten Feld der Gefühle und Gedanken (z. B. erotische Fantasien und Träume) oder der Nutzung visueller und literarischer Erotika einschließlich des Internets?

Definition von Sexualität

Orientiert an der New Encyclopaedia Britannica (1987) lässt sich *Sexualität definieren* als körperliche und/oder mentale/psychische Aktivität, die von einer, zwei oder mehr Personen ausgeübt wird, und die bei mindestens einem der Beteiligten sexuelle Lustgefühle hervorruft. Im Sinne dieser offenen Konzeptualisierung lässt sich Folgendes festhalten (Sydow, 1993):

- Sexualität ist Attribut einer Person, nicht einer Beziehung oder eines Status oder einer bestimmten Zeitspanne im Lebenszyklus. Menschen „haben" Sexualität – auch dann, wenn sie keinen Partner oder kein Interesse haben, sexuell aktiv zu werden.
- Sexualität ist mehr als nur Geschlechtsverkehr.
- Die sexuellen und nichtsexuellen Anteile der menschlichen Persönlichkeit stehen miteinander in Wechselwirkung.

– Sexualität ist plastisch und wird geprägt durch biologische, biografische und gesellschaftliche Faktoren – sie ist jedoch gleichzeitig bei Erwachsenen nicht mehr beliebig stark veränderbar.

Sexuelle Probleme

Fragt man Menschen nach etwaigen *sexuellen Problemen*, so werden häufig Probleme wegen sexueller Langeweile und Lustlosigkeit, Kommunikationsstörungen, Konflikte über die Häufigkeit sexueller Kontakte, Probleme in Zusammenhang mit Außenbeziehungen und Eifersucht, Impotenz oder ausbleibendem Orgasmus genannt. Solche Probleme werden jedoch nur z. T. in den derzeit gültigen Ansätzen zur Klassifikation sexueller Störungen berücksichtigt.

Sexuelle Störungen nach ICD-10 und DSM-5

Bestimmte sexuelle Probleme gelten im Sinn der gängigen psychiatrischen Klassifikationssysteme (*International Classification of Diseases, ICD-10,* der World Health Organisation, 1991/1993; *Diagnostic and Statistical Manual of Mental Disorders, DSM-5,* der American Psychiatric Association, 2013) als Krankheiten, auf deren Behandlung krankenversicherte Menschen in Deutschland einen Anspruch haben. Bei anderen sexuellen Problemen ist das nicht der Fall. Die medizinisch-psychotherapeutische Sicht orientiert sich an Individuen – nicht an Beziehungen, deshalb „zählen" sexuelle Beziehungsprobleme, wie z. B. gestörte sexuelle Kommunikation, Konflikte über die Häufigkeit sexueller Kontakte, Probleme in Zusammenhang mit Außenbeziehungen und Eifersucht oder Beziehungsgewalt, hier nicht.

Diese Diagnosesysteme beschreiben *sexuelle Funktionsstörungen* sowie *Störungen der sexuellen Entwicklung* (ICD-10: F66), *Störungen der Geschlechtsidentität* (F64, z. B. Transsexualismus und Transvestitismus) und *Störungen der sexuellen Präferenz* (*Paraphilien*, F65: sexuelle Erregung tritt primär in Zusammenhang mit nichtmenschlichen Objekten, wie z. B. Unterwäsche beim Fetischismus, oder angesichts unakzeptabler Sexualhandlungen auf, wie z. B. beim sexuellen Missbrauch von Kindern oder bei Vergewaltigung) sowie eine Restkategorie mit anderen Sexualstörungen (z. B. Unzulänglichkeitsgefühle wegen körperlicher Eigenheiten; Besorgnis wegen der eigenen sexuellen Orientierung). Paraphilien und gestörte Geschlechtsidentität können auch in heterosexuellen Partnerschaften bedeutsam sein, da sie jedoch im Vergleich zu sexuellen Funktionsstörungen, sexueller Gewalt und Außenbeziehungen selten (oder aber nur in harmloser Form wie z. B. der Vorliebe für erotische Unterwäsche) auftreten, werden wir auf diese „exotischen" Formen sexueller Probleme (s. Fiedler, 2004) in diesem Buch nicht näher eingehen.

Implizite normative Vorannahmen

Im allgemeinsten Sinn werden sexuelle Dysfunktionen im ICD-10 und im DSM-5 als Hemmungen des „normalen" sexuellen Reaktionszyklus definiert. Die Schwierigkeit sollte ständig vorhanden sein (DSM-5: mindestens 6 Monate) oder wiederholt auftreten, eine erhebliche Belastung darstellen oder zwischenmenschliche Probleme verursachen. Wenn anzunehmen ist, dass die Störung ausschließlich auf eine körperliche Erkrankung zurückzuführen ist, ist im ICD-10 eine organisch bedingte Dysfunktion zu diagnostizieren (hypoaktives Verlangen, Erektionsstörung, Dyspareunie). Diese Sichtweise auf Sexualstörungen orientiert sich an der – problematischen – Sichtweise „Sex = Geschlechtsverkehr" und einem impliziten Bild von normativ ablaufendem Geschlechtsverkehr.

Was ist „zu wenig" oder „zu viel" sexuelles Interesse?!

Bei der Klassifikation von funktionellen Sexualstörungen spielen subjektive, partnerschaftliche und gesellschaftliche Faktoren eine große Rolle. Dies ist ganz besonders bei der *„hypoaktiven Störung"*, also angeblich zu geringem oder fehlendem sexuellen Interesse, der Fall. Was ist hier „normal"? Ist z. B. sexuelles Desinteresse einer jungen Mutter mit zwei Kindern, einem anstrengenden Beruf und einem Partner, der im Haushalt nur zurückhaltend tätig ist, pathologisch – oder vielleicht ganz gesund und angemessen? Inwieweit werden die in vielen Partnerschaften anzutreffenden Diskrepanzen bezüglich des „wie oft" pathologisiert? Und kann sexuelles Interesse auch „zu groß" sein?

Homosexualität: Früher eine „Störung", heute nicht mehr

Der Einfluss kultureller Normen wird auch beim klinischen Umgang mit *Homosexualität* deutlich: In den USA wurde sie bis 1974 (DSM-II), in Europa sogar bis 1992 (ICD-10) in den diagnostischen Klassifikationssystemen als psychische Störung klassifiziert – seitdem nicht mehr, es sei denn, Betroffene haben mit ihrer sexuellen Orientierung selbst ein Problem.

Die Relevanz von Kontextbedingungen

Offenkundig ist bei allen genannten sexuellen Diagnosen, dass Spielraum für kulturelle, soziale und individuelle Deutungen bleibt. Wie viel sexuelles Desinteresse, wie viel oder wie wenig Erregung, wie viele oder keine Orgasmen sind normal? Die Berücksichtigung von *Kontextbedingungen* ist von großer Bedeutung. Die „Working Group for A New View of Women's Sexual Problems" (2003) propagiert eine neue Auffassung sexueller Probleme, die sich stärker an den Eigenheiten der weiblichen Sexualität orientiert, die also z. B. die Auswirkungen ökonomischer Abhängigkeit, die Bedeutung des Beziehungskontexts von Sexualität und die bei Frauen besonders hohe interindividuelle Variabilität berücksichtigt (s. auch Sydow, 1993). Moynihan (2003) belegt, dass die Pharmaindustrie um die Jahrtausendwende viel Energie, Geld und Konferenzen darauf verwandte, viele Frauen für sexuell gestört zu erklären – auch in der Hoffnung darauf, dass nach den Männern auch bei den Frauen pharmakologische Lösungen in diesem Bereich erfolgreich sein könnten.

3.1.2 Sex, Lügen und Geheimnisse

Sexuelle Geheimnisse

Wie in den Kapiteln zur sexuellen Kommunikation und über Außenbeziehungen dargestellt wird (vgl. Kapitel 4.4.3 und 5.8.2), behalten Menschen gegenüber ihren Sexualpartnern nicht selten *sexuelle Geheimnisse* für sich – sei es darüber, was sie wirklich sexuell „antörnt", darüber, wie sie am leichtesten oder am liebsten zum Orgasmus kommen, sexuelle Probleme miteinander, sexuelle Außenbeziehungen, ihre sexuelle Orientierung, psychosexuelle Traumata aus ihrem Vorleben oder gar sexuell übertragbare Krankheiten. Diese Neigung zu Geheimhaltung tangiert natürlich auch die Forschung über Sexualität sowie die therapeutische und beraterische Praxis.

Sexuell liberalere und erfahrene Menschen nehmen eher an Sex-Studien teil

Insofern sind die wissenschaftlichen Befunde, die wir in diesem Buch vorstellen, mit Vorsicht zu lesen, da Menschen dazu neigen, in Studien über Sexualität eher dann teilzunehmen, wenn sie jünger sind, liberaler eingestellt sind, mehr sexuelle Erfahrungen haben und ihre aktuelle sexuelle Situation nicht als allzu problematisch erleben. Andere Personen vermeiden es, an solchen Studien teilzunehmen oder aber die entscheidenden Fragen zu beantworten. Insofern sind wohl alle *Befunde* zur koitalen Aktivität in Ehen bei älteren Paaren *verzerrt* durch *selektive Antwortvermeidung*, die zur Überschätzung der tatsächlichen sexuellen Aktivität führt (Call et al., 1995).

Männer berichten von häufigeren heterosexuellen Kontakten als Frauen

Männer neigen zu Übertreibungen in der Beschreibung ihrer sexuellen Aktivität, während Frauen eher den Umfang partnerschaftlicher Zärtlichkeit übertreiben. So berichteten die befragten Männer in einer französischen Repräsentativstudie von durchschnittlich 2,0 sexuellen Kontakten pro Woche (unklar war, mit wem), die Frauen aber von 1,6 (Colson, Lemaire, Pinton, Hamidi & Klein, 2006). Studien, die nur Männer befragen, gelangen bisweilen zu erstaunlich hohen, unglaubhaften Koitusfrequenzen – so berichten z. B. drei Viertel der 30- bis 39-jährigen deutschen Männer, dreimal oder häufiger pro Woche Geschlechtsverkehr zu praktizieren (Braun et al., 2000).

Studien mit Paaren

Umso wichtiger ist es, in Studien Daten von *beiden* Partnern *getrennt* zu erheben und deren *Paar-Übereinstimmung* zu prüfen. Das geschieht bisher jedoch nur selten. Bezüglich der koitalen Frequenz und anderen sexuellen Aktivitäten stimmen die Angaben von Männern und Frauen bei über 70 % der Paare im Wesentlichen überein, insbesondere dann, wenn beide besser gebildet sind und Sex kein Konfliktthema darstellt (Call et al., 1995; Sydow et al., 2001). In unserer Eltern-Paarstudie ergab sich bei einer getrennten Befragung eine hohe signifikante Übereinstimmung beider Partner bezüglich der Angaben zur sexuellen Aktivität – aber auch eine durchgängige leichte Tendenz der Männer, mehr genital-sexuelle Aktivität zu berichten, während die Frauen zu erhöhten Angaben bezüglich der Zärtlichkeit neigten (Sydow et al., 2001). Generell berichten Männer eine signifikant höhere koitale Aktivität als Frauen (Oliver & Hyde, 1993). Besonders bei tabuisierten sexuellen Aktivitäten muss mit deutlichen Antwortverzerrungen gerechnet werden. Sozial erwünschte sexuelle Aktivitäten werden eher übertrieben, tabuisierte minimiert.

Auswirkungen der Art der Datenerhebung

Auch die *Art der Datenerhebung* spielt eine Rolle: Bei einem Face-to-face-Interview berichtete nur 1 % der befragten Amerikanerinnen von Außenbeziehungen – doch bei einer Computer-assistierten Befragung waren es in derselben Population dann 6 % (Whisman & Snyder, 2007). Per Fragebogen befragt, berichteten nur 4 % einer Stichprobe von 51-jährigen dänischen Männern von Erektionsproblemen – im Interview bekannten sich jedoch dann fast 40 % derselben Männer dazu (Solstad & Hertoft, 1993). Bei deutschen Psychologiestudierenden ergaben sich hingegen keine signifikanten Unterschiede in den Angaben zu heiklen sexuellen Fragen (z. B. Erfahrungen mit Analverkehr oder mit Selbstbefriedigung) in Abhängigkeit von der Erhebungsmethode – Online-Erhebung, Interview über Desktop-Videokonferenz oder Face-to-face-Interview (Mühlenfeld, 2004).

Antwortverzerrungen durch medialen Leistungsdruck?

Allgemein muss gefragt werden, wie stark in Bezug auf Koitusfrequenzen protestantischer (Luther: „zweimal pro Woche") und *medialer Leistungsdruck* wirken und wie häufig bei Fragen zur Häufigkeit des Geschlechtsverkehrs gelogen und übertrieben wird. In einer (vermutlich hochselektiven) Online-Befragung eines Kondomherstellers z. B. ergab sich, dass die Deutschen im Jahr angeblich rund 120-mal Sex haben, also etwa zwei- bis dreimal pro Woche (Durex, 2004). Solche fragwürdigen Zahlen werden dann in den Medien verbreitet. In einer eigenen Studie ergab sich hingegen, dass bei in fester Beziehung lebenden Paaren mit ursprünglich hoher Partnerschaftszufriedenheit die durchschnittliche Häufigkeit sexueller Kontakte sechs Jahre nach der Geburt des ersten oder einzigen Kindes bei nur ca. zweimal pro Monat lag (Sydow, in Vorb.).

3.1.3 Klassifikation sexueller Funktionsstörungen

Vier Phasen der menschlichen Erregung

Die Klassifikation sexueller Funktionsstörungen orientierte sich ursprünglich an den vier *Phasen der menschlichen Erregung*, die Masters und Johnson (1970/1973) aus ihren Forschungen abgeleitet haben. Bei beiden Geschlechtern werden Appetenz- (sexuelles Interesse, oft begleitet von Fantasien), Erregungs- (subjektive Lustgefühle und organische Veränderungen wie verstärkte Durchblutung von Genitalien und Brust, die zu Erektion und Lubrikation führen), Orgasmus- und Entspannungsphase unterschieden (bei Männern mit einer Refräktärzeit während der keine weitere Erregung und Erektion möglich ist). Doch diese Einteilung ist fragwürdig, da sexuelle Probleme oft kombiniert auftreten und ein Mensch mit totaler Unlust jeden sexuellen Kontakt meiden wird, sodass gar nicht beurteilbar ist, ob er oder sie vielleicht auch noch unter Erregungs- oder Orgasmusproblemen leidet.

Die Klassifikation sexueller Funktionsstörungen in ICD-10 und DSM-5

Die aktuelle Auflage des Klassifikationssystems psychischer Störungen aus den USA, das *DSM-5* (American Psychiatric Association, 2013), stellt überwiegend geschlechtsspezifische Diagnosen sexueller Funktionsstörungen, fasst für Frauen Erregungs- und Orgasmusstörungen zusammen („female sexual interest/arousal disorder"[3]; F52.22) und beschreibt spezifisch weib-

3 Da zum Zeitpunkt der Drucklegung die offizielle deutsche Übersetzung des DSM-5 noch nicht vorliegt, werden im Folgenden die englischen Störungsbezeichnungen verwendet.

liche Orgasmusstörungen (F52.31). Die neue Diagnose „genito-pelvic pain/penetration disorder“ (F52.6) fasst die älteren Diagnosen „Vaginismus“ (unwillkürliche Spasmen im äußeren Drittel der Vaginalmuskulatur, die den Koitus behindern/verhindern) und „Dyspareunie“ (genitale Schmerzen während oder nach dem Geschlechtsverkehr) zusammen. Die Sprache ist neutraler und allgemeinverständlicher (z.B. „premature (early) ejaculation“ statt „Ejaculatio praecox“). Die „sexuelle Aversion“ wird im DSM-5 nicht mehr berücksichtigt. Während im ICD-10 die Diagnose „gesteigertes sexuelles Verlangen“ (F52.7) existiert, wurde im DSM-5 nach intensiven Diskussionen zum Thema Sexsucht und „hypersexuality“ doch darauf verzichtet, eine entsprechende Diagnose abzubilden. Insgesamt lassen sich Störungen der sexuellen Funktion nach den gängigen Klassifikationssystemen wie folgt zusammenfassen (nach ICD-10, s. Weltgesundheitsorganisation, 1991, und American Psychiatric Association, 2013; s. auch Ahlers et al., 2006):

1. *Störungen des sexuellen Verlangens* (Mangel, Fehlen oder Steigerung sexueller Fantasien oder sexuellen Verlangens; ICD-10: F52):
   a) Mangel oder Verlust von sexuellem Verlangen (hypoaktive Störung, F52.0; DSM-5: „male hypoactive sexual desire disorder“ bzw. „female sexual interest/arousal disorder),
   b) sexuelle Aversion (F52.10, DSM-5: entfällt),
   c) gesteigertes sexuelles Verlangen (F52.7, DSM-5: entfällt),
2. *Störungen der sexuellen Erregung* (fehlende Erektion oder Lubrikation; ICD-10: F52.2):
   a) Mann: Erektionsstörung (F52.21, DSM-5: „erectile disorder“),
   b) Frau: Versagen genitaler Reaktionen/Mangel oder Ausfall der vaginalen Lubrikation (F52.22; DSM-5: „female sexual interest/arousal disorder“),
3. *Orgasmusstörungen* (Verzögerung oder Fehlen des Orgasmus):
   a) Mann: Vorzeitige (frühe) Ejakulation (F52.4, DSM-5: „premature (early) ejaculation“),
   b) Mann: Verzögerte Ejakulation (F52.32, DSM-5: „delayed ejaculation“),
   c) Frau: Weibliche Orgasmusstörung (F52.31, DSM-5: „female orgasmic diorder“),
4. *Störungen mit sexuell bedingten Schmerzen:* „genito-pelvic pain/penetration disorder“ (nach DSM-5), „Vaginismus“ (unwillkürliche Spasmen im äußeren Drittel der Vaginalmuskulatur, die den Koitus behindern/verhindern; nach ICD-10: F52.5) und/oder „Dyspareunie“ (genitale Schmerzen während oder nach dem Geschlechtsverkehr, nach ICD-10: F52.6),
5. *Substance/medication-induced sexual dysfunction* (z.B. durch Alkohol, illegale Drogen oder Psychopharmaka; bisher nur im DSM-5).

Differenzierungsmerkmale sexueller Störungen

Sexuelle Störungen lassen sich danach differenzieren, ob sie lebenslang bestehen oder erst nach einer problemlosen Phase auftreten, ob sie immer oder nur in bestimmten Situationen, mit bestimmten Partnern oder bei der Selbstbefriedigung auftreten (s. auch American Psychiatric Association, 2013; Kröger, 2006).

3.1.4 Diagnostik von sexuellem Verhalten, Problemen und Funktionsstörungen

Es existiert eine Reihe von Verfahren zur Erfassung und Messung von gestörter und ungestörter Sexualität. In der Regel werden dafür *Fragebögen* eingesetzt. Diese stammen oft aus dem angloamerikanischen Sprachraum und sind konzipiert für klinische Stichproben, also für Menschen mit sexuellen (und anderen) Problemen. Am häufigsten werden Einstellungen abgefragt, weniger häufig das Verhalten oder sexuelle Funktionsstörungen, und nur selten sexuelle Gefühle und das Erleben von Sexualität sowie sexuelle Probleme jenseits von Funktionsstörungen. Im deutschen Sprachraum existieren neben allgemeinen Partnerschaftsfragebögen, die global z. B. die Dimension „Zärtlichkeit" (*Partnerschaftsfragebogen, PFB*; Hahlweg, 1996) erfassen, einige auch teststatistisch validierte Fragebögen speziell zur Sexualität, aber noch keine „Kernbatterie" zur Sexualdiagnostik, die die Vergleichbarkeit von Forschungsergebnissen besser ermöglichen würde (Richter, Spangenberg, Matthes, Brähler & Strauß, 2012; Richter, Brähler & Strauß, 2014; s. auch Ahlers, Neutze, Mundt et al., 2008; Ahlers, Schaefer & Beier, 2004; Heinrichs, 2006; Kröger, 2006).

Deutschsprachige Fragebögen zur Sexualität

Folgende deutschsprachigen Verfahren sind – ansatzweise – teststatistisch geprüft und ökonomisch einsetzbar (s. Richter et al., 2012; Richter et al., 2014):

- Der *Fragebogen zu sexuellen Vorlieben* (*FSV*; Sydow & Ullmeyer, 1998a, 1998b; s. auch Sydow, 2002a, 2014; Sydow et al., 2001) erfasst, wie häufig unterschiedliche sexuelle Aktivitäten im letzten Monat ausgeübt wurden (z. B. zärtlicher Körperkontakt, Geschlechtsverkehr, Selbstbefriedigung), wie jede einzelne Aktivität von der befragten Person erlebt und – mutmaßlich – von deren Partner bzw. Partnerin erlebt wird (z. B. angenehm vs. unangenehm; erregend; zum Orgasmus führend).
- Der *Kurzfragebogen für sexuelle Funktionsstörungen (KFS*; Hoyer, 2012; s. auch Hoyer & Jahnke, 2014) ist ein Screening-Verfahren zu sexuellen Funktionsstörungen, die anhand von sechs Fragen erfasst werden. Weitere Fragen erfassen sexuelle Kontakte im letzten Monat, die Belastung durch das (wichtigste) sexuelle Problem und die sexuelle Zufriedenheit.
- Der *Multidimensionale Fragebogen zur Sexualität (MFS*; Brenk-Franz & Strauß, 2011) erfasst mit 60 Items 12 Subskalen zu psychologischen Aspekten wie „Sexualangst", „sexuelles Selbstbewusstsein" oder „sexuelle Motivation".

Sexualanamnese

Der (Interview-)*Leitfaden zur Anamnese sexueller Störungen (LASS)* erlaubt die klinische Diagnostik von Sexualstörungen (Arentewicz & Schmidt, 1986, 1993). Die meisten Therapeuten diagnostizieren sexuelle Probleme und Störungen im Kontext einer – nicht oder weniger standardisierten – *Sexualanamnese.* Die wichtigsten Fragen werden im untenstehenden Kasten aufgeführt.

Zentrale Fragen zur Sexualanamnese (vgl. Arentewicz & Schmidt, 1986; Hauch, 2006; Holzberg, 2013)

A. Gegenwärtige Sexualität und sexuelle Störungen:

1. Art des Problems/der Störung:
   - Dauer, Verlauf, Schwankungen; Lust – Unlust; Orgasmus, Befriedigung
   - sexuelle Funktion (z. B. Erektion, Ejakulation, Lubrikation)
   - Abhängigkeit der Störung von Partner, Praktik, Situation
   - eigene Bewertung der Störung, vermutete Bewertung des Partners
2. Gegenwärtiges Sexualverhalten:
   - Geschlechtsverkehr mit Partner (Häufigkeit, Techniken, Konflikte, Initiative, Fantasien)
   - Körperkontakt und Zärtlichkeit (Bedürfnis, Häufigkeit, Rahmen, Initiative)
   - sexuelle Kommunikation (Bedürfnisse zeigen, „Nein"-Sagen, stimulierende Sprache)
   - Idealvorstellungen, Präferenzen und Abneigungen (Praktiken, Gerüche, Sauberkeit, Sekrete), Vermeidungsverhalten
   - Kinderwunsch und Verhütung
   - Selbstbefriedigung (Häufigkeit, Techniken, Konflikte, Fantasien); Pornokonsum
   - homosexuelle Kontakte bzw. Wünsche; deviante Verhaltensweisen und Fantasien

B. Soziosexuelle Entwicklung

1. Elternhaus:
   - Beruf der Eltern, ökonomische Situation; Geschwisteranzahl und -position
   - Beziehung der Eltern, Sexualverhalten der Eltern; Beziehung zu Vater/Mutter
   - Kommunikation über sexuelle und persönliche Probleme in der Familie
   - religiöse Bindungen; schulische und berufliche Entwicklung.
2. Sexuelle Lerngeschichte:

a) Kindheit:
   - frühkindliche Beziehungserfahrungen und frühe Sexualerfahrungen (Selbstbefriedigung, „Doktorspiele", Beobachtung der Eltern; sexuelle Missbrauchserfahrungen)

- elterliche Einstellung zu Sexualität (Nacktheit, Körperkontakt, Verbote, Strafen)

b) Pubertät und Adoleszenz:
- Aufklärung; Menarche/erste Ejakulation (Zeitpunkt, Vorbereitung, Verarbeitung)
- Selbstbefriedigung (Häufigkeit, Verarbeitung, Techniken, Fantasien); Pornokonsum
- Dating, Petting; erster Koitus (Umstände, Kontrazeption, Verarbeitung, initiale Funktionsprobleme); homosexuelle Erlebnisse
- sexuell deviante Erfahrungen

c) Partnerverhalten bis zur gegenwärtigen Beziehung:
- Anzahl, Dauer und Verlauf von Partnerbeziehungen (auch mit Prostituierten)
- sexuelle Funktionsstörungen; sexuelle Zufriedenheit
- Schwangerschaften, Abtreibungen; Kinder mit anderen Partnern
- Pornokonsum; sexuell deviante Erfahrungen

C. Gegenwärtige Beziehung

1. Allgemeines:
   - Familienstand, Ehewunsch, Zusammenleben; Dauer der Beziehung
   - Kinder, Kinderwunsch, Abtreibungen, Fehl- und Totgeburten
   - ökonomische Situation, Beruf, Berufstätigkeit
   - körperliche Krankheiten, psychische Auffälligkeiten der Partner (Alkohol und Drogen)
2. Entwicklung der Beziehung:
   - Kennenlernen und Entwicklung der sexuellen Beziehung
   - erstes Auftreten und Entwicklung der sexuellen Störungen
   - Selbstverstärkungsmechanismen (Vermeidung, Versagensangst)
   - Selbstbefriedigung (Auftreten, Verarbeitung in der Partnerschaft)
   - sexuelle Außenbeziehungen (sexuelle Funktion, Heimlichkeit, Häufigkeit und Dauer, Art der Beziehung, Verarbeitung und Bedeutung in der festen Beziehung)
3. Gegenwärtige Beziehungsstruktur:
   - Rollenverteilung, Dominanz; positive und negative Aspekte; Kommunikation
   - Zufriedenheit mit der gegenwärtigen Situation
   - Kinder (Erziehung, Beziehung zu den Kindern)
   - Bedeutung und Funktion der sexuellen Störung für die Beziehung
   - Partner- und Sexualideologie (Liebe, Treue, Eifersucht, Autonomie); Pornokonsum

D. Therapiemotivation:

- Initiative zur Therapie (einer, beide Partner); aktuelles Motiv für die Therapie

- Erwartungen, Hoffnung und Befürchtungen im Zusammenhang mit der Therapie
- bisherige Therapieversuche (Misserfolge, Teilerfolge, Selbsthilfe)

3.2 Die Epidemiologie sexueller Probleme und Funktionsstörungen

Fast jeder Erwachsene hatte schon einmal sexuelle Probleme (Moreira, Brock, Glasser et al., 2005). Frauen (24 bis 43 %) berichten häufiger von funktionellen Sexualstörungen als Männer (31 bis 34 %), doch gleichzeitig nimmt bei Männern mit zunehmendem Alter deren Verbreitung (Erektionsprobleme) zu, während sie bei Frauen eher abnimmt. Nur Lubrikationsstörungen sind bei Frauen im mittleren Alter häufiger als bei jungen (vgl. Tab. 1; Bancroft et al., 2003; Dunn, Croft & Hackett, 1998).

Sexuelle Probleme mit Krankheitswert

Nicht jedes sexuelle Problem erfüllt die Kriterien einer psychischen Störung: 43 % einer repräsentativen US-amerikanischen Stichprobe erwachsener Frauen berichtete von sexuellen Problemen – doch nur 22 % fühlten sich dadurch deutlich belastet (nur da besteht eine Störung mit Krankheitswert). Es zeigte sich eine kurvilineare Verbreitung belastender sexueller Probleme, demgemäß sich junge (18 bis 44 Jahre: 11 %) und ältere Frauen (über 65 Jahre: 9 %) seltener belastet fühlten als Frauen im mittleren Alter (45 bis 64 Jahre: 15 %; Shifren, Monz, Russo, Segreti & Johannes, 2008).

Sexuelle Probleme glücklicher und belasteter Paare

Paare in Eheberatung sind zu 75 % mit ihrer sexuellen Beziehung unzufrieden. Doch auch glückliche Paare berichten zu einem Viertel von sexuellen Problemen. Die sexuellen Beschwerden glücklicher und unglücklicher Paare unterschieden sich nur quantitativ, nicht aber qualitativ voneinander. Der Grad sexueller Beschwerden ist unabhängig von soziodemografischen Faktoren wie Alter, Ehedauer oder Kinderzahl (Dunn, Croft & Hackett, 2000; Schröder, Hahlweg, Hank & Klann, 1994).

Forschungsschwerpunkt = Erektionsstörungen

Die Forschung zu sexuellen Problemen (vgl. Tab. 1) hat sich seit den 1970er Jahren auf *Erektionsstörungen* konzentriert. In den 1990er Jahren bezogen sich nur 28 % der in führenden US-amerikanischen Zeitschriften publizierten Studien zu Sexualstörungen auf Frauen (Winton, 2001). Doch tatsächlich ist sexuelle Lustlosigkeit wahrscheinlich das häufigste sexuelle Problem in Dauerbeziehungen. Jedenfalls ist es bei Paartherapie-Klienten stark verbreitet (Welter-Enderlin, 1994).

Nichtfunktionelle sexuelle Probleme

Es existieren nur wenige empirische Daten über *nichtfunktionelle sexuelle Probleme.* Diese stellten jedoch häufige Themen der paartherapeutischen Arbeit dar. Männer sind häufiger sexuell unzufrieden (ca. ein Drittel) als Frauen (ca. ein Fünftel). Beklagt werden von beiden Geschlechtern Kon-

Tabelle 1:
Verbreitung sexueller Beschwerden (1-Jahres-Prävalenz; Repräsentativstudien nur über Frauen: Dennerstein, Koochaki, Barton & Graziottin, 2006; Smith, Lyons, Ferris et al., 2012; Shifren, Monz, Russo, Segreti & Johannes, 2008; nur über Männer: Braun et al., 2000; Feldman et al., 1994; Laumann, West, Glasser, Carson, Rosen & Kang, 2006; Schäfer et al., 2003; über beide Geschlechter: Bucher, Hornung & Buddeberg, 2003; Fugl-Meyer & Fugl-Meyer, 1999; Laumann, Nicolosi, Glasser et al., 2005; Laumann, Paik & Rosen, 1999; Moreira, Hartmann, Glasser et al., 2005; Nicolisi, Buvat, Glasser et al., 2006)

Geschlecht	Sexuelle Beschwerde	Häufigkeit in Prozent
Frauen	fehlendes/vermindertes sexuelles Interesse	26–38
	schwache Erregung/Lubrikation	11–39
	gehemmter/ausbleibender Orgasmus	11–34
	Schmerzen beim Geschlechtsverkehr	5–11
	Sex nicht lustvoll („pleasurable")	14–17
	Angst vor Performanz	6
	Vaginismus	1
	irgendeine der abgefragten Beschwerden	43
	mindestens eine Beschwerde, die stark belastet, also die Kriterien einer Störung erfüllt	10–22
Männer	fehlendes sexuelles Interesse	4–17
	Angst vor Performanz	14–19
	Erektionsprobleme	2–76
	ausbleibender Orgasmus	1–9
	vorzeitige Ejakulation	4–32
	Sex nicht angenehm („pleasurable")	6–10

flikte über die Häufigkeit sexueller Kontakte, mangelnde Kommunikation über sexuelle Bedürfnisse und fehlende Abwechslung. Frauen klagen über Schwierigkeiten, sich zu entspannen, über zu wenig „Vor- und Nachspiel" und darüber, sich sexuell unter Druck gesetzt zu fühlen, Männer über eine zu geringe Häufigkeit sexueller Kontakte, mangelnde Initiative und Begeisterung ihrer Partnerinnen, deren zu große Prüderie und Zurückhaltung bei unkonventionellen Praktiken (Dunn et al., 2000; Schröder et al., 1994; Sydow, 1993).

99 % (!) aller Frauen, die routinemäßig einen *Gynäkologen* aufsuchen, haben sexuelle Anliegen. Am häufigsten berichtet wurde von mangelndem

Alle Frauen haben bei gynäkologischen Routinebesuchen sexuelle Anliegen!

eigenen sexuellen Interesse (87%), Orgasmusschwierigkeiten (83%), unzureichender Lubrikation (75%), Dyspareunie (72%), Probleme mit dem Körperbild (69%), unerfüllten sexuellen Wünschen (67%) und fehlenden Informationen über sexuelle Fragen (63%). Mehr als die Hälfte hatte Probleme in Zusammenhang mit körperlichem oder sexuellem Missbrauch und mehr als 40% waren schon sexuell bedrängt und unter Druck gesetzt worden (Nusbaum et al., 2000).

Sexuelle Probleme von Paaren

Eine Internetstudie mit norwegischen Paaren belegt, dass 62% der Probanden mit ihrem Partner sexuell zufrieden waren, 23% weder noch und 15% unzufrieden. Männer führten ihre sexuelle Unzufriedenheit auf zu wenig Sex zurück (70%), auf einen Mangel an sexuellem Verlangen der Partnerin (65%), zu wenig sexuelle Kreativität (65%), Konflikte in der Beziehung (35%) oder Mangel an eigenem sexuellen Interesse (18%). Frauen führten ihre sexuelle Unzufriedenheit ebenfalls auf einen Mangel an sexuellem Kontakten (61%), eigenes mangelndes Interesse (48%), Konflikte in der Beziehung (33%), mangelndes sexuelles Interesse des Partners (23%) oder zu geringe sexuelle Kreativität (10%) zurück. Sexuelle Unzufriedenheit war assoziiert mit geringer gemeinsamer sexueller Aktivität und dem Vorhandensein von Kindern unter 12 Jahre im Haushalt. Männer waren häufiger sexuell unzufrieden als Frauen; junge Frauen waren am zufriedensten (Traeen, 2010).

Sexuelle Funktionsstörungen sind mit reduzierter *Lebensqualität* assoziiert, bei Frauen stärker als bei Männern. Die Lebensqualität der Betroffenen ist um 1 bis 19% reduziert (Laumann et al., 1999; Ventegodt, 1998). Männer mit sexuellen Funktionsstörungen erleben mit ihren Partnerinnen auch weniger *sexuelle und nichtsexuelle Intimität* als sexuell unbeeinträchtigte Männer. Bei Frauen ist dieser Unterschied geringer ausgeprägt (Laumann et al., 1999; McCabe, 1997). Nur 39% der Menschen mit sexuellen Problemen sprechen darüber mit ihrem Partner (Moreira et al., 2005).

Historische Veränderungen

Die Diagnose von Sexualstörungen ist mode- und zeitabhängig: Heutzutage wird bei Frauen primär Lustlosigkeit diagnostiziert, in den 1970er bis 1980er Jahren dagegen waren Erregungs- und Orgasmusstörungen das zentrale Thema. Männer klagen konstant am häufigsten über Erektionsprobleme, doch auch bei ihnen hat sich die Lustlosigkeit vervierfacht (Buddeberg & Bass, 1994; Hauch, 2006; Schmidt, 1998b). Es scheint, dass Paarsexualität in deutschsprachigen Ländern primär durch Lustlosigkeit und Erektionsprobleme beeinträchtigt ist.

3.3 Sexuelle Funktionsstörungen

Cave!

In der Folge werden die Phänomenologie der verschiedenen sexuellen Funktionsstörungen sowie die relevanten epidemiologischen Daten beschrieben. Einschränkend ist anzumerken, dass z. T. nicht zwischen Funktionseinschränkungen und Störungen (mit deutlichem Leidensdruck) differenziert wurde, was zu einer Überschätzung der Häufigkeit entsprechender Störungen und zu stark variierenden Angaben beitragen könnte (Kröger, 2006; Simons & Carey, 2001; vgl. auch Tab. 1).

3.3.1 Sexuelles Desinteresse und Lustlosigkeit (Appetenzstörungen)

Das ICD-10 unterscheidet zwei Arten von Appetenzstörungen, den *Mangel oder Verlust sexuellen Verlangens* (F52) und die *sexuelle Aversion*, bei der Ängste und Ekel gegenüber Sexualität bestehen (F52.2).

Lustlosigkeit oder „Hypoactive Sexual Desire Disorder"

Rund 16 % der Männer und 33 % der Frauen beschreiben sich als sexuell uninteressiert. Sofern sie unter diesem Zustand leiden, wird dies seit zwei Dekaden als funktionelle Sexualstörung interpretiert. *„Hypoactive sexual desire disorder" (HS(D)D)* wird das Problem in den USA genannt (Leiblum, Koochaki, Rodenberg, Barton & Rosen, 2006). Frauen beschreiben sich am häufigsten in ihren frühen 30er Jahren als lustlos, Männer mit Mitte oder Ende 40 (Hyde & DeLamater, 2000). In Bezug auf die sogenannten Appetenzstörungen muss zwischen chronischer Lustlosigkeit oder gar Aversion und akuter situationsbezogener Unlust unterschieden werden, die ein normaler Bestandteil des Lebens ist. Chronischer und durchgehender Mangel an sexuellen Impulsen und Aversion sind selten und haben meist tief verwurzelte Ursachen, z. B. in (sexuellen) Missbrauchserfahrungen, Vergewaltigung, einer sehr repressiven Erziehung oder schwerer emotionaler Vernachlässigung im Kindesalter.

Akute Lustlosigkeit

Anders einzuschätzen ist akute *Lustlosigkeit* von Frauen und Männern, die zu anderen Zeiten ihres Lebens sexuell interessiert waren. Die amerikanische Schriftstellerin Jane Smiley beschreibt in ihrem Roman „Moo" eine solche akutere, aber auch schon länger anhaltende Lustlosigkeit:

> Sie hatte gedacht, sie würden in dieser Nacht zusammen schlafen, aber es war nichts geschehen. Das ist vermutlich ein schlechtes Zeichen. Das heißt, vermutlich ist es eher ein schlechtes Zeichen, dass ihre Leidenschaft in den letzten zwei oder drei Jahren stark abgeflaut ist und ihr wie ein Haus in der Nachbarschaft vorkommt, in dem sie früher einmal gewohnt haben, aber jetzt nicht mehr. Auf jeden Fall ein schlechtes Zeichen ist ihr Gleichmut angesichts dieser Tatsache. Sie scheint Sex gar nicht unbedingt zu brauchen. Früher dachte sie immer, sie brauche ihn;. … Und jetzt hatte sie dieses Bedürfnis nicht mehr, und er auch nicht, und ein erfülltes Liebesleben ist bloß noch eine Tugend wie jede andere, etwas, das man sich halb abringt und halb genießt – wie genügend Ballaststoffe zu essen oder ausschließlich vegetarisch zu kochen. (Smiley, 1995/1996, S. 139)

„Detektivarbeit"

Oftmals wissen die Betroffenen selbst, warum sie derzeit lustlos sind – z. B., weil sie gerade sehr intensiv mit anderen wesentlichen Dingen beschäftigt sind, sei es ein neugeborenes Baby, eine wichtige berufliche Aufgabe, eine schwere Erkrankung des Betroffenen oder eines seiner Angehörigen. In solchen Fällen kommt die Lust oft ganz von selbst wieder zurück, wenn die Umstände sich geändert haben. Anders ist es jedoch, wenn ein emotionales Problem oder Trauma außerhalb der Beziehung (z. B. Operation, Arbeitslosigkeit) oder aber in ihr (z. B. schwere Kränkungen; Verletzungen durch Außenbeziehungen) stattgefunden hat oder wenn sonstige Beziehungsprobleme die Sexualität hemmen. In Fällen, in denen die Ursache der Lustlosigkeit oder Aversion im Dunkeln liegt, hilft *„Detektivarbeit“* (Barbach, 1982/1990), bei der man versucht, sich ins Gedächtnis zu rufen, wann man zuletzt wirklich Lust auf Sex hatte und was danach im Leben passiert ist.

Gelegentliche Lustlosigkeit ist in Dauerbeziehungen statistisch normal

Von befragten deutschen Studierenden berichtete bereits nach etwa einem Jahr Beziehung sowohl die Hälfte der Männer als auch der Frauen, dass die Häufigkeit des Geschlechtsverkehrs für mindestens einen Partner „zu selten“ sei – nach 6-jähriger Beziehung meinten das dann bereits knapp 70 % beider Geschlechter. In den meisten Fällen ist der Sex nur einem Partner „zu selten“ – meist dem Mann. Doch bei beiden Geschlechtern nimmt die Verbreitung zumindest gelegentlicher sexueller Lustlosigkeit mit zunehmender Beziehungsdauer zu: Nach einem Jahr Beziehung sind davon ein Drittel der Männer und knapp 60 % der Frauen betroffen, nach 6 Jahren etwa 40 % der Männer und 80 % der Frauen (Schmidt, 1998b). Diese Problematik betrifft nicht nur Studierende – 16 % der 18- bis 35-jährigen Partner in Deutschland beschreiben ihren Sex als „eintönig“ (Heidelberger Forschungsinstitut A & B, 2000). Auch ältere Partner bzw. Partnerinnen beschreiben sich häufig als lustlos (Sydow, 1994, 2013). Es scheint also, dass gelegentliche Lustlosigkeit in Dauerbeziehungen statistisch normal ist.

Lustlosigkeit kann auch ein Symptom für eine andere Störung sein, z. B. auf eine schwere Erkrankung, Depressionen oder die Nebenwirkungen eines Medikamentes zurückgehen.

3.3.2 Erektionsstörungen

Erektionsprobleme nehmen mit zunehmendem Alter zu – dennoch bleiben die meisten Männer sexuell zufrieden

Potenzprobleme treten bei Männern mit zunehmendem Alter häufiger auf (vgl. Tab. 1 auf S. 47). Trotz der ausgeprägten altersbedingten Zunahmen von Erektionsproblemen scheint gleichzeitig jedoch der Prozentsatz der Männer, die mit ihrem Geschlechtsleben unzufrieden sind, über alle Altersgruppen hinweg relativ konstant zu bleiben (32 bis 35 % in den jüngeren Gruppen, 41 bis 44 % in den älteren Gruppen). Während insgesamt 19 % der Probanden von Erektionsproblemen berichteten, litten nur 7 % darunter, am häufigsten Männer zwischen 60 und 69 Jahren (Braun et al., 2000).

Risiko- und Schutzfaktoren

US-amerikanische Repräsentativstudien belegen, dass 22 % der Männer im Alter von 40 Jahren und älter unter einer erektilen Dysfunktion leiden (Laumann et al., 2006). *Risikofaktoren* sind Übergewicht (hoher Body-

Mass-Index), beeinträchtigter Gesundheitszustand, Diabetes mellitus, Bluthochdruck, Erkrankungen des Urinaltraktes und Prostatabeschwerden, Schmerzstörungen, Operationen am kleinen Becken und höheres Alter. *Schutzfaktoren* sind sportliche Aktivität und höhere Bildung (Braun et al., 2000; Buddeberg, Bucher & Hornung, 2005; Laumann et al., 2006).

Relevanz somatischer Faktoren

Früher meinte man, Erektionsstörungen (ICD-10: F52.2) seien fast immer psychogen verursacht, heute wird primär nach organischen Ursachen gefahndet. Eine Studie mit 95 000 australischen Männern belegt, dass Erektionsstörungen ein Indikator für Schäden an den Blutgefäßen sein können und dass der Grad der Erektionsprobleme in Zusammenhang mit späteren Herz-Kreislauf-Erkrankungen steht (Banks, Joshy, Abhayaratna, Kritharides, Macdonald, et al., 2013).

Zwei wichtige Fragen

Tatsächlich aber wird Impotenz, ebenso wie alle anderen Sexualstörungen, *multifaktoriell verursacht*. Eine grobe Orientierung wird durch zwei Fragen erreicht: Hat der Mann nächtliche oder morgendliche Erektionen? Und hat er bei der Selbstbefriedigung eine stabile Erektion? Wenn er beide Fragen bejahen kann, so ist die Störung primär psychogen verursacht – wenn nicht, sollte auch nach organischen Faktoren gesucht werden: Ein Besuch beim Urologen oder Andrologen ist empfehlenswert.

Das Erleben von Impotenz

Obwohl Forschung über Erektionsstörungen spätestens seit der Entwicklung des Medikaments *„Viagra"* sehr populär ist, so liegen doch nur wenige Studien darüber vor, wie Männer und Frauen *Impotenz erleben*. Der US-amerikanische Philosoph Sam Keen nennt einige der inneren Motive, die zu Impotenz beitragen können (Keen, 1984, S. 28):

> Ich empfinde keine Begierde.
> Ich will nicht intim mit dir zusammen sein.
> Ich kenne dich noch nicht gut genug.
> Ich fürchte, du wirst mich verschlingen. All meine Zeit, Energie, Freiheit in Anspruch nehmen.
> Ich fürchte, ich bin als Liebhaber nicht gut genug, um dich zu befriedigen.
> Ich habe Angst vor den Folgen.
> Ich habe Angst, die Beherrschung zu verlieren.
> Ich bin sauer.
> Ich gönne dir keine Lust.
> Ich will dich bestrafen, weil du mich betrügst, benutzt, nicht ernst nimmst.
> Ich traue dir nicht.
> Ich ziehe mich von dir zurück.
> Ich nehme dir deine Forderungen übel.
> Ich habe es satt, immer so zu tun, als sei ich immer kräftig und beherrscht. Manchmal bin ich klein und verängstigt und will getröstet werden.
> Ich will überhaupt nichts tun.
> Ich will, daß du aktiv wirst!
> Ich habe es einfach satt. Ich will erst dann mit dir schlafen, wenn ich Vertrauen, Zärtlichkeit und Verlangen empfinde.

Doch natürlich können auch noch andere Motive eine Rolle spielen – berühmt wurde *Thomas Manns* Kommentar zu einem Impotenzerlebnis mit seiner Frau Katia: „Was wäre, falls ein Junge ‚vorläge'?". Er überlegte weiter:

> Es wäre jedenfalls unvernünftig, wenn ich mich durch einen Misserfolg, dessen Gründe mir nicht neu sind, deprimieren ließe. Leichtsinn, Laune, Gleichgültigkeit, Selbstbewusstsein sind schon deshalb das richtige Verhalten, weil sie das beste „Heilmittel" sind. (Mann, zitiert nach Krüll, 1995, S. 248 f.)

Doch so sehr man hoffen kann, dass solche heterosexuellen Selbstverbiegungen eher homosexuell empfindender Menschen wie Thomas Mann heute seltener geworden sind, so sehr scheint Mann mit seiner selbst entwickelten therapeutischen Haltung recht zu haben: „Leichtsinn, Laune, Gleichgültigkeit, Selbstbewusstsein" sind zweifellos nützliche „Heilmittel". Doch nicht immer gelingt es den Betroffenen, solche Erlebnisse so leicht zu nehmen.

Frauen und Impotenz

Männer können zwar auch alleine bei der Selbstbefriedigung Erektionsprobleme bemerken – doch meist ereignet sich Impotenz mit einer Partnerin (oder einem Partner). Zum Erleben der betroffenen Frauen existieren fast keine Studien und auch in der Literatur lässt sich zu diesem Thema wenig finden. Frauen scheinen sich fast nie zu diesem Problem zu äußern. Thomas Mann schätzte die „Ruhe, Liebe und Gleichgültigkeit" (Mann, zitiert nach Krüll, 1995, S. 122), mit der seine Frau Katia auf seine gelegentliche Impotenz reagierte. Doch wir wissen nicht, ob Katia Mann diesbezüglich wirklich so entspannt war. In einem Roman der US-amerikanischen Schriftstellerin *Joyce Carol Oates* jedenfalls reagiert die Frau, die aus Sicht ihres Mannes beschrieben wird, auf seine offenbar seit Anfang ihrer Ehe vor 26 Jahren gelegentlich bestehende Impotenz sehr viel heftiger – mit Selbstzweifeln, Anklagen und Eifersucht: „Du liebst mich nicht, ich bin dir gleichgültig, daran hängt es doch, du liebst eine andere, ist es das?" (Oates, 1989/1996, S. 91 f.)

Gemischte Gefühle bei den betroffenen Partnerinnen

In wenigen Studien wurden die Partnerinnen von Männern mit erektilen Dysfunktionen per Fragebogen befragt. In einer deutschen Studie war ihre Kooperation schwach – nur etwa ein Drittel der Frauen machte mit, u. a., da viele Männer ihre Partnerinnen gar nicht über ihr Behandlungsersuchen informiert hatte. Von den teilnehmenden Frauen beschrieben 34 % ihre Reaktion auf die Impotenz des Partners als gleichgültig, 23 % als unzufrieden, 22 % als verständnisvoll und 21 % machten keine Angaben. 59 % der Frauen stimmten mit der ärztlichen Diagnose der Potenzstörung überein (50 % organisch, 50 % psychisch bedingt). Die Therapievorstellungen der Frauen waren jedoch ganz überwiegend organmedizinisch ausgerichtet: 40 % wünschen organisch orientierte ärztliche Maßnahmen, 21 % dachten an eine Umstellung des Lebens und nur 5 % setzten auf Psychotherapie (Schwarzer et al., 1992). In einer US-amerikanischen Studie bewerteten 86 % der betroffenen Frauen das Problem als sehr wichtig, weshalb auch die Mehrheit mit ihrem Mann darüber gesprochen hatte. Das war so, obwohl für knapp zwei Drittel der Frauen (60 %) das „Vorspiel“ der befriedigendste Teil des sexuellen Kontaktes war, nur für ein Drittel (37 %) war es der eigentliche Geschlechtsverkehr. Dabei führte ein Viertel nie andere Aktivitäten als den Koitus durch. Gewöhnlich initiierte der Mann den sexuellen Kontakt bei drei Viertel der Paare, doch die Hälfte der Frauen spürte, dass der Mann sich wegen der Potenzprobleme sexuell zurückgezogen hatte. 41 % der Frauen fühlten sich zu irgendeinem Zeitpunkt für das sexuelle Problem verantwortlich (Carroll & Bagley, 1990). Amerikanerinnen berichten retrospektiv davon, dass die sexuellen Probleme des Mannes sich negativ auf ihre eigene Sexualität ausgewirkt hätten, dass ihr eigenes sexuelles Interesse, Erregung, Orgasmus und Befriedigung abgenommen hätten. Der Grad der Abnahme stand dabei in Zusammenhang mit dem Ausmaß der vom Mann berichteten erektilen Dysfunktion (Fisher, Rosen, Eardley, Sand & Goldstein, 2005). Der Anteil der Frauen mit höherem sexuellem Verlangen, Erregung und häufigeren Orgasmen war höher unter den Frauen, deren Partner PDE5-Inhibitoren einnahm als unter den Partnerinnen von Männern mit Erektionsstörungen ohne Medikation (Fisher et al., 2005)

Frauen können angesichts männlicher Erektionsstörungen viel „falsch“ machen – hilfreich sind Selbstbewusstsein und Humor

Während dazu offenbar noch keine wissenschaftliche Studie durchgeführt wurde, so liegt uns ein Illustriertenartikel vor, in dem jüngere Männer gefragt wurden, welche Art von Reaktion sie sich von ihrer Partnerin im Fall eines Impotenzerlebnisse wünschen (Wenn ein Mann ..., 1997): Einigkeit bestand nur in Hinblick darauf, dass die befragten Männer „bloß kein Mitleid“, keinen „traurigen Dackelblick“ und keine „sozialpädagogisch-verständnisvollen“ Reaktionen wollten. Ansonsten variierten die Antworten erheblich. Manche wünschten sich, dass die Frau dann souverän weiter mit ihnen schmust, anfängt, den Mann oral zu stimulieren oder aber für ihre eigene Stimulation sorgt (Selbstbefriedigung, Vibrator, Bitte an den Mann um orale oder manuelle Stimulation) – andere fanden, dass „verkrampfte Nachbesserungsversuche“ keinesfalls angesagt seien. Eine Fraktion wollte keinesfalls „weiterfummeln“, sondern Ablenkung mit etwas anderem, Ruhe und „bloß nicht darüber reden“, wobei für wieder andere Männer ein „derber Abbruch“ kontraindiziert war. Auch wurde geäußert, dass die Partnerin es „locker“ und „mit Humor“ nehmen solle, während weibliche Selbstvorwürfe schlecht ankamen: „Frauen glauben ja oft, es läge an ihnen. Das ist ätzend! Also bitte keine Selbstvorwürfe ihrerseits. Einfach weiter Spaß haben.“ Insgesamt können offenbar fast alle weiblichen Reaktionen bei Männern in dieser Lebenslage schlecht ankommen – hilfreich scheinen primär weibliches Selbstbewusstsein und Humor zu sein.

3.3.3 Weibliche Erregungs- und Lubrikationsstörungen

Psychische und hormonelle Ursachen

19 % der Frauen leiden unter ausbleibender oder zu geringer physiologischer und psychologischer Erregung angesichts von sexueller Stimulation (ICD-10: F52.22) und Lubrikation (Feuchtwerden der Scheide). Während

Männer, deren Erektion ausbleibt, keinen Geschlechtsverkehr ausüben können, können nichterregte Frauen ohne Lubrikation koital aktiv sein – was allerdings häufig von Missempfindungen und Schmerzen begleitet ist. Lubrikationsstörungen können psychogen verursacht werden und stehen dann in Zusammenhang mit genereller Lustlosigkeit (fehlender Appetenz) und oft auch ausbleibendem Orgasmus. Häufig jedoch sind sie organisch (mit) verursacht, da die Veränderungen der hormonellen Situation während der *Stillzeit* und während und nach den *Wechseljahren* die Lubrikation hemmen (Sydow, 1994, 2006, 2013). Die Vagina jüngerer Frauen ist in sexuell nichterregtem Zustand feuchter als die von älteren Frauen – bei starker sexueller Erregung jedoch bestehen keine Unterschiede in der Lubrikation. Jüngere Frauen können u. U. schmerzfrei Geschlechtsverkehr haben ohne sexuell erregt zu sein, da die Scheide auch ohne Erregung oft noch genügend feucht ist. Wenn dieses sexuelle Verhaltensmuster während und nach den Wechseljahren fortgesetzt wird, kann das für Frauen sehr schmerzhaft werden, da ihre Vagina nicht mehr „sowieso schon" feucht ist – sie leiden unter Dyspareunie, die scheinbar durch die Wechseljahre verursacht ist, aber eigentlich von Geschlechtsverkehr ohne hinreichende sexuelle Erregung herrührt (Laan & van Lunsen, 1997). Allerdings können auch *Erwartungsängste* die Problematik komplizieren.

Hilfsmöglichkeiten

In solchen Fällen können *Gleit- oder Hormoncremes* hilfreich sein. *Kegel-Übungen (Kontraktionen der Vaginal- und Beckenbodenmuskeln)* werden Frauen nach Geburten zur Stärkung des Beckenbodens und zur Prävention von Urin-Inkontinenz empfohlen. Sie tragen auch zu gesteigerter sexueller Erregbarkeit bei, was sich nicht nur in den subjektiven Einschätzungen, sondern auch bei Laboruntersuchungen (vaginale Vasokongestion) zeigte (Messe & Geer, 1985). Psychotherapeutisch ist es wichtig zu erkunden, ob das Problem lebenslang besteht oder mit bestimmten Lebensumständen verknüpft ist. Gegebenenfalls ist die Zusammenarbeit mit einer *Gynäkologin* zu empfehlen.

3.3.4 Vorzeitige (schnelle) Ejakulation

Wann ist eine Ejakulation „zu früh"?

Es ist kaum zu bestimmen, wann genau eine Ejakulation zu früh erfolgt: Wenn sie schon vor dem Einführen des Penis in die Vagina stattfindet? Nach 30 Sekunden, 2 Minuten oder 12 Minuten? Die Neigung zu schnellen Ejakulationen (*Ejaculatio praecox*; ICD-10: F52.4) ist abhängig vom Alter und sexueller Erfahrung und tritt vorwiegend bei jüngeren Männern auf. Die Schätzungen zur Verbreitung dieser Störung variieren zwischen 4 und 32 % (vgl. Tab. 1). Während schnelle Ejakulationen biologisch adaptiv sind, sind sie partnerschaftlich nicht optimal. Viele Männer bemühen sich um mehr Kontrolle, indem sie z. B. während des Geschlechtsaktes an etwas anderes denken, um ihren Orgasmus zu verzögern. Zilbergeld (1997/2000) beschreibt *Übungen (z. B. Stop-Start-Masturbation)*, die Männern helfen können, mehr *Ejakulationskontrolle* zu erwerben.

3.3.5 Gehemmter Orgasmus/Anorgasmie

Verbreitung und Risikofaktoren für Anorgasmie

Gehemmter Orgasmus (ICD-10: F52.3) tritt bei Frauen relativ häufig, bei Männern eher selten auf (3 bis 8 %). Mehr als ein Viertel aller Frauen hat Probleme, den Höhepunkt zu erreichen. Circa 4 bis 10 % aller Frauen sind lebenslang anorgasmisch. 16 % kommen mit ihrem Partner nie, 22 % eher selten zum Höhepunkt. Ursache dafür ist meist eine *unzureichende Stimulation der Klitoris*, die *Angst der Frau vor Kontrollverlust* und *Probleme in der nichtsexuellen Paarbeziehung*. Frauen aus älteren Geburtsjahrgängen sind generell oder aber mit ihrem Partner häufiger anorgasmisch (ca. 20 bis 30 %), was vermutlich eher ein Kohorten- als ein Alterseffekt ist. Doch viele erleben das nicht als Problem, da sie ihre sexuelle Aktivität früh einstellen und nicht selten froh sind, „es hinter sich zu haben" (Davison & Neale, 1998; Dunn et al., 2002; Fugl-Meyer & Fugl-Meyer, 1999; Hawton et al., 1994; Laumann et al., 1999; Sydow, 1993, 1994, 1996).

Der US-amerikanische Schriftsteller *Philip Roth* hat anschaulich beschrieben, wie intensiv und wie vergeblich sich nicht nur die Frau, sondern auch der Mann quälen kann, um das Ausbleiben des koitalen Orgasmus bei seiner Partnerin zu kurieren:

> … je intensiver sie es versuchte, desto mehr wurde das Liebesleben zur Strapaze statt zu einem Vergnügen. Auf der anderen Seite war die Intensität ihres Bemühens rührender als alles sonst an ihr … O ja, ich erinnere mich noch gut an unsere ehrbare Plackerei – Becken gegen Becken mahlend, als gelte es Knochen zu zermalmen, Finger gegenseitig in die Hinterbacken gekrallt, schweißnasse Haut von Kopf bis Fuß … Wirklich kam mir manchmal der Gedanke, ich könnte an Herzversagen sterben. … Was über kurz oder lang anstrengend bis zur Erschöpfung war, und im dritten Jahr unseres Verhältnisses waren wir beide so mitgenommen, dass wir ins Bett stiegen wie Arbeiter, die Nacht für Nacht in einer Rüstungsfabrik Überstunden leisten: für eine gute Sache, für guten Lohn; doch Himmel, wie sehr wünschten wir, der Krieg wäre vorbei und gewonnen, und wir könnten uns ausruhen und glücklich sein. (Roth, 1990/1993, S. 142–144)

Sigmund Freuds falsche Theorie über den weiblichen Orgasmus

Ursache für solche Quälereien war die Annahme, Frauen sollten eigentlich in der Lage sein, beim Geschlechtsverkehr ebenso leicht und schnell wie der Mann zum Höhepunkt zu kommen, für die *Sigmund Freuds Theorie über den „unreifen klitoralen Orgasmus" und den angeblich reifen „vaginalen Orgasmus"* verantwortlich ist (Sydow, 1993). Doch diese Theorie ist falsch, da Menschen so gebaut sind, dass beim Koitus das empfindlichste männliche Sexualorgan (Penis) direkt stimuliert wird, während das sensibelste weibliche Organ (Klitoris) nur indirekt stimuliert wird. Insofern kommen die meisten Frauen durch „puren" Geschlechtsverkehr selten oder gar nicht zum Höhepunkt, während Männern das meist ohne Mühe und relativ schnell gelingt. Dagegen bestehen bei anderen Formen der sexuellen Stimulation (manuell-genitale und oral-genitale Stimulation durch den Partner bzw. die Partnerin; Selbstbefriedigung) keine Geschlechtsunterschiede (Masters & Johnson,

1966/1977; Sydow, 2002a). Insofern haben Frauen mit sogenannter „koitaler Anorgasmie", die auf andere Weise Orgasmen haben können, eigentlich kein Problem mit ihren sexuellen Reaktionen, sondern mit ihren unrealistischen Erwartungen (bzw. denen ihres Partners) und/oder ihrer Schüchternheit, die sie daran hindert, ihrem Partner zu zeigen, wie sie tatsächlich zum Höhepunkt kommen können (z. B. indem die Frau sich selbst oder der Partner sie an der Klitoris streichelt, auch während des Geschlechtsverkehrs).

Primäre Anorgasmie kann auch noch im hohen Alter überwunden werden

Frauen, die noch nie in ihrem Leben einen Höhepunkt hatten *(primäre Anorgasmie)*, können das erlernen, indem sie mit Selbstbefriedigung experimentieren (siehe z. B. Barbach, 1982/1990). Dafür ist es nie zu spät – manche Frauen erleben ihren ersten Höhepunkt erst im Rentenalter (Sydow, 1994). Der Psychologe Zilbergeld gibt hierfür ein Beispiel, indem er aus Sicht des Ehemannes beschreibt, wie sich ein Paar nach 40-jähriger Ehe weiter entwickelte:

> Nach 40 Jahren eines seiner Meinung nach guten Sexuallebens mit seiner Frau Abby hörte Kip auf, sich ihr zu nähern, weil es ihm schwerfiel, Erektionen zu bekommen, und selbst wenn es ihm gelang, wurde sein Penis dabei nicht besonders steif. … Als ihm im Supermarkt in einem Frauenmagazin ein Artikel über Handstimulation und Oralsex in die Hand fiel, wurde ihm plötzlich klar, daß Sexualität mehr sein könnte, als er sich gedacht hatte. Sein Sexualleben mit Abby war bisher vollkommen konventionell verlaufen: ein bisschen Vorspiel, Verkehr bis er kam, ein wenig kuscheln und dann einschlafen. … sie hatten nicht ein einziges Mal über Sexualität gesprochen.
>
> Er kaufte daraufhin das Magazin und bat Abby, den Artikel zu lesen. Es war ihm aber so peinlich, daß er aus dem Haus gehen musste, während sie den Artikel las. Als er zurückkam, begannen sie unter großen Schwierigkeiten darüber zu sprechen. Ich war erschüttert von dem, was ich zu hören bekam. Abby war sehr taktvoll, aber was sie sagte lief ungefähr darauf hinaus, daß ihr Sex nie besonderen Spaß gemacht hatte. Ich streichelte sie nicht genug, damit sie erregt werden konnte, und sie hatte, soweit sie wußte, noch nie einen Höhepunkt gehabt. Ich fühlte mich ganz entsetzlich, aber sie gab zu verstehen, sie wäre daran interessiert, einmal mit dem, was der Artikel vorschlug zu experimentieren. Also fingen wir damit an, rot im Gesicht vor Scham, wie zwei alte Jungfern. Wir begannen, die Dinge beim Namen zu nennen, wir begannen, herauszufinden und zu benennen, was uns gefiel. Es wurde immer leichter, je mehr Übung wir bekamen, und wir machten viele Entdeckungen. Ich fand heraus, daß ich auch mit einem schlaffen Penis Lust empfinden und kommen konnte, war überrascht zu merken, daß es mir gefiel, sie mit dem Mund zu erregen, und ihr gefiel es auch. … – Im Alter von 66 Jahren hatte sie ihren ersten Orgasmus. Das tat uns beiden sehr gut. Jetzt finden wir alle beide, daß wir wundervollen Sex haben. (Zilbergeld, 1997/2000, S. 401 f.)

Sekundäre Anorgasmie

Bei *sekundärer Anorgasmie*, die nach einer Phase eintritt, in der Sex für die Frau befriedigend war, ist ebenfalls *„Detektivarbeit"* empfehlenswert, mit der erkundet wird, wann Sex zuletzt orgiastisch war und was sich seither verändert hat. Oftmals sind Stress und Überlastung oder aber schwerwiegende Konflikte und Kränkungen dafür verantwortlich.

Vorgetäuschte Orgasmen – ein Problem?

Vorgetäuschte Orgasmen sind ein tabuisiertes Thema, das durch die Darbietung der Schauspielerin *Meg Ryan* im Film *„Harry und Sally"* mehr Öffentlichkeit gewann. Von der psychologischen Forschung wird das Thema bisher eher vernachlässigt. Ein bis zwei Drittel der sexuell erfahrenen Frauen in der BRD und in den USA berichten, dass sie schon Höhepunkte vorgetäuscht hätten – doch auch 11 bis 28 % der Männer tun es. Es passiert beim Geschlechtsverkehr, aber auch bei oralem Sex, manueller Stimulation oder bei Telefonsex. Beide Geschlechter begründen es damit, dass ein Orgasmus unwahrscheinlich war, der Sex enden sollte, sie negative Konsequenzen vermeiden und positive erzielen wollten wie z. B. dem Partner eine Freude zu bereiten (Durex, 2004; Kaighobadi, Shackelford & Weekes-Shackelford, 2012; Sydow, 1993; Muehlenhard & Shippee, 2010; Wiederman, 1997). Trotz der hohen Verbreitung wird das Thema in literarischen Texten von Frauen oder Männern kaum je erwähnt.

Vorgetäuschte Orgasmen: Tabuisiert, aber nicht selten!

Anäis Nin vermerkte in ihrem intimem Tagebuch „Vor Henry [Miller] verberge ich die Tatsache, dass ich kaum jemals zu einer wirklichen sexuellen Befriedigung komme" (zit n. Barillé, 1992, S. 105). Männer scheinen von diesem weiblichen Geheimnis manchmal nichts zu wissen und auch nichts wissen zu wollen. Wenn Frauen enthüllen, dass sie – womöglich schon seit langer Zeit – Orgasmen vorspielen, die sie gar nicht erleben, so ist das für ihre Partner schockierend, kränkend und verunsichernd – umso mehr, wenn diese Offenlegungen mit Vorwürfen verknüpft werden, so wie *Philip Roth* es beschreibt:

> Bezeichnenderweise hatte sie Verwirrung gestiftet, indem sie lange Zeit so tat, als stände sie mit dem Orgasmus auf bestem Fuße – als könne ich sie ebenso wenig bremsen wie ein Lattenzaun eine Lawine. Noch bis weit in unser erstes Ehejahr hinein registrierte ich voller Staunen das Crescendo der Leidenschaft, das in einem anhaltenden ekstatischen Aufschrei kulminierte, wenn ich zu ejakulieren begann; man könnte sogar sagen, dass meine Ejakulationen vor dem Hintergrund ihrer lautstarken Zuckungen völlig verblassten. Es war dann durchaus überraschend … für mich zu erfahren, alles sei nur Täuschung gewesen, sie habe mir, wie sie erklärte, diese opernhaften Orgasmen nur vorgespielt, um mich nicht merken zu lassen, was für ein unzulänglicher Liebhaber ich sei. Doch wie lange solle sie den Schein aufrechterhalten, um mein männliches Selbstbewusstsein zu stärken? Was sei denn mit ihren Bedürfnissen? (Roth, 1990/1993, S. 144)

Lerner (1993/1996) deutet das Orgasmus-Vortäuschen als „einen Akt tiefer Bedeutung", der zeige, unter welchem kulturellen Druck Frauen stehen, sich mehr um die Lust zu kümmern, die sie erregen, als um die Lust, die sie selbst empfinden. Doch gleichzeitig üben Frauen durch das Vortäuschen auch heimlich Macht aus, da sie so die Kontrolle über ihre Lust

Orgasmen vortäuschen im Kontext von Paarbeziehungen

behalten und dem Mann ein Geheimnis vorenthalten, das diesen möglicherweise sehr interessiert. Dabei geht es nicht nur um ein aktives Vortäuschen, sondern auch um das Vorenthalten relevanter Informationen. In einer Studie mit 30 Paaren, in der beide Partner getrennt befragt wurden, wussten die Frauen gut darüber Bescheid, was bei Ihren Männern Orgasmen auslösen kann. Die Männer umgekehrt auch – bis auf die Frage nach dem koitalen Orgasmus: Die Frauen beschrieben auf einer 5-Punkt-Skala von „niemals" bis „immer" ihre Orgasmus-Frequenz beim puren Koitus als „selten" (Durchschnittswert: 2,2). Die Fremdeinschätzung der Männer aber lag bei „gelegentlich" bis „oft" (Durchschnitt: 3,5). Die Wahrnehmung differierte auch signifikant bezüglich Geschlechtsverkehr mit zusätzlicher klitoraler Stimulation, hier waren die Unterschiede aber geringer (3,7 vs. 4,3; Sydow, 2002a). Frauen, die fürchten, ihr Partner könne fremdgehen, neigen besonders dazu, Orgasmen vorzutäuschen (Kaighobadi et al., 2012).

3.3.6 *Schmerzen beim Geschlechtsverkehr (Dyspareunie)*

Somatische und psychische Ursachen

Etwa 14 % der Frauen und 3 % der Männer leiden unter nichtorganisch verursachten *koitalen Schmerzen*. Bei beiden Geschlechtern können dafür Infektionen (z. B. Pilze) oder *allergische Reaktionen* auf Verhütungsmittel verantwortlich sein; bei Frauen auch *Dammschnitt-/-rissnarben*, die manchmal noch viele Monate nach der Geburt Probleme bereiten können (s. Kap. 2.2.3). Die häufigste Ursache für Unbehagen bei der Penetration ist *mangelnde Gleitflüssigkeit (Lubrikation)*, was in Zusammenhang mit hormonellen Veränderungen während der Stillzeit oder während und nach den *Wechseljahren* stehen kann (s. Kap. 2.2.4) oder/und mit unzureichender sexueller Stimulation vor Beginn des Geschlechtsverkehrs. *Speichel*, *Gleitcreme*, bei älteren Frauen auch *Hormoncreme/-tabletten* oder *mehr sexuelle Stimulation vor dem Geschlechtsverkehr* können helfen. Die ICD-10-Diagnose „Schmerzen beim Geschlechtsverkehr" (F52.6) ist nur anwendbar bei überwiegend psychogener Verursachung.

3.3.7 *Vaginismus*

Ängste und vorangegangene Grenzverletzungen

Mit Vaginismus (ICD-10: F52.5) werden unwillkürliche Kontraktionen des äußeren Drittels der Vagina bezeichnet, die Geschlechtsverkehr schwierig bis unmöglich machen. Etwa 1 % aller Frauen sind davon betroffen (Fugl-Meyer & Fugl-Meyer, 1999). Zu Genese des Vaginismus liegen wenig gesicherte Befunde vor. Relevant können Schwangerschaftsängste, eine Vorgeschichte mit sexueller oder emotionaler Grenzverletzungen bzw. Gewalt sein (Davison & Neale, 1998).

Barbach (1982/1990) beschreibt Übungen, die Frauen dabei helfen können, vaginistische Beschwerden zu überwinden. Es existieren nur fünf kontrollierte Studien zur Therapie von Vaginismus, bei denen *systematische Desensibilisierung* eingesetzt wird, die nicht signifikant wirkungsvoller ist als Workgruppen (Melnik, Hawton & McGuire, 2012).

Fallbeispiel: Vaginismus als unwillkürlicher Selbstschutz

Die 19-jährige Patientin berichtet, dass bei ihr Geschlechtsverkehr mit ihrem neuen Freund gar nicht möglich sei, weil sich ihre Scheide unwillkürlich verkrampft, wenn er versucht in sie einzudringen. Sie hatte zuvor nur eine andere Beziehung. Mit dem vorigen Freund hatte sie nur zweimal Verkehr – unter starken Schmerzen. Ihr neuer Freund will ihr nicht wehtun und riet deshalb zu einem psychotherapeutischen Erstgespräch, zu dem er sie auch begleitet. Frau F. erzählt, dass sie mit 8 Jahren von einem damals 70-jährigen Bekannten ihrer Eltern sexuell missbraucht worden sei. Er habe sie am ganzen Körper angefasst, ihr einen Finger in die Vagina und seinen Penis zwischen ihre Beine gesteckt. Das Mädchen hatte dabei große Angst, schrie aber nicht aus Scham und um ihre im selben Raum schlafende jüngere Schwester zu schützen. Es gelang ihr, sich danach von diesem Mann fern zu halten. Sie wagte aber nicht, ihren Eltern von dem Übergriff zu erzählen. Die traumatische Erinnerung wurde aktualisiert, als wenige Wochen vor dem Erstgespräch ihr Chef versuchte, sie gegen ihren Willen zu küssen. Sie setzte sich dagegen erfolgreich zu Wehr und schützte sich, indem sie eine weibliche Vorgesetzte informierte. Der Chef hatte sich inzwischen dafür entschuldigt – doch ihre alten Ängste vor sexuellen Übergriffen durch ältere Männer wurden erneut aktiviert. Dies wirkte sich negativ auf die sexuelle Beziehung zu ihrem gleichaltrigen Freund aus. Die Patientin war aufgeschlossen für den Vorschlag, das Problem im Rahmen einer ambulanten Psychotherapie und evtl. auch einer Selbsthilfegruppe für Frauen mit sexuellen Missbrauchserfahrungen zu bearbeiten.

3.4 Nichtfunktionelle psychosexuelle Probleme

3.4.1 Konflikte über die Häufigkeit sexueller Aktivität

Das „Libidogefälle“

Probleme mit angeblich „fehlender Libido“ sind eigentlich ein Problem diskrepanten sexuellen Verlangens. Haben nämlich beide Partner einvernehmlich wenig oder keine Lust, so haben sie auch kein Problem (es sei denn, sie lassen sich z. B. von bestimmten Medien einreden, sie hätten eines). Doch in Dauerpartnerschaften ist normal, dass die sexuellen Wünsche nicht völlig übereinstimmen, meist besteht ein *„Libidogefälle“* (Zilbergeld, 1997/2000):

> Gerade so, wie sich in vielen Ehen die Partner unglücklicherweise im Umgang mit der Zahnpastatube unterschieden, haben sie eben in vielen Ehen auch ein unterschiedliches sexuelles Verlangen. Der eine will einmal im Monat Sex, der andere zweimal in der Woche; das kann schon ein echtes Problem darstellen. Dabei brauchen auch überhaupt keine Hemmungen, keine Blockaden, nichts Neurotisches, nichts Ungewöhnliches im Spiel zu sein. Es kann sich einfach nur um eine Frage der Vorliebe handeln. (Zilbergeld, 1997/2000, S. 538)

Diskrepantes sexuelles Interesse in Partnerschaften

Bereits mit 20 Jahren erleben ein Viertel der Frauen und Männer nach ca. zwei Jahren Beziehung ihr sexuelles Interesse als abweichend von dem des Partners; wenn individuelle Angaben zum eigenen sexuellen Interesse zwischen Partnern verglichen werden, sind sogar noch viel mehr Paare diskrepant, wobei der Mann oder die Frau gleich häufig interessierter ist (Davies et al., 1999). Eine repräsentative australische Studie belegt, dass nur 46 % der 16- bis 64-jährigen Männer und 58 % der gleichaltrigen Frauen zufrieden mit der Häufigkeit der sexuellen Kontakte waren. Nur bei Männern war das Alter bedeutsam: Die Altersgruppe der 35- bis 44-Jährigen war am unzufriedensten. *Unzufriedenheit mit der Häufigkeit sexueller Kontakte* stand auch in Zusammenhang mit Neigungen zu partnerschaftlicher und sexueller Unzufriedenheit (Smith, Lyons, Ferris, Richters, Pitts, Shelley & Simpson, 2011). Konflikte über die Häufigkeit sexueller Aktivität sind in Partnerschaften also weit verbreitet. Auch kulturelle Normen und Rollen sind hier bedeutsam:

> Ich meine, daß Männer mit Frauen reden, damit diese mit ihnen schlafen, und Frauen mit Männern schlafen, damit sie mit ihnen reden können. (McInerny, 1992, zitiert nach Welter-Enderlin, 1994, S. 244)

Sowohl Männer, als auch Frauen können die sexuell Interessierteren sein

Aber die Rollenverteilung kann auch umgekehrt sein: In einer Gruppe glücklich verheirateter Paare hatte etwa die Hälfte der Paare gleich starke sexuelle Wünsche und bei je einem Viertel war der Mann bzw. die Frau sexuell interessierter (Wallerstein & Blakeslee, 1995/1996). In der australischen Repräsentativstudie wünschten sich unzufriedene Männer mehrheitlich häufigeren Sex, was aber auch für zwei Drittel der unzufriedenen Frauen zutraf (Smith et al., 2011).

Konstruktiver und destruktiver Umgang mit sexuellen Unterschieden

Bedeutsamer als die Existenz von diskrepanten sexuellen Wünschen ist die *Art, wie Paare mit Diskrepanzen umgehen*: Können sie ihre Unterschiede (einigermaßen) akzeptieren und mit Humor tragen – oder aber lösen die unterschiedlichen Wünsche schwere Gekränktheit, emotionalen Druck bis hin zu körperlicher Gewalt und eskalierenden Polarisierungen aus? Nicht selten entstehen – oft erbitterte – Flucht-und-Verfolgungstänze, wo einer immer will, der andere nie und das ganze Leben von diesem Konflikt „vergiftet" wird (Dym & Glenn, 1993/1997). Wichtig sind beide Ausdrucksformen – Zärtlichkeit, Blickkontakt, Gespräch und Zuwendung, die *„Liebe nach der Art von Eichendorff"*, und die *„Liebe nach Bergbauernart"* – also der direkte, und manchmal auch derbere sexuelle Kontakt (Welter-Enderlin, 1994).

Nachdem Frauen in jüngeren Jahren oft ihre Partner als sexuelle Verfolger erlebt haben, sind im reiferen Alter manchmal die Frauen erotisch interessierter, wagen es aber z. T. nicht, ihr Interesse zu zeigen. Ältere Frauen in Partnerschaften berichten zu 40 % von mittleren oder starken sexuellen Problemen – am häufigsten von einem Mangel an sexueller und zärtlicher Aktivität (Sydow, 1994, 1996, 2013).

3.4.2 Krisen in Zusammenhang mit Außenbeziehungen

Verbreitung von Außenbeziehungen

Die meisten Partner streben an, monogam zu leben und lehnen Außenbeziehungen moralisch ab. Dennoch sind außereheliche Affären nicht selten: In Deutschland geben 15 bis 26 % der Frauen und 17 bis 32 % der Männer im Alter von 16 bis 45 Jahren *sexuelle Außenkontakte* während der aktuellen Beziehung an – jemals passiert ist das 40 % der Befragten (Kröger, 2010; Plack, Kröger, Allen, Baucom & Hahlweg, 2010). Außenbeziehungen können unterschiedliche Qualitäten haben: Besuche bei Prostituierten, One-Night-Stands, kurze oder langanhaltende Verliebtheit – oder gar ein Lebensarrangement über Jahre oder Jahrzehnte. Frauen neigen eher dazu, emotional intensive Außenbeziehungen einzugehen (mit oder ohne sexuellen Kontakt), während Männer häufiger emotional unverbindliche sexuelle Abenteuer suchen (Banfield & McCabe, 2001). *Homosexuelle Außenbeziehungen* werden von Ehepartnern kaum berichtet (1 % der Männer, 0,2 % der Frauen im Vorjahr; Laumann et al., 1994).

Prostitution

Während käuflicher Sex für Frauen meist keine attraktive Option ist, sieht das für viele Männer anders aus. *Prostitution* ist ein (tabuisiertes) Milliardengeschäft und Studien unterschätzen die Verbreitung vermutlich. In europäischen und australischen Repräsentativstudien und einer großangelegten Online-Studie berichteten 4 bis 14 % der Männer (1 % der Frauen), dass sie schon jemals für Sex gezahlt hätten; 1 bis 3 % der Männer taten das innerhalb der letzten fünf Jahre. Obwohl die kumulative Verbreitung unter älteren 60- bis 69-jährigen Franzosen sehr viel höher ist (30 %) als unter 20- bis 24-jährigen (6 %), hatten jüngere Männer in den letzten fünf Jahren häufiger solche Kontakte als ältere Männer (20 bis 34 Jahre: 5 %, 60 bis 69 Jahre: 1 %; Bajos & Bozon, 2008; Durex, 2004; Holden et al., 2005; Johnson et al., 1994, 2001).

Außenbeziehungen mit Medien-Unterstützung

Daneben existieren auch neue Möglichkeiten zu Außenbeziehungen durch *Medien*. 30 % der Frauen wie der Männer berichteten in einer Internetbefragung von Erfahrungen mit *Sex über Telefon, E-Mail oder Computer* (Durex, 2004). Manchmal wird auch zum Problem, dass manche Männer (seltener Frauen) *exzessiv Pornografie nutzen*, was unkompliziert über das Internet möglich ist. *Kontakt- und „Adult-Dating"-Börsen im Internet* werden überwiegend von Singles genutzt – aber auch von gebundenen Männern und Frauen, die webbasiert chatten, flirten und/oder auch echte sexuelle Kontakte anbahnen, was bedeutet, dass Paare gegebenenfalls hier miteinander klären müssen, was ihre Regeln dabei sind (Döring, 2008).

Swingerclubs

Eine weitere neuere Option sind *Swingerclubs*: teils privat, teils gewerblich geführte formelle und informelle Gruppen von Paaren, die sich zum Partnertausch treffen (Mary, 2001, S. 221). Angeblich existieren in Frankreich 400.000 „échangistes". In solchen Clubs herrschen meist strenge Regeln, die die Eifersuchtsgefühle der Beteiligten begrenzen sollen.

Risikofaktoren für Untreue

Risikofaktoren für Untreue sind bestimmte persönliche Werte und Interessen (stärkeres sexuelles Interesse, permissivere Moral, geringe Religiosität), sexuelle Möglichkeiten (mehr Sexualpartner vor Eheschließung, sexuelle Möglichkeiten am Arbeitsplatz, mehr berufliche Reisen), sozioökonomische Faktoren (höheres Einkommen, höherer beruflicher Status), Eigenheiten der Paarbeziehung (nicht miteinander verheiratet, geringere Partnerschaftszufriedenheit, sexuelle Unzufriedenheit, spezielle Konflikte, z. B. über Alkoholmissbrauch, getrennte vs. gemeinsame soziale Netzwerke), Biografie (sexuelle Missbrauchserfahrungen, Alter bei der ersten Eheschließung, vorherige Scheidung) und Persönlichkeitseigenschaften (geringe Gewissensorientierung, hoher Neurotizismus, hoher Narzissmus, hoher Psychotizismus). Eine Schwangerschaft der Frau erhöht das Risiko für eine Außenbeziehung des Ehemannes. Es bestehen auch Interaktionen zwischen Geschlecht und Alter, zwischen Ehezufriedenheit und Religiosität und zwischen Scheidungserfahrungen und Bildung (Atkins et al., 2001; Kröger, 2010; Kröger & Lutz, 2006; Plack et al., 2010; Treas & Giesen, 2000; Whisman, Gordon, Chatav, 2007; Whisman & Snyder, 2007).

Bei den bis 40-Jährigen berichten Frauen (inzwischen) fast genauso häufig von Außenbeziehungen wie Männer (Plack et al., 2010), während in den höheren Altergruppen Männer häufiger von außerehelichem Sex berichten als Frauen. Männer betrügen ihre Frauen nicht nur dann besonders häufig, wenn sie deutlich mehr verdienen als ihre Partnerin (was umgekehrt in abgeschwächter Form auch für mehr verdienende Frauen gilt) – Männer betrügen ihre Frauen auch durchschnittlich fünfmal so häufig, wenn sie weniger als ihre Frau verdienen und von der Partnerin finanziell abhängig sind. Finanziell abhängige Frauen dagegen scheinen besonders häufig monogam zu leben. Am wenigsten Außenbeziehungen werden berichtet, wenn beide Partner finanziell „auf Augenhöhe" sind (Munsch, in Druck).

Außenbeziehungen sind oft, aber nicht immer ein Indikator für Partnerschaftsprobleme

Auch in Ehen, die beide Seiten als glücklich bezeichnen, berichten 16 % der Frauen und 20 % der Männer von Affären (Wallerstein & Blakeslee, 1995/1996). Außenbeziehungen werden zu 70 % mit Eheproblemen begründet, doch für 30 % hat die Außenbeziehung nichts mit Eheproblemen zu tun

(Clement, 2009). Aber partnerschaftliche und sexuelle Unzufriedenheit erhöht das Untreuerisiko (Plack et al., 2010).

Krisen in Zusammenhang mit Außenbeziehungen

Die meisten Affären scheinen kurzfristig zu sein und geheim gehalten zu werden. Allerdings dauern manche Affären auch Jahre – z. T., ohne dass der Partner oder die Partnerin das bemerkt. Wenn Affären „rauskommen", so führt das fast immer zu einer ernsten *Krise*. Sie werden häufig als *Bindungstrauma* erlebt. Wichtige Grundannahmen zur Sicherheit der zentralen Beziehung sind verletzt worden. Klinisch bedeutsame posttraumatische Symptome wie Intrusionen (wiederkehrende einschießende Gedanken und Bilder), Vermeidungsreaktionen und unkontrollierbare Emotionen (vor allem Scham, Ärger und Schuld) und ein erhöhtes Erregungslevel sowie Depressionen können nicht nur beim „Betrogenen", sondern auch beim „untreuen" Partner auftreten (Kröger, 2010; Kröger & Lutz, 2006; Naouri, 2007; Sydow, 1993; Wallerstein & Blakeslee, 1995/1996). Krisen in Zusammenhang mit Außenbeziehungen sind oft existenziell schmerzhaft, führen nicht selten zu Trennungen und Scheidungen (Fooken & Lind, 1996) – können manchmal aber auch zu seelischer, partnerschaftlicher und/oder sexueller Weiterentwicklung führen.

Sollen Außenbeziehungen offen gelegt werden?!

In Hinblick auf außereheliche Fantasien, Verliebtheiten und reale Außenbeziehungen, aber auch in Hinblick auf viele andere Aspekte des Lebens (z. B. sexuelle Vorgeschichte, besondere sexuelle Vorlieben) stellt sich die *Frage, wie offen oder wie verschwiegen man mit solchen Dingen umgehen sollte*. Auf diese Frage kann keine eindeutige und einfache Antwort gegeben werden. In der Entwicklung kleiner Kinder ist es ein wichtiger Schritt zur Selbstständigkeit, wenn ein Kind sich traut zu lügen und dabei die Erfahrung macht, dass Mutter oder Vater nicht „in seinen Kopf hineinsehen" kann. Insofern enthält der Wunsch und die Forderung nach totaler Offenheit, danach, „alles voneinander zu wissen", einen regressiven Aspekt – den Wunsch nach Rückkehr in die frühkindliche Symbiose, in die Zeit als Mutter (Vater) und Kind sich (jedenfalls im Erleben des Kindes) ganz nah waren. Das ist ein sehr nachvollziehbarer Wunsch, der vielleicht in allen Erwachsenen noch irgendwo schlummert, doch auch ein sehr tyrannischer, da diese Forderung nach totaler Offenheit auch für ausgeprägte (unbewusste?) Kontrollbedürfnisse steht. Und manchmal auch für das Bedürfnis, die Verantwortung für die eigenen Taten nicht auf sich zu nehmen, sondern gar noch Entlastung von einem Partner zu erfahren, der als „Papi" oder „Mami" alles verzeihen soll. Manchmal kann die totale Offenheit auch qualvoll für den anderen sein. Es kann für besonders stark und kindlich liebende Erwachsene ein Reifungsschritt sein, vor dem Partner bzw. der Partnerin einen Seitensprung oder sogar eine länger dauernde Faszination durch einen anderen geheim zu halten. So ein *Geheimnis* kann helfen, die übergroße Abhängigkeit vom Partner zu lockern. So ungeheuer verletzend Außenbeziehungen für betrogene Partner sein können, so ist Untreue manchmal auch ein für ein Individuum notwendiger Schritt – manchmal auch ein Reifungsschritt. Der US-Schriftsteller John Updike lässt das seinen Protagonisten erkennen, als er seiner Ehefrau gegenübersteht, die ihn betrogen hat:

> Sie sieht ihm unerschrocken in die Augen: ein dunkler Blick, gehärtet im Schmelztiegel der Treulosigkeit. Ihm geht plötzlich auf: Wachsen ist Treulosigkeit. Es gibt keinen anderen Weg. Niemand kann irgendwo ankommen, ohne irgendwo fortgegangen zu sein. (Updike, 1971/1994, S. 80)

Chronische Lügen können Partnerschaften „vergiften"

Gleichzeitig sind *Lügen und Geheimnisse*, die über lange Zeit zur Gewohnheit werden und so den Alltag des Paares wie ein schleichendes Gift verderben, ihrerseits Ursache weitergehender gravierender Partnerschaftsprobleme.

Außenbeziehungen als Ergänzung einer Zweierbeziehung?!

Ein anderes Dilemma betrifft die *Frage, ob es akzeptabel und für alle Beteiligten zumutbar ist, neben einer Dauerbeziehung andere sexuelle Beziehungen zu leben*. Die meisten psychologischen und psychotherapeutischen Texte sehen das als Ausdruck einer schweren Partnerschaftskrise, die irgendwie gemeistert werden sollte (z. B. Jellouschek, 1997). Doch in neuerer Zeit wurden auch Publikationen psychotherapeutischer und beraterischer Fürsprecher offen gelebter oder geheimer Zweitbeziehungen veröffentlicht (z. B. Mary, 2001, 2002; Schmidbauer, 2002), die als eine weitere sexuelle Optionen das Dilemma zwischen Bindungswunsch und sexueller Abenteuerlust lösen sollen: „Der ernsthaft geliebte Lebenspartner, mit dem ich Kinder aufziehe ist nicht immer der, mit dem ich spielen, Abenteuer erleben kann" (Schmidbauer, 2002, S. 155). Es geht hier entweder um *parallele Beziehungen*, in denen die zweite Beziehung längerfristigen Bestand haben kann und auch emotional bedeutsam sein „darf" (Schmidbauer empfiehlt als Partner Menschen, die selbst in fester Beziehung leben, keine Trennungsabsichten haben und gut über ihren Dauerpartner bzw. ihre Dauerpartnerin sprechen) oder aber um *kurzfristige kontrollierte und begrenzte Außenbeziehungen*, bei denen die sexuelle Komponente zentral ist und in denen eine intensivere emotionale Verbindung vermieden wird (Mary, 2002). Beide erotischen Stile sind schon seit Jahrhunderten weit verbreitet. Früher waren sie Männern und wenigen privilegierten und unkonventionellen Frauen vorbehalten.

Verlockungen und Gefahren

Jeder Mensch muss immer mal wieder in seinem Leben entscheiden, wie er oder sie zum Thema Außenbeziehungen steht, die vermutlich alle Menschen in Dauerbeziehungen manchmal verlocken und gleichzeitig auch ängstigen und bedrohen:

> Der Teufel bei Außenbeziehungen liegt oft darin, dass nicht zu jedem Zeitpunkt klar ist, dass sie Außenbeziehungen sind und bleiben. Außenbeziehungen haben das diabolische Potential von Konkurrenzveranstaltungen zu „festen" Beziehungen – und wenn es nur kurze Fantasien sind. Aus der Außenbeziehung könnte auch der nächste Partner werden. Also: Außenbeziehungen sind und bleiben ein Spiel mit dem Feuer. (Clement, zitiert nach Mary, 2002, S. 264)

3.4.3 Sexsucht/Hypersexualität

Nach langen Diskussionen listet die aktuelle Ausgabe des US-amerikanischen Klassifikationssystems psychischer Störungen, das DSM-5, die *Hypersexualität* doch nicht als Störung auf (American Psychiatric Association, 2013). Im ICD-10 gibt es sie („Gesteigertes sexuelles Verlangen": F52.7), jedoch ohne klare Operationalisierung. Das Phänomen der *„Sexsucht"* wurde durch Medienberichte über angeblich sexsüchtige Prominente (z. B. der Profi-Golfspieler Tiger Woods) bekannt, doch epidemiologische Zahlen fehlen. Meistens sind Männer betroffen, die exzessiv Pornos nutzen und/oder Sex mit Prostituierten haben – aber auch Frauen, die z. B. mit vielen Partnern, die sie im Internet kontaktieren, Sex haben, können betroffen sein. Sexsucht kann das Leben der Betroffenen zerstören – Paarbeziehungen, Beruf, Freundschaften – und zu Verschuldung und Depressionen führen. In der Regel wird sexuelle Erregung zur Abwehr negativer Gefühle eingesetzt. Betroffene verbergen ihre Sucht oft lange und suchen erst Hilfe, wenn sie vor Gericht landen oder völlig verschuldet sind. Die Ursachen können in kindlichen Traumatisierungen oder akuten körperlichen Erkrankungen liegen. Sexsucht ist assoziiert mit anderen psychischen Störungen. Psychotherapie bei einem sexualtherapeutisch ausgebildeten Therapeuten ist die Behandlungsmethode der Wahl.

Ist Hypersexualität eine Störung?

3.4.4 Sexuelle Gewalt und Misshandlung

Sexuelle Gewalt ist wie nichtsexuelle Gewalt weltweit verbreitet. Frauen sind besonders häufig Opfer sexueller Gewalt, z. B. durch *Vergewaltigung*, *sexuellen Missbrauch* oder durch *Frauen-/Kinderhandel* bzw. indem sie *zur Prostitution gezwungen* werden (Hyde & DeLamater, 2000; Sydow, 1993). In Europa berichten Frauen dreimal häufiger als Männer davon, sexuelle Übergriffe erlebt zu haben (Bajos & Bozon, 2008).

Mädchen/Frauen sind wesentlich häufiger Opfer sexueller Gewalt als Jungen/Männer

Während vaginale, orale oder anale *Vergewaltigung* einfacher definiert werden kann (Penetration gegen den Willen des Opfers), existiert ein weites Feld sexueller Fremdbestimmung wie sexuelles Bedrängen, Überreden und Unter-Druck-Setzen mit unscharfen Grenzen zu sexueller Gewalt einerseits und zu erotischer Verführung andererseits.

Es ist schwer, die Auftretenshäufigkeit von *Vergewaltigungen in Ehen und Dauerbeziehungen* abzuschätzen, da diese nur sehr selten angezeigt werden. In Deutschland sind Vergewaltigungen in Ehen überhaupt erst seit 1997 ein Straftatbestand. In amerikanischen und europäischen Untersuchungen liegt die Prävalenz von Vergewaltigung durch den Ehemann bzw. Freund bei 3 bis 17 %. In einer kanadischen Studie berichteten 27 % der Männer, dass sie schon mal *Sex von einer Partnerin erzwungen* haben – selten durch Vergewaltigung, häufiger durch verbales Drängen (Senn et al., 2000).

Misshandlungsbeziehungen

Nach einer deutschen Repräsentativstudie haben 25 % aller Frauen in Deutschland jemals *physische und/oder sexuelle Gewalt durch einen Intimpartner* erlebt. Ein Drittel der Opfer war nur einmal betroffen, ein weiteres Drittel zwischen 2- und 10-mal und ein weiteres Drittel mehr als 10-mal. Bei etwa 37 % liegt eine so hohe Häufigkeit und Intensität von Gewalthandlungen vor, dass von einer *Misshandlungsbeziehung* ausgegangen werden muss. Das Vorkommen ist unabhängig vom Haushaltseinkommen und sozialer Schicht, doch Alkoholkonsum und Arbeitslosigkeit des Partners sowie eine Trennungs-/Scheidungssituation gehen mit einem erhöhten Risiko einher (Müller & Schröttle, 2004; s. auch Hyde & DeLamater, 2000; Laumann et al., 1994; Painter & Farrington, 1998; Wetzels & Pfeiffer, 1995).

Risikofaktoren für gewalttätiges Verhalten

Ein bedeutsamer *Risikofaktor* sind eigene Gewalterfahrungen der *Täter* sowohl in ihren Herkunftsfamilien, als auch – oft verharmlost – durch Gleichaltrige, beim Militär, im Gefängnis oder in Form von Kriegserlebnissen sowie posttraumatische Störungen (Taft, Watkins, Stafford, Street & Monson, 2011; Weinmann-Lutz & Lutz, 2006): Sexuelle Gewalttätigkeit tritt häufiger bei Männern auf, die als Kind selbst körperlich oder sexuell misshandelt worden waren, die als Jugendliche viele Sexualkontakte hatten, delinquent waren, eine feindselige Haltung zu Frauen haben und die in ihrer Emotionalität eingeschränkt sind.

Intergenerationale Transmission

Das Risiko für die *intergenerationale Transmission von Gewalthandlungen* ist auch bei Frauen erhöht: Frauen, die Gewalthandlungen zwischen den eigenen Eltern erlebt haben, haben ein erhöhtes Risiko zum Opfer von Partnergewalt zu werden als solche, die nicht Zeugen von Gewalt wurden (Weinmann-Lutz & Lutz, 2006).

Schutzfaktor: Empathie und Gefühlswahrnehmung

Bei Männern mit Gewalt-Risikofaktoren wirkt *Empathie* präventiv: Männer, die sich dem eigenen Schmerz als Opfer von Gewalt stellen und sich vorstellen können, wie es für Kinder ist, Opfer (sexueller oder nichtsexueller) Gewalt zu sein, geben ihre Traumatisierung meist nicht weiter (Hyde & DeLamater, 2000; Senn et al., 2000).

Auch Frauen üben Gewalt aus!

Männer werden häufiger durch andere Männer zu Gewaltopfern (Müller & Schröttle, 2004), doch – unter Ausschluss von Studien zu sexueller Gewalt – wird belegt, dass Frauen und Männer in Partnerschaften ähnlich häufig destruktiv agieren, Frauen allerdings häufiger dabei Verletzungen davontragen (62 % der Fälle) und meist Gewalt von beiden Partnern in einem wechselseitigen Eskalationsprozess ausgeübt wird (Archer, 2000; Riehl-Emde, 2004; Weinmann-Lutz & Lutz, 2006). Auch Männer können sich durch ihre Partnerin massiv sexuell bedrängt fühlen; allerdings fehlt es an deskriptiven Daten darüber, wie häufig das der Fall ist. Paare, bei denen sexueller Druck ausgeübt wird, haben weniger Beziehungsressourcen als andere. Bedrängende Männer unterscheiden sich stärker von nichtbedrängenden Männern (durch geringere Offenheit, weniger Selbstwertgefühl und geringere Beziehungszufriedenheit) als bedrängende von nichtbedrängenden Frauen (Busby & Compton, 1997).

Auswirkungen von Vergewaltigungen und „intimate partner violence"

Eine *Vergewaltigung* ist für das Opfer eine äußerst belastende Erfahrung – dominiert durch Angst, Panik und Ekelgefühle – die sich kurzfristig immer negativ auf das Befinden und die Sexualität der Betroffenen auswirkt. Langfristige Auswirkungen können depressive Verstimmungen und sexuelle Probleme und/oder Symptome einer posttraumatischen Belastungsstörung wie wiederkehrenden Erinnerungen an den Vorfall („flashbacks", Intrusionen, Alpträume), Vermeidungsverhalten gegenüber Auslösereizen, die an das Erlebnis erinnern, Überregbarkeit mit Schlaf- und Konzentrationsstörungen sowie Irritierbarkeit sein (Hyde & DeLamater, 2000; Sydow, 1993). *Gewalt durch den Partner („intimate partner violence")* erhöht bei den Opfern das Risiko von psychischen (Angst, Depressionen), psychosomatischen sowie – evtl. moderiert durch chronische Veränderungen der Ausschüttung von Stresshormonen (z. B. Cortisol) – somatischen Erkrankungen (Weinmann-Lutz & Lutz, 2006).

Hilfsmöglichkeiten für Vergewaltigungsopfer

Nach einer erfolgten Vergewaltigung ist Unterstützung für das Opfer besonders wichtig (z. B. durch *Vergewaltigungs-Notrufe*). Ein Teil der Vergewaltigungsopfer benötigt eine *Therapie* um das Trauma zu überwinden. Wichtig ist dabei, der Klientin etwaige Gefühle eigener Schuld oder Verantwortlichkeit zu nehmen und zu einer Klärung der zum Teil beeinträchtigten sozialen und sexuellen Beziehungen der Frau beizutragen.

Juristische Optionen

Bei sexueller (und nichtsexueller) Gewalt in Partnerschaften und Familien bleibt es den meist weiblichen Opfern inzwischen erspart, Zuflucht außerhalb zu suchen (z. B. in Frauenhäusern). Es besteht die Möglichkeit, gewalttätigen Partnern durch die Polizei einen *Platzverweis und ein Hausverbot* (das vom Ordnungsamt ausgesprochen wird) erteilen zu lassen. Bei Verstößen droht Zwangsgeld oder Haft. Seit 2002 gibt das *Gewaltschutzgesetz* Gewaltopfern die Möglichkeit, vor Gericht die alleinige Nutzung der Wohnung für ein halbes Jahr zugesprochen zu bekommen – selbst dann, wenn der Täter Hauptmieter oder Besitzer der Wohnung ist (Poelchau, 2002).

Bindung an den Täter

Doch juristische Maßnahmen, soziale und materielle Unterstützung lösen nicht alle Probleme, da misshandelte Frauen oft eine tiefe *Bindung an den Täter* haben und emotional sehr abhängig von ihm sind, sodass die von außen nahegelegte Trennung oft nicht als gangbarer Weg erscheint. Hier ist Psychotherapie empfehlenswert – Therapie, die die Bindung an den gewalttätigen Mann ernst nimmt und u. U. auch bereit ist, den Mann mit einzubeziehen.

3.4.5 Sexualbezogene Ängste

Über *sexualbezogene Ängste* gibt nur die Studie eines Kondomherstellers Auskunft, für die knapp 1 000 repräsentativ ausgewählte Deutsche im Alter von 16 bis 55 Jahren befragt wurden: Unter den vorgegebenen Antwortalternativen war die Angst vor einer Ansteckung mit HIV/AIDS am weitesten verbreitet (30 %; häufiger bei Frauen), gefolgt von der Sorge, selbst keinen Spaß am Sex zu haben (häufiger bei Frauen). Auf den weiteren Rangplätzen folgen geschlechtsspezifisch unterschiedliche Ängste: Für Frauen primär die Angst, ihr Körper könne nicht attraktiv wirken, die bereits 17 % der 16- bis 24-jährigen Frauen nennen und 27 % der über 35-jährigen (was nur 3 bis 6 % der Männer Sorgen bereitet – den älteren seltener als den jüngeren). Für Männer dagegen nehmen zwei andere Ängste mit zunehmendem Alter zu – die Angst, impotent zu werden (18 bis 28 %) sowie die Angst, ihre Partnerin nicht befriedigen zu können (11 bis 20 %), die nur 7 bis 10 % der Frauen beschäftigt (Durex, 2001b).

Angst vor einer Infektion mit HIV/AIDS

In Bezug auf *Angst vor einer Infektion mit HIV/AIDS* sind 57 % der Deutschen unbesorgt – damit liegen sie weltweit im Mittelfeld: Fast total unbesorgt sind die Polen (79 %) gefolgt von den Franzosen und Ungarn, eher ängstlich sind die Menschen in der Türkei (nur 2 % unbesorgt) sowie in Nigeria und Hongkong. Weltweit sind 53 bis 54 % der verheirateten oder zusammenlebenden Personen unbesorgt, Frauen (49 %) sind sorgloser als Männer (43 %). Als Schutz vor HIV/AIDS favorisieren die Deutschen ebenso wie die Bewohner anderer Länder „bin meinem Partner treu“ (65 %), die Kondomnutzung mit neuem Partner (52 %) oder bei gelegentlichem Sex (35 %). Seltener genannt wurde Kondomnutzung in fester Partnerschaft (19 %), die Befragung des Partners nach dessen sexuellem Vorleben (19 %), regelmäßige Durchführung von HIV-Antikörper-Tests (17 %) oder das Bestehen darauf, dass der Partner einen HIV-Test durchführt (10 %; Durex, 2001a).

„Safer“ und ungeschützter Sex mit neuen Partnern

Insgesamt 20 % der Teilnehmer einer großangelegten Internetstudie (19 % der Frauen, 22 % der Männer) berichteten, dass sie innerhalb der letzten 12 Monate *ungeschützten Sex mit einem neuen Partner* hatten. Die Frage „Würden Sie mit einem neuen Partner schlafen, auch wenn dieser sich weigert, ein Kondom zu benutzen?“ wurde von 30 % bejaht. Dabei waren die Männer unvorsichtiger (43 %) als die Frauen (22 %). Am leichtsinnigsten waren die über 45-Jährigen (38 %; Durex, 2004).

3.5 Sexuelle Ressourcen

Ebenso bedeutsam wie die Frage nach sexuellen Problemen ist die Frage nach den *sexuellen Ressourcen* eines Menschen und einer Beziehung: Was ist lustvoll, befriedigend und erfreulich an der (gemeinsamen) Sexualität? Doch dazu liegen nur wenige Daten vor (Durex, 2004; Sydow, 1993; Trudel, 2002).

In einer Repräsentativbefragung deutscher Paare im Alter von 18 bis 35 Jahren bejahten 79 % die Aussage „Im Verlauf unserer Beziehung ist der Sex besser geworden“ und 65 % „Früher waren wir mit unseren sexuellen Fantasien zurückhaltender“ (Heidelberger Forschungsinstitut A & B, 2000). Insgesamt beschreiben sich etwa 70 % der Partner bzw. Partnerinnen in Dauerbeziehungen als zufrieden oder sehr zufrieden mit ihrem gemeinsamen Sexualleben. Frauen sind häufiger zufrieden als Männer (Trudel, 2002). Bei der Analyse der Aussagen von über 1 000 Langzeitpaaren waren Männer in länger dauernden Beziehungen mehrheitlich sowohl mit ihrer Partnerschaft als auch mit ihrer Sexualität zufriedener, während länger verheiratete Frauen weniger zufrieden mit der Beziehung, aber zufriedener mit der Sexualität waren. Bemerkenswert war, dass bei den Männern die Partnerschaftszufriedenheit eng mit der Zärtlichkeit in der Beziehung assoziiert war (Heiman et al., 2011).

Sexuelle Ressourcen aus weiblicher Sicht

Erfreulich an der Sexualität in Partnerschaften sind auch aus weiblicher Sicht *Zärtlichkeit* und das Ausüben von (auch) *nichtkoitalen sexuellen Praktiken* (z. B. manuell-genitaler und oral-genitaler Kontakt). Für Frauen ist zudem der respektvolle Umgang des Mannes mit der weiblichen Selbstbestimmung wichtig: Ständiges Bedrängtwerden wird negativ erlebt. Doch Frauen sind nicht frei von Ambivalenz – zu viel vorsichtiger Respekt wird z. T. ebenfalls als problematisch empfunden (Sydow, 1993).

Sexuelle Ressourcen aus männlicher Sicht

Von der Zeitschrift „Brigitte“ (suggestiv!) befragt, ob der Sex umso besser werde, je älter man wird, reichte die Spannweite der männlichen Antworten von „Nein“ über „Na ja, man weiß alles besser zu schätzen, was weniger wird“ bis hin zu „Ja. Sex wird mit zunehmendem Alter einfacher und dadurch besser. Wenn man jung ist, macht man sich zu viele Gedanken. Kann ich das? Wo kommt jetzt der Arm oder das Bein hin? Die Unsicherheit ist total groß. Wenn man älter wird, bekommt man eine gewisse Routine. Oder wie man im Fussball sagt: Man wird erfahrener und ein besserer Teamplayer“ (ohne Namen, 2009, S. 102).

Welcher Teil des Liebesspiels gefällt am besten?

In der Online-Befragung eines Kondomherstellers wurde erfragt „Welcher Teil des Liebesspiels gefällt Ihnen am besten?“. Die vorgegebenen Antwortalternativen wurden folgendermaßen bejaht, Mehrfachnennungen waren möglich (Durex, 2004):

1. das Vorspiel (Frauen: 58 %, Männer: 52 %),
2. die prickelnde Lust im Vorfeld (Frauen: 51 %, Männer: 42 %),
3. der Orgasmus des Partners (Frauen: 40 %, Männer: 60 %),
4. mein eigener Orgasmus (Frauen: 41 %, Männer: 44 %),
5. Zärtlichkeiten nach dem Sex (Frauen: 43 %, Männer: 34 %).

Die Präferenzen beider Geschlechter scheinen demnach relativ ähnlich zu sein – nur, dass die Männer dem Orgasmus der Partnerin mehr Gewicht geben, die Frauen der Zärtlichkeit nach dem Sexualakt.

Der US-amerikanische Sexualtherapeut Jack Morin (1996) ließ eine (allerdings hochselektierte) Gruppe von Studierenden und anderen Interessenten

Sexuelle Höhepunkte des bisherigen Lebens

einen Fragebogen zu ihren *sexuellen Höhepunkten („peak erotic events")* ausfüllen (N=351). Jeder der befragten Männer und Frauen sollte zwei sexuelle Erfahrungen beschreiben, die für ihn bzw. sie zu den erregendsten ihres bisherigen Lebens gehörten und darüber reflektieren, was genau diese Erlebnisse so erregend machte. Die besonders erregenden Ereignisse waren keinesfalls immer dramatisch oder sensationell. Geschlechtsverkehr musste nicht stattfinden – manchmal fand sogar gar keine sexuelle Aktivität statt. Häufiger genannt wurden Erfahrungen mit besonderem Erinnerungswert wie „erste Male" (Sex überhaupt oder das erste Mal mit einem neuen Partner), „idyllische Situationen oder Partner" (z. B. Essen bei Kerzenschein mit Liebesgeständnis, aufregender Blickwechsel mit schönen Fremden) und „Zeitausdehnungen oder -begrenzungen". Wichtig war auch Sex, der Regeln bricht, also z. B. Sex im Park, begleitet von der Angst, ertappt zu werden, oder Sex mit unpassenden oder „verbotenen" Partnern; so etwas war bedeutsam in 37 % der berichteten Episoden – aber für 69 % der ehemals katholisch erzogenen Probanden. In 28 % der Episoden spielte Dominanz oder Submission eine Rolle. 60 % der Spitzenerlebnisse ereigneten sich mit „Real-life"-Partnern.

Frauen berichten häufiger von Erlebnissen, bei denen Sex für sie vollends befriedigend („truly satisfying") war und/oder sie zum ersten Mal einen Orgasmus mit einem Partner zusammen erlebten. Für Frauen scheint das Ambiente, in dem Sex stattfindet, wichtiger zu sein als für Männer. Männer berichten seltener als Frauen davon, dass ihr Spitzenerlebnis mit einer Partnerin aus dem echten Leben stattfand, und Frauen beschreiben häufiger besondere erotische Erlebnisse mit Partnern, in die sie verliebt waren, als Männer. In den männlichen Erinnerungen spielt Sex mit Fremden bzw. neu kennengelernten Menschen eine wichtigere Rolle als in den weiblichen (30 vs. 16 %). Das gilt auch in Bezug auf Sex mit multiplen Partnern (13 vs. 3 %). Für Frauen dagegen ist Gegenseitigkeit und Resonanz („He read my body like a book.") wichtiger als für Männer (33 vs. 19 %), auch in Zusammenhang mit Musik, Tanz oder ausgedehntem Küssen und Berührungen. 10 % der Befragten berichteten bei ihrem besonderen sexuellen Erlebnis, die Transzendenz persönlicher Grenzen erlebt zu haben, wie z. B.: „I felt a part of all that is". 46 % hatten vor dem besonderen Sex mindestens einen alkoholischen Drink zu sich genommen, 14 % Cannabis oder andere illegale Drogen.

Wann fühlen sich Menschen am stärksten zu ihrem Partner hingezogen?

Esther Perel (pers. Mitteilung, 25. 10. 2013) berichtet von ihrer Befragung, wann sich Menschen am meisten zu ihrem Partner hingezogen fühlen: (1) dann, wenn er bzw. sie in etwas aufgeht, worin er bzw. sie kompetent ist, wenn die Person „in ihrem Element" und selbstbewusst ist; (2) Überraschung/Neuheit: den anderen anders als gewohnt zu erleben; (3) wenn man sich vom anderen gesehen fühlt; (4) Sehnsucht/Abwesenheit; (5) den Partner durch die Augen anderer zu sehen/Eifersucht.

Ressourcenorientierte Fragen und Übungen

Die folgenden Fragen und Übungen können in Therapien zur Erkundung der sexuellen Ressourcen eingesetzt werden, aber auch zur Selbsterkundung außerhalb von Therapien:

1. *Übung zu erregenden sexuellen Erlebnissen* (orientiert an Morin, 1996, S. 344):
   Denken Sie zurück an all Ihre bisherigen sexuellen Erlebnisse mit anderen Menschen. Wählen Sie intuitiv zwei Erlebnisse aus, die zu den erregendsten gehören, die Sie erlebt haben. Beschreiben Sie beide Situationen so detailliert wie Sie es wünschen. … Was denken Sie, machte diese Erlebnisse so erregend?
2. *Fragen, die helfen Lust und Begehren eines Paares zu erforschen* (vgl. Perel, 2011):
   - Wenn Sie an Sex denken, was kommt Ihnen in den Sinn (Worte, Bilder)?
   - Wann finden Sie Ihren Partner am attraktivsten und am anziehendsten?
   - Wann fühlen Sie sich selbst am attraktivsten, am erotischsten?
   - Wann öffnen/verschließen Sie sich für Ihre sexuellen Empfindungen?
   - Was schaltet Sie sexuell an … und was schaltet Sie ab?
   - Wenn Sie an Liebe/Lust denken, denken Sie an …?
   - Wenn Sie lieben, fühlen Sie …? Wenn Sie begehren, fühlen Sie …?
   - Wenn Sie geliebt werden, fühlen Sie …?
   - Wenn Sie sich begehrt fühlen, fühlen Sie …?
   - Wenn Sie heute an Liebe zwischen Ihrem Partner bzw. Ihrer Partnerin und sich denken, fühlen Sie … Wenn Sie an Sex mit Ihrer Partnerin bzw. Ihrem Partner denken, fühlen Sie …?
3. *Das „ideale sexuelle Szenario“* (zitiert nach Clement, 2006, S. 190):
   Stellen Sie sich vor, Sie dürften ganz egoistisch sein und müssten auf Ihren Partner keine Rücksicht nehmen. Welchen Ablauf einer für ihre Bedürfnisse idealen sexuellen Begegnung würden Sie sich wünschen? Ideal heißt für Sie optimal erregend und stimmig, also zu sich als sexueller Person passend. Schreiben Sie auf ein Blatt Papier, was Sie mit wem wie genau tun würden.

Zusammenfassung

Die Diagnostik und Klassifikation sexueller Störungen steht in Zusammenhang mit kulturellen Vorstellungen. Derzeit werden im ICD-10 und DSM-5 neben ungewöhnlichen sexuellen Neigungen (Paraphilien) und Störungen der Geschlechtsidentität sexuelle Funktionsstörungen abgebildet. Die

Mehrheit der Bevölkerung leidet mindestens einmal im Leben unter sexuellen Funktionsstörungen. Männer sind häufiger betroffen von Erektionsstörungen und vorzeitiger/früher Ejakulation, Frauen häufiger von Erregungs-/Lubrikationsstörungen und ausbleibendem Orgasmus. Beide Geschlechter erleben häufiger Lustlosigkeit und nichtfunktionelle sexuelle Probleme wie Konflikte über die Häufigkeit sexueller Kontakte, Krisen in Zusammenhang mit Außenbeziehungen und nicht selten auch Probleme mit sexueller und nichtsexueller Gewalt.

Während Erektions- und Lubrikationsstörungen nicht nur, aber auch stark von somatischen Faktoren (Männern: Gewicht, Lebensalter und Erkrankungen; Frauen: hormonelle Situation) beeinflusst sind, stehen die anderen Probleme überwiegend in Zusammenhang mit psychischen, psychosozialen und partnerschaftlichen Faktoren. Insofern sollte bei Erektions- und Lubrikationsstörungen, Schmerzen beim Geschlechtsverkehr und Vaginismus immer auch eine Abklärung durch somatische Fachärzte (Andrologen/Urologen oder Gynäkologen) stattfinden. In allen Fällen sollten aber (auch) individuelle psychische und partnerschaftliche Faktoren (z. B. durch Einbezug des Partners) erkundet werden.

Doch nicht alle Menschen leiden unter vorhandenen sexuellen Beschwerden, viele können sie in ihr Leben integrieren. Eine Behandlungsnotwendigkeit besteht nur dann, wenn der Betroffene oder der Partner einen deutlichen Leidensdruck hat. Neben Problemen haben sexuelle Beziehungen und Individuen auch Ressourcen, wobei es sehr variabel ist, was als Ressource oder als „Abturner“ erlebt wird.

4 Theoretische Konzepte zur Sexualität und sexuellen Problemen in Dauerbeziehungen

Theorien mit Fokus auf den häufigsten psychosexuellen Konfliktfeldern: Lustlosigkeit und Außenbeziehungen

Es existiert eine Reihe von Theorien über Sexualität, z. B. evolutionäre, soziologische, psychoanalytische und andere psychologische Perspektiven. Während im vorherigen Kapitel auf Ansätze zur Erklärung spezifischer sexueller Probleme wie z. B. Erektions- oder Orgasmusprobleme eingegangen wurde, werden in diesem Abschnitt Theorien diskutiert, die einen Beitrag zum Verständnis von Sexualität in Dauerbeziehungen leisten – insbesondere bezogen auf die häufigsten psychosexuellen Konfliktfelder: ein- oder beidseitige erotische Lustlosigkeit und sexuelle Außenbeziehungen. Einen Überblick über weitere theoretische Ansätze zur Erklärung anderer sexueller Phänomene geben Hyde und DeLamater (2000) sowie Fiedler (2004). Der untenstehende Kasten gibt einen Überblick über allgemeine Ursachen psychosexueller Funktionsstörungen.

Risikofaktoren für psychosexuelle Funktionsstörungen

1. *Körperliche/somatische Faktoren:*
   - (höheres) Alter (Männer: nur bzgl. Erektionsproblemen)
   - Erkrankungen bzw. beeinträchtigte somatische Gesundheit (Frauen, Männer)
   - Operationen
   - Urin-Inkontinenz (Frauen)
   - hormonelle Veränderungsprozesse/Probleme (Frauen)
2. *Drogen, Alkohol und Medikamente*
3. *Individualpsychologische Faktoren I: aktuelle Faktoren:*
   - Ängste (z. B. vor HIV-Infektion, Schwangerschaft, Versagen, Nähe)
   - Störung durch Selbstbeobachtung der sexuellen „Leistungen"
   - falsche/fehlende Informationen
4. *Individualpsychologische Faktoren II: Biografie und Persönlichkeit:*
   - psychische Störungen wie Depressionen, Angst(störung) (Frauen)
   - Erfahrungen mit sexuellem Missbrauch im Kindesalter (Frauen, Männer)
   - Erfahrungen als Opfer sexueller Gewalt (Frauen, Männer)
   - Erfahrungen mit sexueller Gewalt (aktiv) (Männer)
   - schwaches Selbstwertgefühl und geringe „Differenzierung"
   - belastete Beziehungs-/Bindungserfahrungen in der Kindheit
   - sehr sexuell restriktive/religiöse Herkunftsfamilie
   - uneingestandene homosexuelle Neigungen

5. *Partnerschaft und Paardynamik:*
   - nichtverheiratet (vs. verheiratet) (Frauen, Männer)
   - Leben in einer Partnerschaft (Frauen: erhöhtes Risiko!)
   - Zufriedenheit mit der Partnerschaft (Frauen: Schutzfaktor!)
   - sexuelle Funktionsstörung des Partners (Frauen)
   - negative Interaktionsmuster und „Teufelskreise" (z.B. „demand-withdraw")
   - Probleme mit der Unterschiedlichkeit bezüglich sexueller Wünsche umzugehen
   - Kommunikationsprobleme des Paares
   - nichtsexuelle Partnerschaftskonflikte, deshalb Lustlosigkeit oder sexuelle Abstinenz als „Strafmaßnahme" gegen den Partner
6. *Sozioökonomische Faktoren:*
   - wenig Bildung (Männer; Frauen?)
   - sozialer Abstieg/Arbeitslosigkeit (Männer)
7. *Kontextbedingungen:*
   - beruflicher, familiärer und sonstiger Stress; Schlafentzug
   - fehlende Ungestörtheit

Quellen: Dennerstein, Koochaki, Barton & Graziottin (2006); Smith, Lyons, Ferris et al. (2012); Shifren, Monz, Russo, Segreti & Johannes (2008); nur über Männer: Braun et al. (2000); Feldman et al. (1994); Laumann, West, Glasser, Carson, Rosen & Kang (2006); Schäfer et al. (2003); über beide Geschlechter: Buddeberg, Bucher & Hornung (2003); Fugl-Meyer & Fugl-Meyer (1999); Laumann, Nicolosi, Glasser et al. (2005); Laumann, Paik & Rosen (1999); Moreira, Hartmann, Glasser et al. (2005); Nicolisi, Buvat, Glasser et al. (2006); Addis et al., 2006; Davidson & Neale, 1998; Hyde & DeLamater, 2000; Johnson & Zuccarini (2010); Öberg & Fugl-Meyer (2005); Schnarch (1997/2006, 2001, 2009/2011); Schröder et al. (1994); Strauß (2004); Sydow (1993, 1994, 2013)

4.1 Biologische Aspekte

4.1.1 Genetische Faktoren

Zwillingsstudien

Einzelne Studien untersuchen den Einfluss *genetischer Faktoren* auf das soziosexuelle Verhalten. In einer australischen Zwillingsstudie ergab sich, dass Familienähnlichkeit in Hinblick auf die Neigung zu *„Gelegenheitssex" (casual sex)* stärker auf genetische als auf Umgebungseinflüsse zurückzuführen sei (Bailey et al., 2000).

Eine Zwillingsstudie ergab, dass 34 % der Variabilität der (berichteten) *Orgasmusfähigkeit* von Frauen beim Geschlechtsverkehr und sogar 45 % bei der Selbstbefriedigung auf genetische Faktoren zurückgeführt werden kann (Dunn, Cherkas & Spector, 2005).

Bei männlichen Wühlmäusen lassen sich monogame und nichtmonogame Typen unterscheiden, was in Zusammenhang mit anatomischen und genetischen Faktoren zu stehen scheint: Die monogamen Mäuseriche haben auf der Oberfläche ihrer Gehirnzellen deutlich mehr Vasopressin-Rezeptoren. Durch den Einbau der dafür verantwortlichen Gene konnte eine amerikanische Forschergruppe die Anzahl dieser Rezeptoren bei ursprünglich nichtmonogamen Mäusen erhöhen. Daraufhin beobachteten sie, dass sich diese Männchen auf eine Wühlmäusin konzentrierten und sie anderen Weibchen vorzogen, während sie vorher primiskuitiver handelten (Pitkow et al., 2001).

4.1.2 Soziobiologie und evolutionäre Psychologie

Evolutionstheorie

Sozio- und Verhaltensbiologen versuchen mithilfe der *Evolutionstheorie* das menschliche Verhalten zu erklären. Wesentliches Ziel allen Handelns sei Fortpflanzungserfolg, also möglichst viele eigene Gene an die nächsten Generationen weiterzugeben und das Überleben der nachkommenden Generationen zu sichern.

Evolutionäre Ansätze postulieren, dass Männer stärker zu sexuellen Aktivitäten mit wechselnden Partnerinnen neigen (z. B. außerehelichen Beziehungen), da so die Anzahl der gezeugten Kinder maximiert werden kann, während Frauen mehr Wert darauf legen würden, einen Dauerpartner an sich zu binden, der sie bei der Aufzucht der gemeinsamen Kinder unterstützt. Das wird darauf zurückgeführt, dass Frauen nur eine begrenzte Menge an Eizellen haben und austragen können, während Männer täglich Millionen neue Spermien produzieren, und dass der biologische Fortpflanzungsaufwand für Frauen weitaus höher ist (Schwangerschaft, Geburt, Stillzeit). Weiterhin wird daraus abgeleitet, dass beide Geschlechter nach attraktiven und kooperativen Partnern suchen und versuchen, diese an sich zu binden, wobei Männer stärker auf „fruchtbares“ Äußeres (jung, körperlich attraktiv) achten würden, Frauen mehr auch auf gute Versorgerqualitäten (z. B. gutes Einkommen) von Männern.

Empirische Belege und der Hang zum „Gen-Shoppen“

Inwieweit werden solche Thesen durch empirische Befunde gestützt? Eine große *Metaanalyse* ergab, dass Männer tatsächlich angeben, wesentlich liberalere Einstellungen zu (eigenen) vor- und außerehelichen Beziehungen oder Gelegenheitssex zu haben als Frauen – doch bezüglich der Anzahl der Koituspartner bestand zwar ein signifikanter Geschlechtsunterschied in der erwarteten Richtung, dieser war jedoch deutlich geringer als bei den Einstellungen. Außerdem wurden die Geschlechtsunterschiede im Lauf der Zeit (von den 1960er zu den 1980er Jahren) bzw. in jüngeren Kohorten deutlich geringer (Oliver & Hyde, 1993). Tatsächlich ist nicht nur das männliche Geschlecht untreu, sondern auch das weibliche: Sogar bei Schwänen, die als Inbegriff lebenslanger Treue gelten, belegen DNA-Analysen, dass 10 bis 30 % der Jungen nicht mit ihrem sozialen Vater verwandt waren. Das ergaben auch ähnliche Analysen bei Menschen in Deutschland: Jedes zehnte

Kind in Deutschland stammt nicht von dem Mann ab, der sich für den Vater hält. Untreue wird beim weiblichen Geschlecht mit einem Hang zum *„Gen-Shoppen"* erklärt, der nicht nur Tierweibchen, sondern auch Frauen dazu neigen lässt, sexuelle Kontakte mit Partnern einzugehen, die attraktiv aussehen, höherrangig sind oder aber „den Reiz des Neuen" verkörpern. Daraus entstehen dann manchmal auch Schwangerschaften und Kinder. Da sexuelle Anziehungskraft Männer jedoch nicht automatisch zu guten Vätern macht, werden solche Erfahrungen dem Dauerpartner, der vielleicht der bessere soziale Vater ist, manchmal verheimlicht. Frauen sind biologisch gut dafür gerüstet, Untreue verschweigen zu können, als dass ihr Eisprung versteckt (und nicht offen wie bei vielen Primaten) abläuft und sie anders als fast alle anderen Primaten jederzeit sexuell interessiert und aktiv sein können, nicht nur während des Eisprungs (Hazan & Zeifman, 1994).

Partnerwahl

Bei der *Partnerwahl* sind aus biologischer Sicht drei Grundsätze wesentlich (Bartels, 2006): Weil bei Wirbeltieren jeder Partner 50 % des Genpools zum Kind beiträgt, lässt sich der Prozentsatz eigenverwandter Gene erhöhen, indem genetisch engverwandte, also ähnliche Individuen als Partner ausgewählt werden *(„Homogamie")*. Ein Weg dahin ist die postnatale Prägung: Da die eigenen Eltern mit einem selbst am engsten verwandt sind, sucht man Partner, die den Eltern (insbesondere dem gegengeschlechtlichen Elternteil) möglichst ähnlich sehen. Das funktioniert nicht nur bei Vögeln, sondern auch bei Säugetieren: Wenn Schafbabys von Ziegen-Adoptivmüttern großgezogen werden, entwickeln die Adoptierten später eine sexuelle Neigung zu Ziegen (das funktioniert auch umgekehrt). Zum Teil wirkt diese *postnatale Prägung* auch bei Menschen, z. B. bezüglich des Alters (männliche wie weibliche Individuen zogen ältere Partner vor, wenn ihr gegengeschlechtliches Elternteil älter war) wie auch bezüglich der Haar- und Augenfarbe (bei beiden Geschlechtern sind diese korrelliert zwischen gegengeschlechtlichem Elternteil und Partner bzw. Partnerin; Bartels, 2006).

Inzesttabu, Körpergeruch und Gesichtsähnlichkeit

Zu genetisch nah dürfen Partner aber auch nicht sein, da die Fortpflanzung mit Geschwistern oder anderen nahen Verwandten zu Beeinträchtigungen der Immunabwehr bei so entstandenen Kindern führen könnte. Insofern ist das *Inzesttabu* auch biologisch sinnvoll. Die Natur vermeidet Inzucht dadurch, dass Menschen den *Körpergeruch* gegengeschlechtlicher Anderer als attraktiver empfinden, wenn ein bestimmter Parameter des Immunsystems *(MHC: major histocompatability complex)* sich vom eigenen unterscheidet. So hat die MHC-Unähnlichkeit moderiert über *Geruchspräferenzen* einen direkten Effekt auf die Partnerwahl (Bartels, 2006). Digital bearbeitete Gesichter gegengeschlechtlicher Menschen wirken dann besonders vertrauenswürdig, wenn sie dem Probanden ähnlicher sahen – gleichzeitig galten solche dem Selbst ähnlichen Gesichter sexuell aber als weniger attraktiv für eine Kurzzeitbeziehung. In Hinblick auf Langzeitbeziehungen hatte die Gesichtsähnlichkeit keinen Effekt, wahrscheinlich weil da sowohl Vertrauen, als auch sexuelle Attraktivität bedeutsam sind (DeBruine, 2005).

Wahrgenommene Gesichtsattraktivität und sozialer Kontext

Schließlich ist die Wahl eines möglichst „fitten" Partners aus biologischer Sicht wesentlich. Die *Attraktivität des Gesichts* spielt da bei Menschen eine große Rolle. Als schön gilt ein möglichst symmetrisches Gesicht, was tatsächlich auch mit Langlebigkeit, Fruchtbarkeit und Gesundheit assoziiert ist, sowie eines Gesichts, das maximal durchschnittlich ist (die Überlagerung möglichst vieler Einzelgesichter einer Population). Allerdings gelten bei Frauen Abweichungen vom Durchschnitt im Sinn einer erhöhten Weiblichkeit als besonders attraktiv, was mit erhöhten Östrogenwerten und reproduktiver Fitness korrelliert. Bei Männern dagegen gilt maskulines, testosterongeprägtes Aussehen als besonders attraktiv – wobei Frauen das besonders in der fruchtbaren Phase ihres Zyklus bevorzugen, in anderen Phasen bevorzugen sie femininere Männergesichter (Bartels, 2006). Frauen favorisieren maskuline männliche Gesichter stärker in Ländern mit geringer Lebenserwartung, unabhängig von ihren jeweiligen (kurz- oder langfristigen) Partnerstrategien. Das wird darauf zurückgeführt, dass in solchen Kontexten unbewusst die körperliche Fitness der Kinder maximiert wird, während in freundlicheren Kontexten Frauen mehr darauf achten ob der Mann verspricht, auch in die Aufzucht etwaiger Kinder zu investieren – also auch feminine Anteile beim Mann erwünscht sind (DeBruine, Jones, Crawford, Welling & Little, 2010).

Die *evolutionäre Psychologie* fokussiert darauf, wie Prozesse der natürlichen Selektion die kognitiven und emotionalen Strukturen von Menschen geprägt haben könnten und untersucht die unterschiedlichen *sexuellen Strategien*, die Frauen und Männer in Kurzzeit- und Langzeitbeziehungen verfolgen. Es wird postuliert, dass Männer mit sexuell freizügigen Frauen gerne Affären anfangen, jedoch für Dauerbeziehungen sexuell zurückhaltendere Partnerinnen vorziehen, denen sie größere sexuelle Treue zuschreiben, was wichtig in Hinblick auf eine möglichst „sichere" eigene Vaterschaft erscheint. Männer würden bei Frauen besonderen Wert auf jugendliche physische Attraktivität als Indikator von Fertilität legen, Frauen dagegen mehr Wert auf gute Versorgerqualitäten des Mannes.

Theorie der sexuellen Strategien

Für beide Geschlechter relevant ist es im Sinn der *Theorie der sexuellen Strategien* (Buss & Schmitt, 1993) Dauerpartner zu finden, die gute Verbündete sind, die sich verbindlich binden wollen und die gute Eltern sind, da Reproduktionserfolg nicht mit der Geburt von Kindern gewährleistet ist, sondern erst dann, wenn diese erfolgreich großgezogen wurden und sich selbst wieder fortpflanzen. Die gefährdetste Periode ist die Neugeborenen- und Kleinkindzeit. Insofern könnte die menschliche Neigung zur Paarbildung über mindestens vier Jahre eine Strategie sein, die Überlebenschancen der Nachkommen zu verbessern. Es wird sogar vermutet, dass die relativ große Größe des menschlichen *Penis* (in erigiertem Zustand durchschnittlich mehr als viermal so groß wie der Penis von Gorillas), die mehr Koituspositionen und damit sexuelle Abwechslung erlaubt, und die Entstehung des *weiblichen Orgasmus* beim Menschen der Evolution insofern nützen, als dass sie die sexuelle Paarbindung stärken – zumindest für einige Jahre (Hazan & Zeifman, 1994).

Aus evolutionärer Sicht wird angenommen, dass ein Paar ab der Geburt eigener Kinder seine begrenzten Ressourcen umverteilen muss und so – im Dienst der guten Kinderversorgung – weniger Zeit und Energie in Erotik und Sexualität und mehr in die Kinder investieren wird. Das kann ein Erklärungsmoment für die beobachtbare Reduktion sexueller Aktivität beim Übergang zur Elternschaft sein. Es kann jedoch nicht alles erklären, da auch kinderlose Paare mit zunehmender Beziehungsdauer sexuell weniger aktiv und lustloser werden.

Kritik an den evolutionären Ansätzen und ihre Grenzen

Die evolutionären Ansätze werden kritisiert wegen der Vernachlässigung kultureller und sozialer Einflüsse, dem impliziten biologischen Determinismus, der fragwürdigen Vorannahme, die primäre Funktion von Sex liege in der Reproduktion, und der Unmöglichkeit, diese Theorien so wie andere Theorien zu testen, da wir die Evolution nicht manipulieren können (Hyde & DeLamater, 2000). Obwohl die evolutionäre Perspektive nützlich ist, ist ihr Erklärungswert bei Menschen begrenzt, da die Einzigartigkeit der menschlichen Sexualität gerade darin liegt, dass sie sich weit von der Fortpflanzung entkoppelt hat und Menschen auch in Zeiten sexuell interessiert, erregt, aktiv und orgasmisch sein können, in denen ihre Sexualität nicht zu Fortpflanzung führen kann – nämlich während der Menstruation, in Schwangerschaft und Stillzeit und während und nach den Wechseljahren – und sich inzwischen auch ohne Sex fortpflanzen können.

4.1.3 Neuropsychologische und hormonelle Aspekte

Drei hormonell-neuropsychologische Systeme: Lust, Verliebtheit und Bindung

Die US-amerikanische Anthropologin *Helen Fisher* (2004) beschäftigte sich intensiv mit der Frage „warum wir lieben“, also mit den biologischen, hormonellen und neuropsychologischen Grundlagen der Liebe. Sie belegt, dass sexuell-romantische Motive ebenso grundlegend im Menschen verankert sind wie andere Triebe (z. B. Hunger/Durst, Mutterinstinkt) und unterscheidet drei grundlegende Antriebe, die in Zusammenhang mit unterschiedlichen Hormonen stehen (Fisher, 2004; Schnarch, 2009/2011):

- *Lust/Wollust*, „animalische Geilheit“ und das Verlangen nach sexueller Befriedigung, die jeder auch nur halbwegs akzeptable Partner bzw. Partnerin auslösen kann; die entscheidenden Hormone sind hier bei beiden Geschlechtern *Testosteron* und bei Frauen *Östrogen*,
- *romantische Liebe* als Verliebtheit in einen bestimmten Partner; sie steht in Zusammenhang mit *Dopamin, Noradrenalin* und *Serotonin*,

– *(Paar-)Bindung*, die emotionale Sicherheit und Geborgenheit vermittelt, und die in Zusammenhang mit Monogamie, Elternschaft, der Akzeptanz von Verwandtschaftsbeziehungen und dem Wunsch langfristig zusammenzuleben steht; hierfür charakteristisch sind die *„Bindungshormone“ Oxytocin* und *Vasopressin*.

Komplexe verstärkende und antagonistische Wechselbeziehungen zwischen den drei Systemen

Die Wechselbeziehung zwischen diesen drei erotischen Motiven ist komplex und z. T. widersprüchlich: Die Interaktion von Dopamin, Noradrenalin und Testosteron kann dazu führen, dass romantische Liebe Wollust aktiviert und umgekehrt. Aber Testosteron kann auch eine Bindung beeinträchtigen und die chemischen Prozesse, die durch Bindung ausgelöst werden, können sexuelle Lust und romantische Liebe hemmen. Das ist einer der Gründe dafür, dass Wollust und romantische Liebe kurzlebig sind. Aus biologischer Sicht lässt sich ableiten, dass Wollust und romantische Liebe zeitlich begrenzt sind. Sonst würden wir Menschen an sexueller Erschöpfung sterben und könnten uns um nichts anderes mehr kümmern als um den Liebespartner. Aus evolutionärer Sicht besteht die Funktion der Lust und der romantischen Liebe darin, dass sie Menschen dazu bringt, eine Präferenz für einen bestimmten Partner zu entwickeln, ihn aus dem Kreis der Bewerber auszuwählen, sexuelles Verhalten in Gang zu setzen und die Beziehung so lange aufrechtzuerhalten, bis ein Kind in die Welt gesetzt wurde. Stabiler ist dagegen die Bindung. Während sich die Bindung zwischen Eltern und Kindern im ersten Lebensjahr des Kindes meist sehr intensiv entwickelt und sich dann langsam bis zum Jugend- und frühen Erwachsenenalter löst (aber in der Regel nicht völlig auflöst), können im Jugend- oder Erwachsenenalter eingegangene Paarbindungen mit zunehmender Dauer intensiver werden und bisweilen ein Leben lang anhalten (Sydow, 2012a).

Die „Bindungshormone“ Oxytocin und Vasopressin

Sowohl die elterliche Bindung und Liebe zu einem Baby als auch die zu einem Partner oder einer Partnerin wird durch bestimmte biologische Prozesse mitgesteuert. Dabei spielen die einander ähnlichen *Neurohormone Oxytocin* und *Vasopressin* eine wichtige Rolle. Die Ausschüttung dieser Hormone steht in enger Verbindung zu nahem *Körperkontakt* zum Kind oder Partner (visuell, taktil, olfaktorisch). Sowohl beim Tier als auch beim Menschen führt die Stimulation von Brust oder Cervix (beim Stillen, beim Kuscheln, bei Sex, bei Geburten) bzw. Orgasmen zu einer starken Ausschüttung dieser Neuropeptide, welche dann – nachgewiesen bei verschiedenen Säugetieren, allerdings bisher nicht beim Menschen – direkt die Entwicklung der Bindung herbeiführen (Bartels, 2006; Fisher, 2004).

Ein Experiment untersuchte die Wirkung von Oxytocin-Nasenspray bei Männern: Es wurde erwartet, dass das Hormon dazu führen würde, dass Männer gegenüber einer attraktiven, ihnen fremden Frau „näher rangehen“ würden, da Oxytocin soziale Beziehungen fördert. Doch die Männer, die Oxytocin erhalten hatten und in einer Beziehung mit einer Frau lebten, hielten den größten Abstand zur attraktiven Versuchsleiterin, während Männer mit Placebo-Nasenspray mehr Nähe suchten. Dagegen zeigten sich keine vergleichbaren Effekte gegenüber einem männlichen Versuchsleiter (Scheele, Striepens, Güntürkün et al., 2012).

4.1.4 Sättigungseffekte

Die Leidenschaft flieht, die Liebe muss bleiben (Friedrich Schiller)

Doch alle Lust will Ewigkeit –, – will tiefe, tiefe Ewigkeit! (Friedrich Nietzsche: Also sprach Zarathustra)

Das „Coolidge-Phänomen"

Zur Erklärung der Abnahme des sexuellen Interesses von Männern an ihren Partnerinnen wird gern auf das Ehepaar Coolidge und die Hühner zurückgegriffen *(„Coolidge-Phänomen")*: Beim Besuch einer Farm wurde der Frau des 30. US-amerikanischen Präsidenten *Calvin Coolidge* (1872–1933) ein Hahn vorgeführt, der bis zu 12-mal am Tag kopulierte. Frau Coolidge soll bemerkt haben: „Sagen Sie das meinem Mann!". Ihr Mann konterte mit der Frage, ob der Hahn denn immer mit derselben Henne kopuliere. Wie vermutlich von Herrn Coolidge erwartet, teilte man ihm mit, dass es sich jedes Mal um eine andere Henne handele. Darauf entgegnete er kühl: „Sagen Sie das meiner Frau!" (zitiert nach Degen, 1998).

Bei unterschiedlichen männlichen Säugetieren wurden *Sättigungseffekte* beobachtet: Während sie sich gegenüber der vertrauten Partnerin sexuell zurückhielten, reagierten sie auf eine neue Partnerin mit erneuter sexueller Aktivität und Ejakulation. Interessanterweise existieren offenbar keine Daten über etwaige sexuelle Sättigungseffekte bei weiblichen Säugetieren – und mehr noch: Es wurde früher nicht einmal in Erwägung gezogen, dass auch das weibliche Geschlecht so etwas erleben könnte (James, 1981; Degen, 1998). Dabei lässt sich die quantitative Abnahme der sexuellen Aktivität in Dauerbeziehungen im Sinn der Lerntheorie durchaus – bei beiden Geschlechtern – als *Habituation oder Sättigung* verstehen: Je häufiger ein Lebewesen einen bestimmten Stimulus erlebt, desto schwächer werden seine bzw. ihre Reaktionen ausfallen. Insbesondere die verstärkende Wirkung angenehmer Stimuli nimmt ab (Johnson et al., 1992). Aus der Anwendung von Sättigungstheorien (Schulz-Hardt et al., 2001) auf die Sexualität in Dauerbeziehungen lässt sich ableiten, dass mit zunehmender Beziehungsdauer das sexuelle (Über-)Sättigungsrisiko bei Männern wie bei Frauen ansteigt. Demnach ist auch zu vermuten, dass in Dauerbeziehungen eine Sättigung weniger schnell erreicht wird, wenn das Repertoire der sexuellen Aktivitäten und Kontexte vielfältiger ist als wenn Sex z. B. nur als Geschlechtsverkehr in Missionarsstellung immer Freitagabends stattfindet.

Positive (entsättigende) Effekte sind von *Zeiten sexueller Abstinenz* zu erwarten. Solche Abstinenzperioden sind übrigens in allen Weltreligionen vorgeschrieben, etwa während/nach der Menstruation, während/nach der Schwangerschaft oder während/nach den Wechseljahren. Orthodoxe jüdische Ehepartner z.B. müssen nicht nur 14 Tage des Monats sexuell abstinent sein, sondern dürfen sich in dieser Zeit auch nicht nackt sehen, berühren oder im selben Bett schlafen. Das erscheint streng – hat aber u.U. einen positiven Effekt auf die Sexualität (die Kinderzahl solcher Paare jedenfalls ist hoch!). Während ich (KvS) solche Regeln früher (Sydow, 1993) kritisiert habe, da die Abstinenzforderung in der Regel mit angeblicher weiblicher Unreinheit begründet wird, sehe ich darin heute einen beziehungsstabilisierenden Effekt, der es Paaren ermöglicht, sich frei von sexuellem Leistungsdruck voneinander zu erholen, sich selbst zu finden um sich dann wieder – auch sexuell – einander zuwenden zu können. Darüber hinaus gestatten es diese strengen Regeln sogar schon lange rechtmäßig verheirateten Paaren noch das Gefühl zu haben, beim gemeinsamen Sex etwas Verbotenes zu tun, was zweifellos aphrodisische Wirkungen haben kann. Gefragt nach dem Sexualleben in ihrer Ehe antwortete beispielsweise eine 73-jährige katholische Ehefrau:

Religiöse Vorschriften für Zeiten sexueller Abstinenz können „entsättigende" Effekte haben

> „Ja, [lacht] heikles Thema, ne [lacht]. Äh – ich weiß es nicht. Also, wir haben das Gefühl ... – solange noch die Gefühle da sind, dann wird das noch was sein, ne. Ob's richtig ist, weiß ich net [lacht]." ... („Sie haben Zweifel, ob das richtig ist.") „Ne, ich hab' das Gefühl, es muß ja alles – 'n Ausklang haben, es muß alles etwas auslaufen, ne. ... Man hört durch's Fernsehen doch ab und zu mehr – oder durch's Radio ... – daß die sagen, selbstverständlich, ob ich jetzt 70 Jahr' bin oder 80 Jahr' bin, ich brauche das noch hier und – und da denk' ich, 's kann ja net verkehrt sein [lacht]." („Und weshalb haben Sie Zweifel?") „... Ja, weil – so, daß man sagt, ja, jetzt bist du schon so alt und – schickt sich das? [lacht] – Na ja, 's ist ja so, ne. Na ja, wir haben früher auch nicht gefragt, ob sich's schickt oder nicht – 's ist ja an und für sich 'ne normale Sache, ne." (Sydow, 1994, S. 40–41)

Heute halten sich wohl nur noch wenige *Christen*, *Juden* oder *Moslems* an so strenge Regeln. Stattdessen erwarten Paare ständige sexuelle Leidenschaft – auch während Menstruation, Schwangerschaft und Stillzeit, Wechseljahren und danach.

Heute wird ständige Leidenschaft erwartet

Ganz besonders negative Effekte sind zu erwarten, wenn Menschen sich verpflichtet fühlen, jenseits ihres *„Sättigungspunktes"* (d.h. dem Punkt, an dem ihre Lust auf Null gesunken ist) Sex zu haben – weil der Partner oder die Partnerin sich das wünscht und sonst enttäuscht, traurig oder ärgerlich ist, um die eigenen (unrealistischen) Beziehungsideale zu erfüllen oder wegen anderer Gründe (z.B. Kinderwunsch). Je stärker Menschen sich selbst zu so etwas zwingen, desto schneller und massiver werden die eigenen Übersättigungsgefühle ansteigen. Insofern ist die *Fähigkeit zum*

Sex jenseits des Sättigungspunktes ist destruktiv – „Nein"-Sagen können ist wichtig

„Nein"-Sagen von elementarer Bedeutung für die partnerschaftliche Sexualität.

Erzwungene physische Nähe ist für weibliche Rhesusaffen total „abturnend"

Eine Studie mit Rhesusaffen belegt, dass weibliche Affen in engen Käfigen sexuell komplett passiv werden (während die Männchen aktiv sind) – in großen Käfigen aber deutliche sexuelle Initiative zeigen (Bergner, 2013; Wallen, 1982). Es scheint, dass *erzwungene physische Nähe* speziell für das weibliche Geschlecht (oder zumindest Rhesusäffinnen) „abturnend" ist.

Habituationseffekte können aber zumindest zum Teil kompensiert werden

Die vorliegenden Studien über die Abnahme der koitalen Aktivität mit zunehmender Beziehungsdauer belegen, dass Habituation die sexuellen Reaktionen von Menschen offenbar vermindert. Doch gleichzeitig sind Menschen kognitiv differenzierter als Tiere, und insofern können sie Habituationseffekte zumindest teilweise beeinflussen. Immerhin gibt es Paare, die auch nach 30 oder 40 Jahren Zusammenleben immer noch oder immer einmal wieder ein gemeinsames Sexualleben haben.

Ein Paar, das gemeinsam an einer Studie über ältere Ehen teilnahm, gab z. B. an, dass die Sexualität in ihrer Ehe nach einer anfangs schönen Zeit etwas „verblasste", da beide Partner durch Kinder und Berufe stark beansprucht waren. Mit Anfang 60 beschrieben beide die Ehe wieder als sehr positiv, was die Frau u. a. darauf zurückführte, dass sich beide nach der Pensionierung ihres Mannes wieder näher gekommen seien. Sexualität spielte nun wieder eine große Rolle. Beide waren wieder sehr interessiert und aktiv. Lachend sagte sie: „Wir kommen so auf die Anfänge [der Ehe] zurück". Die gemeinsame Sexualität gefalle ihr – „vielleicht sogar noch besser [als früher] – ... man entwickelt sich da auch" (Sydow, 1994).

Habituation erklärt partiell, aber nicht hinreichend die menschliche Sexualität

Viele neue Liebesbeziehungen unter älteren Menschen entstehen auch nach dem Motto *„old friends make good partners"* (Sydow, 1994). Insofern ist das Konzept der Sättigung bzw. der Habituation relevant, aber nicht ausreichend, um menschliche Sexualität in Dauerbeziehungen zu erklären.

4.2 Gesellschaftliche Faktoren

„Marktmechanismen" in den privaten Beziehungen

Eva Illouz (2011) analysiert in ihrem Buch mit dem schönen Titel „Warum Liebe weh tut" aus soziologischer und neomarxistischer Perspektive, warum Liebesleid unvermeidlich ist und wie romantische Liebe durch die gesellschaftlichen Verhältnisse geformt ist. Sie postuliert, dass der zunehmende *„Freiheitskult"* nicht nur im wirtschaftlichen Bereich verheerende Konsequenzen haben kann (z. B. Unsicherheit, gewaltige Einkommensunterschiede), sondern auch im emotionalen und sexuellen Bereich. In der Moderne habe das *Moment der Wahl* eine viel größere Bedeutung erlangt: Nicht nur in der Welt der Waren, sondern auch bei der Partnersuche ergebe sich eine ganz erhebliche Ausweitung des Angebots (z. B. Internet-Partner-Plattformen) und ein damit einhergehender „Eindruck der Grenzenlosigkeit der Möglichkeiten“ (S. 431). Das gehe einher mit einer „zunehmende[n] Verflüssigung und Verfeinerung der Geschmäcker in einer Vielzahl von – sexuellen, körperlichen, kulturellen – Bereichen“ und der immer stärkeren individuelle Bewertung anderer Menschen. Zentral sei, dass der „Umstand, dass das Bewusstsein der eigenen Chancen, stets eine noch bessere Wahl treffen zu können, strukturell in die Beziehungen Einzug gehalten“ habe (S. 431). All das hat den Prozess der Partnersuche transformiert – aber wohl auch die Art, wie Beziehungen gelebt werden: Menschen tun sich immer schwerer, sich auf eine feste Partnerschaft einzulassen – es könnte ja noch jemand „Besserer“ vorbeikommen oder im Internet aufgefunden werden –, was sich abbildet im immer höheren Heiratsalter, steigenden Alter bei der Ersteltemschaft, sinkenden Kinderzahlen und steigenden Scheidungszahlen. Wenn verbindliche Beziehungen dennoch eingegangen werden so neigen – laut Illouz – die Beteiligten mehr als früher zu chronischer Selbstbeobachtung und Selbstprüfung (Ist er bzw. sie auch wirklich der bzw. die Richtige?!). Die überall in den Medien präsenten attraktiven Menschen mit Idealfiguren dämpfen Gefühle und Begehren und das eigene Selbstwertgefühl der Zuschauer. Gleichzeitig wird suggeriert, dass *ständige Lust die Norm* ist. Diesen inneren Konflikt illustriert auch der Schriftsteller Manesse, indem er konstatiert: „Es gibt wahrscheinlich keinen Antrieb, so gewaltig wie der, der in einem Mann zu glühen beginnt, wenn er die Lust verloren hat in einer Gesellschaft, die nicht mal einen Liter Mineralwasser verkaufen kann, ohne diese Ware erotisch zu besetzen. … Der Trieb, die Lust zu spüren, ist bereits stärker geworden als der Trieb, sie zu befriedigen“ (Menasse, 2009, S. 8 f.).

Allerdings ist es keine neue Idee, *das sexuelle Feld als Markt* zu beschreiben, *in dem die Akteure miteinander konkurrieren* um die sexuell begehrenswertesten Partner, sowie angeblich auch darum, möglichst viele Partner zu sammeln und die eigene sexuelle Attraktivität zur Schau zu stellen. Diese Sicht geht zurück auf *Darwin* und die *Soziobiologie*.

Haben Männer mehr Auswahl und bessere sexuelle Chancen als Frauen?!

Illouz postuliert: „Unter den Bedingungen der Moderne verfügen Männer über eine weitaus größere sexuelle und emotionale Auswahl an Frauen, und es ist dieses Ungleichgewicht, das zu ihrer emotionalen Vorherrschaft führt“ (Illouz, 2011, S. 429). Diese größeren Auswahlmöglichkeiten führen dazu, dass Männer der Mittelschicht zurückhaltender als Frauen seien, langfristige Bindungen einzugehen, da der Status von Männern stärker durch beruflichen Erfolg als durch Ehe und Kinder geprägt sei. Illouz behauptet auch, dass „Männer … nicht biologisch und kulturell durch die Fortpflanzung bestimmt (seien), so dass sich ihre Suche über einen wesentlich längeren Zeitraum erstrecken kann“ (S. 433) und die „Altersdiskriminierung verschafft Männern Vorteile“. Es besteht tatsächlich ein biologisches Ungleichgewicht insofern, dass die meisten Männer biologisch länger als Frauen fortpflanzungsfähig sind. Gleichzeitig besteht auch ein ökonomisches Ungleichgewicht, da Männer durchschnittlich mehr Geld verdienen als Frauen, was sie häufiger als Frauen lebenslang gute Versorger sein lässt. Aber es erscheint fraglich, ob Männer generell mehr erotische Macht als Frauen haben. Die erotische Macht ist wahrscheinlich am größten bei jungen, schönen Frauen – und bei reichen Männern jeder Altersgruppe. Ein Ungleichgewicht existiert insofern, als dass Frauen weniger Schönheit oder Jugend nicht so gut mit Geld oder Erfolg kompensieren können wie Männer.

Frauen definieren sich stärker über Liebe und Begehrtwerden als Männer

Zweifellos haben auch Frauen daran Anteil, was erstaunlich selten diskutiert wird: *Die große Mehrheit der Frauen definiert sich und ihren Selbstwert wesentlich* (und viel stärker als Männer das allgemein tun) *über Partnerschaft, Liebe und Begehrtwerden*: „Immer geht es neben allem anderen darum, einen Partner zu haben. … Für eine Frau ist die Liebe eines Mannes in Sex ausgedrückt die Norm, an der sie sich selbst misst. … Die fehlende Erektion wird zum Schuldspruch am Körper der Frau. Wieder fühlen sich alle nicht schön genug … Es bleibt beim Penis als Richter über den Wert der Frau." (Streeruwitz, 2012, S. 46.) Die weibliche Selbstdefinition über Liebe, Ehe und Begehrtwerden ist nach unserer Einschätzung aber, anders als von Illouz[4] behauptet, überhaupt nichts Neues, sondern tief – wahrscheinlich sowohl biologisch (vgl. Kapitel 4.1.2) als auch kulturell – in der weiblichen Psyche verankert.

Die Zukunft der Liebe

Wir sind auch etwas optimistischer als Illouz bezüglich der Zukunft der Liebe: „Liebe ist mehr als ein kulturelles Ideal, sie ist die soziale Grundlage des Selbst, und doch sind die kulturellen Ressourcen, die sie zu einer Grundlage des Selbst machen, aufgebraucht" (Illouz, 2011, S. 441).

4.2.1 Soziale Austauschtheorien

In den 1990er Jahren begann man *soziale Austauschtheorien* auf sexuelle Paarbeziehungen anzuwenden (z. B. Lawrance & Byers, 1995; Sprecher, 1998). Zentrale Konzepte sind dabei der (materielle und nichtmaterielle) Kosten und Nutzen sexueller Aktivität. Bei höherem Nutzen als Kosten wird eine höhere sexuelle Zufriedenheit erwartet. Dabei sind Kosten und Nutzen subjektiv und geprägt vom Vergleichsstandard des jeweiligen Individuums. *Gleichheitsmodelle (equality models)* postulieren darüber hinaus, dass Zufriedenheit dann eintritt, wenn beide Partner den Eindruck haben, dass sie selbst in Hinblick auf die Kosten und Nutzen ebenso gut wie ihr Partner abschneiden – also keiner in der Beziehung „draufzahlt". Solche Forschungskonzepte werden eingesetzt bei den Themen Partnerwahl (es ist z. B. nicht

4 „Weil die Moderne eine Privatsphäre hervorgebracht hat, die die weibliche Identität einerseits prägte und anderseits von der Öffentlichkeit abkoppelte, ist die Liebe so entscheidend für das Selbstwertgefühl der Frauen." (Illouz, 2011, S. 434)

selten, dass eine Frau physische Attraktivität und/oder Jugend gegen hohe finanzielle Ressourcen ihres Partners „eintauscht"), Initiation der ersten sexuellen Kontakte oder außereheliche Beziehungen (die z. B. manchmal eingegangen werden, weil eine Person sich in der Hauptbeziehung sexuell oder nichtsexuell benachteiligt fühlt). Obwohl zweifellos Kosten-Nutzen-Überlegungen in Paarbeziehungen bedeutsam sind, möchten wir diesen Ansatz hier nicht vertiefen, da wir glauben, dass intime Beziehungen komplexer sind als solche geschäftsmäßigen Theorien zulassen, und da dieser Ansatz nicht sehr viel weiter führt, wenn es um sexuelle Probleme in Dauerbeziehungen geht. Es scheint zudem schwierig zu messen, was für wen wann ein wie großer Kosten oder Nutzen ist (z. B. bzgl. einem vorgetäuschten Orgasmus). Klinisch bedeutsam aber ist die Frage, ob sich jemand in der Beziehung – sexuell oder sonst wie – benachteiligt fühlt.

4.2.2 Schönheitsnormen und Selbstwertprobleme

„Körperhass ist ein westlicher Exportschlager"?!

Die *Medien* haben einen gewaltigen Effekt auf das körperliche Selbstwertgefühl von Mädchen/Frauen und zunehmend auch von Jungen und Männern. Während die deutsche Durchschnittsfrau 1,63 m groß ist, 69,9 kg wiegt und einen Taillenumfang von 83 cm hat, werden wir durch die Medien ständig – ca. 2 000- bis 5 000-mal pro Woche – mit möglichst perfekten, sehr dünnen und sehr jungen „Topmodel"-Körpern konfrontiert. Im echten Leben haben die wenigsten Frauen Zeit und Lust permanent ihr Essverhalten zu zügeln (was auch ungesund ist) und die Möglichkeiten „Personal Trainer", Ernährungsberater und Köche anzustellen sind begrenzt. Zusätzlich sind die in den Medien gezeigten Bilder der Models und Schauspielerinnen, die sich hauptberuflich ihrem Aussehen widmen, digital manipuliert. Die britische Psychotherapeutin *Susie Orbach* konstatiert: „Körperhass ist ein westlicher Exportschlager" (zitiert nach Niemann, 2012, S. 68).

In Deutschland wurden im Jahr 2011 eine halbe Million *Schönheitsoperationen* durchgeführt – mehr als doppelt so viele wie fünf Jahre zuvor. Die Deutschen gaben 2011 für *kosmetische Operationen* 800 Millionen Euro aus. Dazu kommen 1,8 Milliarden für die Kosmetik- und 4 Milliarden für die Fitnessbranche. Dabei werden 31 % dieser Operationen an „Patienten" unter 30 Jahren durchgeführt (Ahr, 2012). Doch nicht nur diejenigen, die sich operieren lassen oder andere Angebote (z. B. Botox- oder Hyaloronsäure-Injektionen in Gesichtsfalten) nutzen, sind davon betroffen, sondern auch (fast) alle anderen Mädchen und Frauen und zunehmend mehr Jungen und Männer. Bereits Mädchen im Grundschulalter machen sich inzwischen Sorgen, sie könnten „zu dick" sein, da „Germany's next Topmodel" und ähnliche Sendungen sie und ihre Freundinnen prägen: In keinem anderen Land der Welt gibt es so viele normalgewichtige junge Frauen, die sich zu dick fühlen (Ahr, 2012).

„Centerfold syndrome“

Das alles prägt auch die erotischen Neigungen von Männern und Frauen: Der amerikanische Therapeut *Jack Morin* berichtet von einem Patienten mit selbstdiagnostiziertem *„centerfold syndrome“*, dessen erste sexuelle Erfahrungen von Masturbation zu Playboy-Modellen geprägt waren und dessen sexuelle Fantasien bleibend von „perfekten“, jungen, sehr dünnen und großbusigen Frauen dominiert sind (Morin, 1996, S. 17).

Intimrasuren und kosmetische Genitaloperationen

Eine neuere Entwicklung ist, dass die Hälfte der Frauen zwischen 18 und 25 Jahren und ein geringerer Teil der Männer sich zur *Intimrasur* bekennen. Bei einer Studentenbefragung waren es sogar 88 % der Frauen und 67 % der Männer.[5] Fachbegriffe für Intimhaarschnitte wie „Brasilian Hollywood Cut“ (Komplettrasur) oder „Brasilian Landing Strip“ (es bleibt ein schmaler Haarstreifen) gehören inzwischen zur Allgemeinbildung und lassen sich in vielen Waxing-Studios realisieren (wenn auch nicht ohne Schmerzen). Die größere Sichtbarkeit der weiblichen Genitalregion führt auch zu mehr Unzufriedenheit – und zu einer offenbar stark steigenden Nachfrage nach *kosmetischen Genitaloperationen* (z. B. Schamlippenstraffungen), die medizinische Risiken mit sich bringen (Maier & Wüsthoff, 2009).

Weibliche Genitalverstümmelung

„Female Genital Mutilation“ (FMG) beschreibt jede nicht therapeutische, z. B. kulturell oder religiös begründete teilweise oder vollständige Entfernung oder Verletzung der weiblichen äußeren Genitalien. „Beschneidung“ ist ein bagatellisierender Begriff, der FMG gleichsetzt mit der männlichen Zirkumzision, die das sexuelle Funktionieren und Erleben nicht oder weitaus weniger einschränkt. FMG wird seit über 2 000 Jahren durchgeführt und betrifft weltweit ca. 150 Millionen Frauen, da es in vielen Ländern Afrikas, aber z. T. auch in bestimmten muslimischen Gruppen in einigen Ländern Asiens Teil der kulturellen Tradition ist – nicht nur bei manchen Moslems, sondern auch bei manchen Christen, Juden, Animisten oder Atheisten. So sind 90 % der sudanesischen Mädchen beschnitten. Durch Migration wird FMG auch in den westlichen Ländern bedeutsam: Einer britischen Studie zufolge waren 80 % der Einwanderinnen aus Somalia, dem Jemen, Eritrea und Äthiopien „beschnitten“ oder wollten ihre Töchter „beschneiden“ lassen (Kentenich & Utz-Billing, 2006). Die oft unter unhygienischen Bedingungen durchgeführte Operation kann zu vielfältigen medizinischen Komplikationen bis hin zum Tod führen. Häufige *chronische Komplikationen* betreffen die Harnwege, Narbenbildung, sexuelle

5 Es gibt zu denken, dass es in einer Zeit, in der sexueller Missbrauch von Kindern mehr denn je geächtet wird, unter jungen Erwachsenen populär wird, sich genital haarlos zu präsentieren – also so, wie es von Natur aus nur Kinder sind.

Probleme und Infertilität (Dyspareunie, Vaginismus und Vagilnalstenosen führen bei 25 bis 30 % der Betroffenen zu Infertilität), mangelnde Orgasmusfähigkeit durch Verlust der Klitoris und Schwangerschafts- und Geburtskomplikationen – insbesondere nach schwereren Formen der Verstümmelung.

4.2.3 Informations- und (bewusste) Lerndefizite

Die klassische Verhaltenstherapie stellt das bewusste Lernen in den Mittelpunkt. Obwohl Sex ein ständig präsentes öffentliches Thema ist, bestehen bei vielen Menschen massive *Wissenslücken* – nicht nur bei Jugendlichen, sondern auch bei Erwachsenen. In der Befragung einer Tageszeitung ergaben sich z. B. folgende Antworten. So meinte eine 20-jährige Studentin, die nach der Prostata gefragt wurde: „Eine Prostata haben Frauen auf jeden Fall im unteren Bereich. Ob Männer auch eine haben, weiß ich nicht". Eine 45-jährige Frau nahm an, „Koitus interruptus" stehe „für irgendetwas Kaputtes. Vielleicht ist das eine Bezeichnung für die Beschneidung der Frau" (zitiert nach Becker, 2009, S. 7). Bei älteren Menschen bestehen z. T. massive Wissenslücken über normale sexuelle Alternsveränderungen (Sydow, 1994, 2013). Diese Wissensdefizite können sexuelle Probleme verursachen – erhöhen aber auch das Risiko für ungeplante Schwangerschaften und Infektionen mit sexuell übertragbaren Krankheiten. Insofern ist *Informationsvermittlung* notwendig.

Lerntheorien lassen sich auch auf Sexualität anwenden. Es wurde belegt, dass sich sexuelle Erregung durch *klassisches Konditionieren* herstellen lässt – zumindest bei männlichen Studenten. Auch das Konzept der *operanten Konditionierung* ist nützlich, z. B. um zu erklären, warum eine Frau mit einer vaginalen Infektion eher Sex vermeiden wird: Da sie beim Geschlechtsverkehr negative Konsequenzen – nämlich Schmerzen – erlebt. Die *soziale Lerntheorie* von *Bandura* schließlich kann mit erklären, wie Kinder die weibliche oder männliche Geschlechtsrolle erwerben: durch Imitation (z. B. ihrer gleichgeschlechtlichen Elternteile) und durch Identifikation.

Implizit gelernte (oft unbewusste) Bindungsmuster

Wichtiger als das bewusste Lernen sind für die Sexualität aber vermutlich *implizit gelernte (oft unbewusste) Beziehungs- und Gefühlsregulationsmuster,* wie sie im Kontext der *Bindungstheorie* untersucht werden.

Sexuelle Schuldgefühle, bewusste und physiologische sexuelle Erregung

Eine Studie belegt Diskrepanzen zwischen bewusstem sexuellem Erleben und unbewussten sexuellen Reaktionen. Probandinnen, denen ein erotischer Film gezeigt wurde, berichteten dann, wenn sie zu stärkeren *sexuellen Schuldgefühlen („sex guilt")* neigten, von weniger sexueller Erregung – während sie gleichzeitig physiologisch eine höhere sexuelle Erregung zeigten als Frauen mit geringer „sex guilt" (gemessen mit einem Photoplethysmographen; Morokoff, 1985).

4.3 Verinnerlichte Bindungs- und Beziehungserfahrungen

Die in diesem Kapitel beschriebenen Denktraditionen gehen zum Teil auf *Sigmund Freuds psychoanalytische Theorie* zurück. Doch der Forschungsstand hat sich inzwischen beträchtlich weiterentwickelt.

4.3.1 Sigmund Freuds Sexualtheorien

Empirisch fundierte und widerlegte psychodynamische Konzepte

Einige von Freuds Konzepten sind heute durch die psychologische und neuropsychologische Grundlagenforschung und Psychotherapieforschung gut belegt. Dazu gehört das Konzept des *„Unbewussten"* – heute eher verstanden als implizites (Interaktions-)Gedächtnis –, die hohe Relevanz von Beziehungserfahrungen der frühen Kindheit für und der Einfluss der Eltern auf das Seelenleben des Kindes und späteren Erwachsenen und die Konzepte *„Abwehrmechanismen"*, *„Übertragung"* und *„Gegenübertragung"* – wenn auch mit gewissen Modifikationen. Dagegen sind andere freudianische Konzepte empirisch nicht belegbar oder widerlegt wie z. B. die *Triebtheorie*, das *Entwicklungsmodell mit oraler, analer, phallischer und genitaler Phase*, das *Primat des Penis*, die angebliche anatomische Überlegenheit des männlichen Geschlechts, oder *Freuds Orgasmustheorien* (Fonagy, 2008; Laschinger, 2007; Mitchell, 1988; Stoller, 1975/1998; Sydow, 1993).

Freuds Theorie über den angeblich „unreifen" klitoralen und „reifen" vaginalen Orgasmus

Freuds Theorie zum weiblichen Orgasmus, die fälschlich zwischen einem *„reifen" vaginalen Orgasmus* und einem *„unreifen" klitoralen Orgasmus* unterschied, wurde z. B. durch die sexualphysiologische Beobachtungsstudie von Masters und Johnson (1966/1977) widerlegt: Frauen (und Männer) wurden bei der Selbstbefriedigung und beim Geschlechtsverkehr beobachtet, und es wurde festgestellt, dass nur eine Art von Orgasmus existiert, der immer (direkt oder indirekt) durch die Klitoris ausgelöst wird. Dennoch wurde der Versuch unternommen Freuds überholte These in jüngster Zeit zu rehabilitieren, da ein männlicher Wissenschaftler – Stuart Brody – mehrere Studien vorlegt, die angeblich zeigen, dass Beeinträchtigungen des vaginalen Orgamus assoziiert seien mit dem Gebrauch von mehr „unreifen Abwehrmechanismen" oder einer geringeren psychischen Gesundheit (Brody, Costa, Hess & Weiss, 2011). Unklar bleibt, ob Alternativhypothesen geprüft wurden, wie z. B. mehr oder minder starke Antwortneigungen im Sinne sozialer Erwünschtheit (z. B. in Costa & Brody, 2011).[6]

Angesichts aktueller Diskussionen über die fragliche Legitimität der *Beschneidung (Entfernung der Vorhaut)* von männlichen Babys (Kindern) in

6 Übrigens existiert auch in der vorderen Vaginalwand nichts Derartiges wie der publizistisch häufig beschworene, angeblich besonders sensitive *„Gräfenberg-Punkt" bzw. „G spot"* (David & Ebert, 2012).

der jüdischen (muslimischen) Tradition und etwaigen traumatisierenden Wirkungen, möchten wir darauf hinweisen, dass die *Freudsche Konzeption der angeblich universellen männlichen Kastrationsangst* in Zusammenhang damit stehen könnte, dass Freud als Jude im Säuglingsalter selbst beschnitten wurde, er viele jüdische Patienten behandelt hat – er selbst aber die Beschneidung seiner Söhne untersagte (Onfray, 2010/2011). Manche Männer berichten von Kastrationsangst, es ist jedoch bislang nicht reflektiert worden, inwieweit diese Angst mit der *jüdischen Beschneidungstradition* in Zusammenhang steht (und durch diese Praktik erzeugt oder verstärkt wird).

Freuds jüdischer Kontext und die Theorie der angeblich universellen Kastrationsangst

Revisionsbedürftig ist auch *Freuds Konzeption der weiblichen anatomischen Minderwertigkeit* und seine Idee, *Mädchen und Frauen erlebten sich als kastriert*. Weil Frauen über Jahrmillionen und z. T. bis heute politisch und ökonomisch in einer schwächeren Position waren bzw. sind und sich das auch auf das weibliche Selbstwertgefühl auswirkt, liegt dieses Problem wohl nicht in einer Minderwertigkeit der weiblichen Anatomie begründet, da die frühesten Gottheiten Muttergottheiten waren – auch wenn beide Geschlechter auf besondere Attribute des anderen Geschlechts neidisch sein können (z. B. Penis/Phallus, Erektion, Fähigkeit unkompliziert im Stehen zu urinieren bzw. Brüste, Gebär- und Stillfähigkeit, größere orgasmische Potenz; s. Sydow, 1993).

Frauen als kastrierte Männer?!

4.3.2 Bindungstheorie und Partnerschaft/Sexualität

Besser empirisch fundiert ist *John Bowlbys* (1979) *Bindungstheorie* und ihre Weiterentwicklung in Hinblick auf ein *relationales Grundmuster („relational matrix")* der *systemische Bindungstheorie* (Sydow, 2002b, 2008). Anders als Freud sieht Bowlby als primäres Motiv von Menschen und insbesondere Kindern das *Bedürfnis nach Bindung/Beziehung*: „[The] human being has a primary drive towards relationships/attachment" (Schwartz, 2007, S. 53). Implizite Beziehungserfahrungen mit zentralen Bezugspersonen werden verinnerlicht und die so entwickelten *„inneren Arbeitsmodelle" von Bindung* wiederum beeinflussen fortan die Wahrnehmung und das Verhalten in engen Beziehungen. Die Bindung an andere ist für kleine Kinder überlebenswichtig. Mit zunehmendem Alter werden Menschen selbstständiger – aber die Möglichkeit, emotionale Sicherheit in Beziehungen zu zentralen Bezugspersonen zu finden, ist bis zum Tod bedeutsam (Bowlby, 1979).

Stärker als Freud betonte Bowlby, dass reale (und nicht fantasierte) Beziehungserfahrungen der Kindheit langfristige Auswirkungen auf das erwachsene Leben haben können. Während Bindung von Bowlby als motivationales System unabhängig von der sexuellen Motivation konzipiert wurde, wurde inzwischen deutlich, dass Bindung in enger Wechselbeziehung mit

Bindung in erwachsenen Partnerschaften

Sexualität steht, und dass Bindung auch in den Partnerschaften Erwachsener eine bedeutsame Rolle spielt (Johnson & Zuccarini, 2010; Schwartz, 2007; Shaver & Miculincer, 2002; Sydow, 2012a, 2012b; Sydow & Ullmeyer, 2001; s. auch Kapitel 5.7.1).

Implikationen der Bindungstheorie/-forschung für erwachsene Liebesbeziehungen

Die wichtigsten Implikationen der Bindungstheorie und -forschung für erwachsene Liebesbeziehungen lassen sich folgendermaßen zusammenfassen:

- Bindung ist als angeborenes Motiv auch in erwachsenen Liebesbeziehungen bedeutsam. Bindungsbeziehungen sind mit den intensivsten Emotionen verknüpft.
- Angst und Unsicherheit aktivieren Bindungsbedürfnisse. Das Streben nach Nähe, Trost und Verbundenheit ist ein primärer angeborener emotionaler Regulationsmechanismus als Schutz gegen Gefahr, Stress und Gefühle von Hilflosigkeit und Sinnlosigkeit.
- Wenn der Partner auf Bindungsbedürfnisse mit emotionaler Aufgeschlossenheit und Ansprechbarkeit reagiert, fördert das die Bindungssicherheit und damit auch die innere Autonomie und das Selbstvertrauen.
- Menschen mit sicherer Bindung erleben sich selbst als einen Menschen, der es wert ist, geliebt und umsorgt zu werden. Sichere Bindung stärkt die Fähigkeit, vom Geschehen zurückzutreten und über sich selbst, das eigene Verhalten und eigene mentale Zustände zu reflektieren (Fonagy & Target, 1997).
- Wenn auf Bindungsverhalten wiederholt keine tröstende Antwort erfolgt, ist die Folge wütender Protest, Anklammern, Depression und Verzweiflung, was schließlich in Distanzierung mündet und zu vermeidendem Rückzug führt.
- Isolation und Verlust können sich als traumatisierend auswirken.
- Neben einem *„sicheren" Bindungsmuster* lassen sich drei grundlegende Strategien beschreiben, wie Menschen versuchen, mit verunsichernden Bindungserfahrungen zurechtzukommen:
  a) ängstlich fordernd-kontrollierendes Verhalten *(unsicher-ängstlich)*,
  b) vermeidend distanziertes Verhalten *(unsicher-vermeidend)* und
  c) eine *Kombination* aus beidem, ängstlich-vermeidendes Verhalten, das mit chaotischen und *traumatischen (desorganisierten) Bindungen* assoziiert wird.

Bindung und körperliche Berührung

Laschinger (2007, S. 5) betont: „Attachment is a bodily experience". Damit ist gemeint, dass sowohl zwischen Kindern und Eltern, als auch unter erwachsenen Partnern, *körperliche Berührung* fundamental für die Bindungsbeziehung ist, was ebenfalls Bezüge zwischen Bindung und Sexualität impliziert. Ergänzend weist *Fonagy* (2008) darauf hin, dass sexuelle Gefühle von kleinen Kindern (z. B. Erregung, Erektionen) meist von den Bezugspersonen ignoriert und nicht gespiegelt werden, und insofern sexuelle Gefühle auch für Erwachsene schwieriger zu regulieren sind.

Bindungs- und Beziehungserfahrungen der frühen Kindheit prägen unsere Persönlichkeit. Doch mit zunehmendem Alter werden wir selbst auch immer stärker Akteure unserer eigenen Entwicklung. Beziehungserfahrungen und Persönlichkeitsentwicklung stehen in einem lebenslangen Wechselspiel. Die *inneren Arbeitsmodelle von Bindung* sind lebenslang noch veränderlich. Menschen mit einem sicheren Bindungsmuster halten sich selbst für liebenswert und erwarten von ihren wichtigen Bezugspersonen eher freundlich und unterstützend behandelt zu werden, neigen zu mehr Selbstwertgefühl und einer besseren Gefühlsregulation. Das alles kann zu einem erfreulicheren Beziehungs- und Sexualleben beitragen (s. auch Schmidbauer, 2010). Gleichzeitig führen gelingende Beziehungen zu mehr Bindungssicherheit und Beziehungskrisen können zu grundlegender Verunsicherung des Selbstwertgefühls und der Bindungssicherheit führen (Sydow, 2012a).

Bindungs- und Beziehungserfahrungen sowie die Persönlichkeitsentwicklung stehen in einem lebenslangen Wechselspiel

4.3.3 Zusammenhänge zwischen frühen Bindungs-/Beziehungserfahrungen und späterer Sexualität

Sowohl in der psychodynamischen Therapie (Schmidbauer, 2010) als auch in der Bindungstheorie liegt der Fokus bei sexuellen Problemen auf *Kindheitserfahrungen*:

> Als Kinder in ihren Geborgenheitswünschen verletzte Liebende können beispielsweise die Intensität ihrer Verlassenheitsängste in einer sexuellen Beziehung nicht so weit mildern, dass sie erotisch voll erlebnisfähig sind. Sie konzentrieren sich so sehr darauf, das Liebesobjekt nicht zu verlieren, dass sie die körperliche Selbstbezogenheit nicht aufbringen, die für den Liebesgenuss notwendig ist. (Schmidbauer, 2010, S. 194)

Dennoch existieren nur wenige – überwiegend retrospektive – Studien, zu etwaigen *Zusammenhängen zwischen Bindungs-/Beziehungserfahrungen in Kindheit und Jugendalter und späterer Sexualität*. Längst nicht alle der genannten Studien haben einen bindungstheoretischen Hintergrund, sie alle thematisieren aber bindungsrelevante Beziehungserfahrungen der Kindheit. Zunächst werden Befunde zu den Auswirkungen (eher) nichttraumatischer Kindheits- und Jugenderfahrungen zusammengefasst, dann Studien zu Bindungstraumata des Kindes- und Jugendalters.

Kindheitserfahrungen und spätere Sexualität

Frühe (nichttraumatische) Bindungs- und Beziehungserfahrungen

Männer mit homosexueller Orientierung haben durchschnittlich *mehr ältere Brüder* und ältere Mütter als Männer mit heterosexueller Orientierung (z. B. Blanchard, Barbaree, Bogaert, Dickey, Klassen, Kuban & Zucker, 2000).

Geschwisterkonstellation und sexuelle Orientierung

Beziehung zu den Eltern in der Kindheit und erwachsene Sexualität

In einer finnischen Repräsentativstudie mit 20- bis 54-Jährigen ergab sich (retrospektiv) bei beiden Geschlechtern ein Zusammenhang zwischen einer *guten Beziehung zu Mutter und/oder Vater in Kindheit und Jugendalter* und der erwachsenen Sexualität: Sexualität war bedeutsamer, die Probanden zufriedener mit ihrem Sexualleben und sie konnten besser über Sex sprechen (Ojanlatva et al., 2003). In einer deutschen Repräsentativstudie stand die erinnerte Kindheitsbeziehung zu den Eltern dagegen nicht in signifikantem Zusammenhang mit der weiblichen sexuellen Zufriedenheit (Klaiberg et al., 2001; s. auch Schönbucher, 2007; Sydow, 1993) – doch bestimmte interpersonale Probleme, die in der Kindheit erworben worden sein könnten, waren bedeutsam: Weniger sexuell zufrieden waren Frauen mit Neigungen zu übergroßer Fürsorglichkeit und Freundlichkeit, zu großer interpersoneller Kälte oder aber zu großer Selbstunsicherheit, während besonders konkurrierende Frauen zufriedener mit ihrer Sexualität waren (Klaiberg et al., 2001). *Mütterliche Zurückweisung in der Kindheit* steht in signifikantem Zusammenhang mit sexueller Promiskuität im Erwachsenenalter (Brennan, Shaver & Tobey, 1991). Eine *geringere Nähe zum Vater* korrelliert bei verheirateten Männern mit verstärkten autoerotischen Aktivitäten (sexuelle Fantasie, Selbstbefriedigung, Pornografiekonsum) und geringerer partnerschaftlicher und familiärer Zufriedenheit (Hosley, Canfield, O'Donnell & Roid, 2008), bei Frauen steht sie in Zusammenhang mit reduziertem Selbstwert und erhöhter Akzeptanz von männlicher Dominanz. Töchter, die im Jugendalter eine *gute Beziehung zum Vater* hatten, waren als junge Erwachsene sexuell selbstbewusster und konnten nicht gewünschten Sex besser ablehnen (Katz & von der Kloet, 2010).

Elterliche Scheidung

Elterliche Scheidung hat eine spätere geringere Heiratsneigung der ehemals betroffenen Kinder und ein ebenfalls erhöhtes eigenes Scheidungsrisiko zur Folge. Menschen, die junge Eltern mit einer geringen Altersdifferenz und einer stabilen Ehe, viele Geschwister und eine späte Geburtsreihenfolge haben, sind häufiger selbst verheiratet (Frisch & Hviid, 2006). In einer finnischen Repräsentativstudie beschrieben sich überraschenderweise jedoch Männer (nicht aber Frauen) aus Scheidungsfamilien als zufriedener mit ihrem aktuellen Sexualleben als Männer aus Nichtscheidungsfamilien (Ojanlatva et al., 2003).

Restriktive Sexualerziehung und das Alter beim ersten Orgasmus

Mehrere, aber nicht alle Studien belegen, dass eine *restriktive Sexualerziehung* bei Frauen das Risiko für spätere sexuelle Probleme, geringen sexuellen Genuß und sexuelles Desinteresse erhöht (Schönbucher, 2007; Sydow, 1993). Eine schwedische Repräsentativstudie belegt, dass ein *jüngeres Alter beim ersten Orgasmus* einen Schutzfaktor für ein späteres unproblematisches orgasmisches Funktionieren darstellt (Fugl-Meyer et al., 2006; vgl. auch Schönbucher, 2007; Sydow, 1993).

Bemerkenswert ist, dass Frauen (nicht aber Männer), die bestimmte biografische Fragen (dauerhafte ökonomische Schwierigkeiten in der Familie, schwierige Familienkonflikte) mit „weiß ich nicht" beantworteten, signifikant weniger zufrieden mit ihrer erwachsenen Sexualität waren und weniger gut über Sex sprechen konnten (Ojanlatva et al., 2003). Auch andere Studien deuten darauf hin, dass *Frauen, die sich stärker mit ihrer psychosexuellen Entwicklung auseinandergesetzt haben und auch problematische Erfahrungen artikulieren können*, im mittleren Alter eher sexuell zufriedener leben (Sydow, 1993).

Frühe traumatische Bindungs- und Beziehungserfahrungen

Die Folgen tiefgreifender Bindungsstörungen (desorganisiertes Bindungsmuster)

Wenn Babys und Kinder chronische Zurückweisung, Ablehnung und Vernachlässigung, körperliche Misshandlung und/oder sexuellen Missbrauch erleben müssen, so führt das oft, aber nicht immer, zu tiefgreifenden Bindungsstörungen *(desorganisiertes Bindungsmuster)*, die das Risiko nachfolgender psychischer Störungen (z. B. Chapman, Dube & Anda, 2007; Green, McLaughlin, Berglund, Gruber, Sampson, Zaslavsky & Kessler, 2010) und Beziehungsprobleme erhöhen und die sogar die Lebenserwartung der Betroffenen reduzieren können (z. B. Nandi, Glymour, Kawachi, VanderWeele, 2012). Es werden in der Folge nur Befunde zu Partnerschaft und Sexualität dargestellt.

Die Experimente mit Rhesusaffen von Harlow & Harlow

Bei Experimenten mit Rhesusaffen wurde schon in den 1940er Jahren gezeigt, dass Affen, die in ihrer Kindheit *keine Bindung an eine erwachsene Bezugsperson* aufbauen konnten, als Erwachsene in ihrer sexuellen Entwicklung schwer beeinträchtigt waren: Obwohl sie physiologisch gesund wirkten (hinsichtlich Spermienproduktion, Menstruationszyklus), waren sie nicht in der Lage zu kopulieren. Nach einer künstlichen Befruchtung der Weibchen verhielten diese sich gegenüber ihren Jungen abnormal und gewalttätig (Harlow & Harlow, 1962, 1965).

Sexueller Missbrauch und seine Folgen

Während die Rolle *sexuellen Missbrauchs* für die Entwicklung psychischer Störungen jahrzehntelang von der Psychologie ignoriert wurde, ist heute kaum ein biografischer Faktor besser beforscht als dieser. Deutsche Repräsentativstudien belegen, dass sich rund 13 % der Erwachsenen an sexuelle Missbrauchserlebnisse im Kindes- oder Jugendalter erinnern, Frauen deutlich häufiger als Männer (Häuser, Schmutzer, Brähler & Glaesmer, 2011; Wetzels, 1997). Das Erleben von sexuellem Missbrauch – insbesondere innerhalb der Familie – kann traumatisierende Effekte haben, Missbrauchsopfer leiden häufig unter einer posttraumatischen Belastungsstörung, aber auch überproportional häufig unter anderen psychischen Störungen (z. B. Depression, Drogenmissbrauch, Suizidalität und psychosomatischen Beschwerden, Borderline-Persönlichkeitsstörung). Solche Erfahrungen erhöhen auch das Risiko für sexuelle Probleme und Auffälligkeiten (z. B. sexuelle Aversion; Tätigkeit als Prostituierte), wobei die Folgen sich nicht primär im sexuellen Bereich zeigen müssen (Sydow, 1993). Eine australische Repräsentativstudie belegt, dass Frauen, die sexuellen Missbrauch erinnern, der bis zum Geschlechtsverkehr führte, signifikant weniger Kinder zur Welt brachten, ihre Gefühle für den aktuellen Partner negativer waren und ihre aktuelle Partnerschaft von kürzerer Dauer war als die von Frauen ohne solche Missbrauchserfahrungen (Dennerstein, Guthrie & Alford, 2004). Auch eine deutsche Repräsentativstudie belegt, dass sexuelle Traumatisierungen (Missbrauch, Vergewaltigung) oft einen langfristig negativen Einfluss auf Psyche und Sexualität von weiblichen Opfer haben (Beutel, Ströbel-Richter, Brähler, 2008; s. auch Howard et al., 2006).

Männliche Missbrauchserfahrungen

Während durch die Frauenbewegung sexuelle Missbrauchserfahrungen von Frauen zum öffentlichen Thema wurden, sind *männliche Missbrauchserfahrungen* noch stärker tabuisiert: In einer repräsentativen Telefonbefragung war für 62 % der französischen Männer mit sexuellen Gewalterfahrungen und 46 % der Frauen die Befragung die erste Gelegenheit im Leben, um über erlittene sexuelle Gewalt zu sprechen (Bajos & Bozon, 2008). Männliche Jugendliche, die sexuell missbraucht (coerced) wurden, haben gegenüber nichtmissbrauchten Jungen ein dreifach erhöhtes Risiko, selbst sexuell grenzverletzend gegenüber anderen Menschen zu agieren (Seto, Kjellgren, Priebe, Mossige, Svedin & Langström, 2010). Männliche ehemalige Opfer sexuellen Missbrauchs scheinen als Erwachsene am besten geschützt davor zu sein, sexuell übergriffig zu werden, wenn sie ihren selbst erlittenen Missbrauch nicht beschönigen und sich und anderen gegenüber ihr eigenes Leid eingestehen können (Briggs & Hawkins, 1996).

Körperliche Misshandlung und schwere Vernachlässigung

Körperliche Misshandlung und *schwere Vernachlässigung* in der Kindheit haben ebenfalls weitreichende Folgen für das erwachsene Beziehungsleben: Männliche und weibliche Opfer von körperlicher und/oder sexueller Misshandlung und/oder Vernachlässigung leben im Erwachsenenalter häufiger unverheiratet mit einem Partner zusammen, verlassen ihre Partner häufiger und sind häufiger geschieden. Ehemals misshandelte und/oder vernachlässigte Frauen nehmen ihren aktuellen Partner weniger positiv wahr als Frauen ohne solche Belastungen in der Vorgeschichte und haben häufiger Außenbeziehungen (Colman & Widom, 2004). Frauen, die sexuell und körperlich misshandelt wurden, waren im mittleren Alter weniger häufig sexuell aktiv als nichtmisshandelte Frauen (Dennerstein et al., 2004). Erwachsene, die als Kinder Opfer von Kindesmissbrauch und -vernachlässigung waren, neigten im mittleren Erwachsenenalter verstärkt zu risikoreichem Sexualverhalten (bzgl. einer möglichen Ansteckung mit HIV), was moderiert wurde durch risikoreiche romantische Beziehungen im frühen Erwachsenenalter (Wilson & Widom, 2011).

Robert Stollers Theorie: „Perversionen" und sexuelle Lieblingsphantasien als unbewusste Widerholung eines Kindheitstraumas

Der US-amerikanische Psychoanalytiker *Robert Stoller* (1975/1998), beschäftigte sich intensiv mit dem Zusammenhang zwischen realen Kindheitstraumata und -frustrationen, die die Entwicklung der Geschlechtsidentität gefährden, und zentralen Aspekten der erwachsenen Sexualität: Er versteht *„Perversionen"* als *„erotisierten Hass"*, also als zwanghafte Neigung in der

Fantasie oder sogar der Realität, einem anderen Menschen Schaden zuzufügen. Er postuliert, dass sowohl „Perversionen“ als auch harmlosere „normale“ und kontrollierbare sexuelle Varianten, sich als *unbewusste Widerholungen eines Kindheitstraumas in Fantasie oder Realität* deuten lassen. Dabei wird das Trauma reinszeniert, gleichzeitig werden aber die schrecklichen Gefühle, die das Trauma ausgelöst hat, abgewehrt und in Erregung, Orgasmus und Triumph verwandelt: „Das Opfer wird zum Sieger“ (S. 110). Stoller illustriert das am Fall eines männlichen Patienten, der als Vorschulkind unter traumatischen Umständen gezwungen wurde, Mädchenkleider zu tragen und als Mädchen aufzutreten – was sich durch Fotos im Familienalbum verifizieren ließ – und der in der Folge als Jugendlicher und Erwachsener Erregung und Orgasmus nur erleben konnte, wenn er Frauenkleider trug (Stoller, 1975/1998, S. 102–104). Stoller empfiehlt, *sexuelle Fantasien und Pornografie als Erkenntnisquelle über die Psychodynamik* zu nutzen: Die Lieblingspornografie eines Menschen sei die stark verdichtete Geschichte seiner Perversion oder sexuellen Eigenart, die seine Traumatisierungen gleichzeitig verschleiert und enthüllt (S. 115). Der Londoner Psychoanalytiker *Kahr* (2008) stellt ebenfalls in mehreren Fallgeschichten dar, wie die sexuelle Lieblingsfantasie von Menschen ihren Ursprung in Kindheitstraumata hat, die er „detektivisch“ aufspürt.

Das „zentrale erotische Thema“ („core erotic theme“)

Orientiert an Stoller (1976/1998) entwickelte der kalifornische Psychotherapeut *Morin* (1996) das Konzept des (intrapsychischen) *„zentralen erotischen Themas“ (core erotic theme, CET)*, das Informationen darüber enthält, welche Menschen, Situationen und Bilder die stärksten sexuellen Reaktionen hervorrufen: „Hidden within your CET is a formula for transforming unfinished emotional business from childhood and adolescence into exitation and pleasure“ (S. 141). Hohe Erregung entstehe in der Spannung zwischen persistierenden Problemen und triumphalen Lösungen.

Anhand des Fallbeispiels einer Frau, deren erotische Fantasien davon handeln, von einem attraktiven und entschlossenen Mann aggressiv verfolgt zu werden, illustriert Morin (1996, S. 143–144), dass in dieser Fantasie alle Kindheitsbelastungen der Probandin – emotionale Vernachlässigung durch die Eltern, qualvolle Rivalität zur als attraktiver geltenden und beliebteren älteren Schwester und schwaches weibliches Selbstwertgefühl – in einen erotisch-sexuellen Triumph verwandelt werden: In ihrer Fantasie ist sie unwiderstehlich attraktiv und ihr Gegenüber tut alles, um sie dazu zu bringen, mit ihm Sex zu haben.

Sexuelle Fantasien als „Königsweg“ zum „zentralen erotischen Thema“

Sexuelle Fantasien (sowie bevorzugte erotische und pornografische Materialien) seien laut Morin der *„Königsweg“* zum zentralen erotischen Thema. Zwei Drittel der von Morin befragten Menschen berichteten, dass 80 % ihrer sexuellen Fantasien immer nur Variationen desselben Themas seien und ähnlich viele sagten, dass sie über 10 und mehr Jahre – z. T. seit dem Jugendalter – die gleichen sexuellen Fantasien am erregendsten fänden. Purnell (2007) beschreibt, wie männliche Opfer sexuellen Missbrauchs in der Therapie sexuelle Gewaltfantasien enthüllen, die durch Bearbeitung und Integration des Schmerzes langsam weniger drängend werden.

Psychische Wunden prägen die sexuellen Grundmuster

Während Stoller (1975/1998) nur die Feindseligkeit („hostility of eroticism") als Versuch sieht, Kindheitsbelastungen zu transformieren, ist Morins (1996) Ansatz theoretisch breiter: „Any threats to our self-esteem – not just those involving gender identity – become intertwined with our eroticism" (S. 155). Um uns in unseren tiefsten erotischen Impulsen zu verstehen, müssen wir uns mit unseren psychischen Wunden auseinandersetzen. Nicht selten werden bestimmte Aspekte des CET vor dem Partner geheim gehalten. Manchmal zeigt sich erst nach langem Zusammenleben, dass der eine ein sexuelles Grundmuster hat, das für den anderen inakzeptabel ist. Das kann zu ernsten Konflikten mit unterschiedlichen Ausgängen führen (Integration in die Beziehung, Selbstbeherrschung, Trennung).

Emotionaler Missbrauch und die spätere Spaltung von sexuellen Impulsen und Bindungsgefühlen

Im Zusammenspiel von Partnern kann z. B. eine „zu enge" und damit emotional missbräuchliche Beziehung des heranwachsenden Kindes oder Jugendlichen (ohne manifesten sexuellen Missbrauch) mit dem gegengeschlechtlichen Elternteil dazu führen, dass Betroffene ihre sexuellen Impulse unterdrücken und abspalten um ihre Inzest-Ängste zu kontrollieren. Als Erwachsene können Betroffene durch die entstandene *Spaltung zwischen Sex und Bindung* Probleme haben, die Bindung an einen Partner mit ihren sexuellen Impulsen zu integrieren. Womöglich fühlt sich Sex mit einem emotional nahen Partner dann „fast inzestuös" an (Morin, 1996).

Von Selbsthass getriebene zentrale sexuelle Themen

Eine der zerstörerischsten Folgen von Vernachlässigung und Missbrauch ist die unbewusste (implizite) Überzeugung des Opfers, es verdiene schlechte Behandlung, die Neigung zu harscher und perfektionistischer Selbstkritik und das Bemühen, es jedem recht zu machen („to please everyone"). In erotischer Hinsicht gibt es zwei Wege, die „Selbsthasser" oft einschlagen um ihres bzw. seines Leidens „Herr" zu werden: Er bzw. sie gerät immer wieder in entwürdigende – aber auch vertraute – sexuelle Situationen. Oder aber das Opfer wird zum Täter und macht mit anderen das, was ihm bzw. ihr angetan wurde. *Von Selbsthass getriebene zentrale erotische Themen* kombinieren oft beide Aspekte. Eine Frau, die als Kind sexuell missbraucht wurde, kann so die zentrale Überzeugung entwickeln, ihr einziger Wert liege in ihrer sexuellen Attraktivität und als Jugendliche beginnen, Männern (unbewusst) Signale zu senden, die das Risiko erhöhen, dass sie missbraucht wird. Gleichzeitig kann sich ihr Körper (unbewusst) dagegen wehren, z. B. mit Vaginismus (Morin, 1996). Wenn zentrale negative Überzeugungen erotisiert wurden, können sie manchmal die emotionale Weiterentwicklung von Menschen blockieren, da die Betroffenen unbewusst dazu neigen, den Status quo zu erhalten, da mehr Selbstbewusstsein auch dazu führen kann, dass die alten erotischen Muster weniger gut funktionieren (Morin, 1996).

Zusammenfassend lässt sich festhalten, dass die Kindheitsbiografie bedeutsam zu sein scheint. Die Befunde zu etwaigen Zusammenhängen zwischen der Qualität der Beziehung zu den Eltern in der Kindheit und der – so lange sie nichttraumatische Qualität hat – erwachsenen Sexualität sind nicht ganz eindeutig. Doch Frauen, die sich nicht über ihre Biografie äußern und Probleme haben, ihre Gefühle zu identifizieren (Beutel et al, 2008), scheinen ein erhöhtes Risiko für sexuelle Probleme zu haben.

Schwere Vernachlässigung sowie sexuelle und körperliche Misshandlung erhöhen das Risiko für spätere Partnerschaftsprobleme und prognostizieren eine geringere Kinderzahl, eine negativere Sicht auf den Partner und ein höheres Trennungsrisiko. Psychische Gesundheit, die in engem Zusammenhang mit frühen Traumatisierungen steht, steht bei beiden Geschlechtern auch in engem Zusammenhang mit der sexuellen Zufriedenheit und der Beziehungszufriedenheit – besonders ausgeprägt ist der Zusammenhang bei Männern mit schweren psychischen Problemen (Patrick, Heywood, Smith, Simpson, Shelley, Richters & Pitts, 2013). Aber sexuelle und nichtsexuelle Traumatisierungen prägen auch die sexuellen Grundmuster von Betroffenen und können starke (und manchmal nicht ungefährliche) sexuelle Motive sein.

4.3.4 Zusammenhänge zwischen erwachsenen Bindungsmustern und sexuellen Variablen

Probleme bei der Diagnostik erwachsener Bindungsmuster

Die *(partnerschaftsbezogene) Bindungssicherheit Erwachsener* wird meist durch *Selbsteinschätzungsfragebögen* oder aber über viel aufwendigere *Interviewverfahren* diagnostiziert. Das Problem dabei ist, dass beide Ansätze nicht ganz dasselbe messen: Ein Teil der Befragten beschreibt sich im Fragebogen als bindungssicher, wird aber nach Analyse der in einem Interview gemachten Aussagen als bindungs*un*sicher eingeschätzt. Die laut Fragebogen „Bindungssicheren" setzen sich also zusammen aus auch im Fremdrating Bindungssicheren sowie Menschen, die eher unsicher-vermeidend ihre Bindungssicherheit idealisiert darstellen (Sydow, 2012a). Ebenso können auch die Angaben zur Sexualität verfälscht sein. Insofern sollte die folgende Zusammenfassung des Forschungsstandes vorsichtig interpretiert werden (s. Sydow, 2012a, 2012b; Redelstorff, Jachmann & Sydow, in Vorb.).

Bindungssichere vs. Unsicher-Vermeidende

Erwachsene *Bindungssichere verglichen mit Vermeidenden* beschreiben sich als sexuell beziehungsorientierter (negativere Einstellungen zu Sex ohne Liebe; mehr nonverbale Nähe/Zärtlichkeit zum Partner wie z. B. Küssen, Handhalten, Blickkontakt), berichten von mehr Zurückhaltung bezüglich nicht- und außerpartnerschaftlicher sexueller Kontakte (späterer erster Geschlechtsverkehr, weniger reale und geplante Lebenszeitpartner, seltener „One-Night-Stands"/Außenbeziehungen; weniger Selbstbefriedigung).

Außerdem wird von sicher gebundenen Erwachsenen häufigere Verliebtheit berichtet. Partner von sicher Gebundenen sind sexuell zufriedener als die Partner von Unsicher-Vermeidenden.

Bindungssicher vs. unsicher-vermeidend vs. unsicher-ängstlich

Beim *Vergleich von drei Gruppen oder Dimensionen – vermeidend vs. ängstlich vs. sicher gebundene* – ergaben sich folgende Befunde: Bindungssichere schätzen ihre eigene körperliche Attraktivität höher ein als die beiden unsicheren Gruppen. Ungewollten oder erzwungenen Sex haben Bindungsängstliche und Vermeidende häufiger erlebt oder mitgemacht als Sichere; für Bindungsängstliche ist dabei ein wichtiges Motiv, dass sie fürchten, ein „Nein" könne zum Verlust des Partners führen. Unsicher gebundene Männer berichten häufiger als sicher gebundene davon, schon einmal Sex erzwungen zu haben. Nichtsexuellen Körperkontakt genießen Sichere und Ambivalente stärker als Vermeidende. In Hinblick auf Kondomnutzung und Safer Sex sind Vermeidende am konsequentesten, gefolgt von Sicheren. Ängstliche sind am inkonsequentesten.

Geschlecht und erwachsene Bindungsmuster: Risikogruppen

Noch komplizierter wird die Lage, wenn *Interaktionen von Bindungshaltung und Geschlecht* bei der Analyse sexueller Variablen berücksichtigt werden. Hier zeichnet sich ab, dass *bindungsängstliche und ambivalente Frauen eine spezielle (Risiko-)Gruppe* sind, die dazu neigt, besonders früh und oft, mit wechselnden Partnern und unter z. T. problematischen Umständen sexuell aktiv zu sein (früher erster Geschlechtsverkehr; viele Sexualpartner; häufige Außenbeziehungen; Teilnahme an ungewolltem Sex; Gefühl, zu Sex gedrängt zu werden; häufigere Teilnahme an Exhibitionismus, Voyeurismus, Fessel-Sex; häufiger Orgasmen durch Vibrator oder analen Sex; seltener Kondomnutzung; s. auch Costa & Brody, 2011), während *bindungsängstliche und ambivalente Männer* und *vermeidende Frauen* besonders spät und eher selten sexuelle Kontakte haben (später erster Geschlechtsverkehr; sexuelle Aktivität) und vermeidende Frauen seltener Orgasmen berichten als bindungssichere Frauen. *Vermeidende Männer* beschreiben sich ähnlich wie *sichere Männer und Frauen* als sexuell unproblematisch. Allerdings könnten vermeidende Männer problematisch für ihre Partnerinnen sein (häufigere Außenbeziehungen).

Bindungsmuster und sexuelle Störungen

Nur wenige Studien untersuchten bisher den Zusammenhang zwischen *Bindungsmustern und sexuellen Störungen*. Bei Frauen geht ein unsicher-vermeidendes Bindungsmuster (und Somatisierung) mit einem erhöhten Risiko für Koitusschmerzen (Dyspareunie) einher (Granot, Zisman-Ilani, Ram, Goldstick & Yovell, 2011).

Weibliche Sexualität steht in engerem Bezug zu Bindungsvariablen als männliche Sexualität

Die Korrelationen zwischen sexuellen Variablen und Bindungssicherheit sind bei Frauen generell enger als bei Männern. Bindung steht nicht in signifikantem Zusammenhang mit sexuellem Interesse oder der Vielfalt der ausgeübten sexuellen Aktivitäten. In Bezug auf Selbstbefriedigung und die koitale Aktivität in Beziehungen sind die Befunde widersprüchlich (Zusammenfassung bei Sydow, 2012b).

Die Bindungshaltung steht auch in Zusammenhang mit der habituellen *Gefühlsregulation*. Insofern ist bemerkenswert, dass Menschen mit hoher negativer Affektivität über häufigere *sexuelle Fantasien* berichten als Menschen mit hoher positiver Affektivität oder allgemein geringer (wahrgenommener) Affektivität (Carlstedt, Bood & Norlander, 2011).

Bindungsmuster, Gefühlsregulation und sexuelle Fantasien

Eine der wenigen empirischen Studien, die *Sexualität und Bindung bei Dauerpaaren* (und nicht nur bei jungen Einzelpersonen) untersuchte, belegt, dass bezüglich Sexualität und Bindung komplexe Interaktionen gefunden werden: Zwei bindungsvermeidende Partner haben eher wenig Sex, zwei bindungsängstliche Partner sind eher häufiger (!) sexuell aktiv. Paare mit bindungsängstlichem Mann mit sicherer Frau haben eher wenig Sex, ebenso wie auch Paare mit bindungsängstlicher Frau mit vermeidenden Mann (Brassard, Shaver & Lussier, 2007). Wobei das subjektive Erleben der sexuellen Kontakte wahrscheinlich wichtiger ist als ihre Quantität. Dies wurde jedoch nicht untersucht. Bemerkenswert war allerdings, dass der Grad männlicher sexueller Probleme sowohl in Zusammenhang mit eigener Bindungsvermeidung als auch mit der der Partnerin stand, während die weiblichen sexuellen Probleme unabhängig von Bindungsdaten waren.

Bindungsmuster bei Paaren und Sexualität

Die *Bindungsforschung* belegt, dass Menschen mit unsicherer (insbesondere desorganisierter) Bindung dazu neigen, das *Verhalten ihres Partners* in unklaren Situationen eher negativ statt neutral oder positiv *zu deuten* (Sydow, 2012a, 2012b; Redelstorff et al., in Vorb.). Solche (impliziten) Wahrnehmungs- und Deutungsmuster werden auch in *kognitiven Theorien* und im *(gemäßigten) Konstruktivismus* beschrieben. Sie können bedeutsam für die Sexualität sein, wie das folgende Beispiel zeigt: Ein Mann in mittleren Jahren, der mit seiner Partnerin ein Impotenzerlebnis hat, kann das als ein in seiner Altersgruppe verbreitetes unangenehmes Ereignis deuten, das vielleicht damit in Zusammenhang steht, dass er übermüdet, überarbeitet und/oder wütend auf seine Frau ist, und dann gelassen abwarten, dass die Lage sich zu einem späteren Zeitpunkt wieder bessert. Ein anderer Mann in derselben Lage könnte Impotenz jedoch als Vorboten seines Todes oder einer schweren Erkrankung, als totales Versagen oder als Beleg für die mangelnde Attraktivität seiner Frau deuten, was bei ihm dann Panik, große zukünftige Ängste vor Impotenz und Sex überhaupt und eine gespannte Situation in seiner Ehe erzeugen wird – womit er sich auf dem besten Weg in eine persönliche sowie auch eine Beziehungskrise befindet. Analog kann auch die Partnerin eines Mannes mit Potenzproblemen diese entweder „freundlich" als akutes und vorübergehendes Problem oder aber „unfreundlich" als Ausdruck davon, dass er sie nicht mehr liebt und begehrt und nun also unattraktiv findet, deuten und auch so die Weichen stellen für eine Lösung oder Vertiefung der Problemsituation.

Bindung und Deutungsmuster interpersoneller und sexueller Probleme

Die Paartherapeutin *Sue Johnson* (Johnson & Zuccarini, 2011) spricht in diesem Zusammenhang von einer *„Hyperaktivierung des sexuellen Systems"*

„Hyper- und Deaktivierung des sexuellen Systems“ durch bindungsunsichere Partner

eines Paares, als Folge von Wahrnehmungsverzerrungen und Fehlinterpretationen durch bindungsunsichere Partner. Dies kann vermehrt nähesuchendes Verhalten auslösen und die Sexualität eines Paares unter Druck setzen, weil nun Bindungsängste durch sexuell forderndes Verhalten kompensiert werden und Zurückweisung vermieden wird. Insgesamt führe Bindungsunsicherheit dazu, dass ein Paar sich in der sexuellen Begegnung verletzlicher fühle, negative Selbstbilder verstärkt werden und sich einer oder beide weniger begehrenswert fühlen. Die *Sexualität werde durch Bindungsängste überfordert und überlastet*, dadurch eingeengt und starr, Lust nicht mehr um der Lust willen erfahren. Eine *„Deaktivierung des sexuellen Systems“* entstehe umgekehrt bei Paaren mit stärker vermeidenden Bindungsstrategien. Sexuelle und emotionale Bedürfnisse, die mit Sex und Erotik in Verbindung stehen, werden hier minimiert. Die Sexualität werde dadurch eindimensional und aufgabenorientiert erlebt, könne zur einsamen „Performance“ und schließlich ganz vermieden werden.

4.3.5 Selbstwertgefühl, emotionale Selbstregulation und Differenzierung

Ich ließ meinen Engel lange nicht los, und er verarmte mir in den Armen. (Rainer Maria Rilke)

Sexuelle Langeweile ergibt sich meiner Meinung nach vor allem aus einem Mangel an Risikofreudigkeit. (Robert Stoller, 1975/1998, S. 153)

Murray Bowens Konzept der „Differenzierung“

Der US-amerikanische Therapeut *David Schnarch* (1997/2006, 2001, 2009/2011) entwickelte eine integrative Theorie zu Partnerschafts- und Sexualproblemen, die sich an *Murray Bowens* systemisch-psychodynamischem Konzept *„Differenzierung“* orientiert (Kerr & Bowen, 1988; s. auch Lerner, 2011). Schnarch hat dieses Konzept als Erster auf das sexuelle Verhalten und Erleben von Paaren angewandt und daraus einen neuen Therapieansatz entwickelt: Kernthese ist, dass sexuelles Verlangen, nicht nur von physischer Lust, romantischer Liebe und Bindung, sondern ebenso vom Selbstempfinden bzw. der „Differenzierung“ der jeweiligen Person geprägt ist, also der Fähigkeit, die eigenen Gefühle (insbesondere Ängste und Depressionen) zu regulieren.

Beziehungen werden durch zu viele Kompromisse langweilig

Schnarch postuliert, dass Verliebtheit unweigerlich zum Verlust der eigenen Persönlichkeit führe. Alle Verliebten bemühten sich darum, das initiale Glück der Verschmelzung möglichst lange zu erhalten, indem sie *Kompromisse* machen. Und je länger sie zusammen sind, desto mehr Kompromisse werden nötig. Dies führt die Beziehung gleichzeitig in eine Sackgasse, da beide Partner ihre Persönlichkeit so mehr und mehr aufgeben – um ihre Liebe nicht zu gefährden. Beide fühlen sich zunehmend eingeschränkt und kontrolliert durch den Partner, werden für einander immer langweiliger und entwickeln dann oft auch sexuelle Probleme und Trennungsimpulse. Dieser Prozess ist laut Schnarch nicht pathologisch, sondern normal, natürlich und unvermeidbar. *Krisen* werden deshalb als *natürliche Bestandteile lebendiger Paarbeziehungen* gesehen.

Verschmelzungsphantasien und Differenzierung

Laut Schnarch sind *Verschmelzungsfantasien* der Ursprung der meisten Partnerschafts- und Sexualprobleme – und nicht etwa fehlende Nähe oder mangelnde Kommunikation, wie es andere paar-/sexualtherapeutische Ansätze annehmen. *Verschmelzung* bedeutet, dass innerhalb einer Partnerschaft nur Raum für *eine* Position ist (z. B. wann man zu Bett geht, aufsteht, wie oft, wann und wie man zusammen Sex hat usw.). Menschen müssen während ihres gesamten Lebens immer wieder neu lernen, sich selbst in Liebesbeziehungen nicht zu verlieren bzw. sich wiederzufinden sowie Bindungs- und Autonomiebedürfnisse auszubalancieren. Zentral sind hier die *inneren Prozesse der einzelnen Partner*, insbesondere die *Differenzierung,* verstanden als die „Fähigkeit, im engen emotionalen und/oder körperlichen Kontakt zu anderen ein stabiles Selbstwertgefühl zu wahren – insbesondere dann, wenn diese anderen Ihnen immer wichtiger werden“ (Schnarch, 1997/2006, S. 66) und auch dann, wenn man keinen Partner hat oder dieser nicht anwesend ist.

Emotionale Selbstregulation und Selbstberuhigung

Eng verknüpft mit der Differenzierung ist die *emotionale Selbstberuhigung/-regulation,* also die Fähigkeit, auch unter erschwerten Bedingungen das psychische Gleichgewicht zu bewahren oder wiederzuerlangen (s. auch Mintz, 2009). Besonders wichtig ist die Bewältigung negativer Gefühlszustände (Angst, Trauer, Wut, Eifersucht, Kränkung usw.), die im Kontakt mit bedeutsamen Bezugspersonen entstehen. Insofern stellt Schnarch die Bedeutung *individueller psychischer Autonomie in bedeutsamen Beziehungen* in den Mittelpunkt, verstanden als die Fähigkeit, für sich selbst einzustehen, die gerade dann besonders notwendig sei, wenn vom Gegenüber positive Reaktionen ausbleiben. Wenn der Partner bzw. die Beziehung wichtiger wird als das eigene Selbst, hört der Betreffende auf, offen zu sein und sich zu zeigen.

„Emotionale siamesische Zwillinge“

Bei voneinander total abhängigen *„emotionalen siamesischen Zwillingen“* wird die Selbstpräsentation wichtiger als die Selbstenthüllung, da das Allerwichtigste ist, vom Partner die Antwort zu erhalten, die man braucht. Diese Problematik wird verursacht durch emotionale Verschmelzung – auch wenn es nach gestörter Kommunikation, Entfremdung oder Rückzug aussieht.

Abgeleitetes, unselbstständiges Selbstgefühl

Die dyadische Verschmelzungsneigung geht auf individueller Ebene einher mit einem *abgeleiteten, unselbstständigen Selbstgefühl.* Der oder die Betreffende braucht kontinuierlichen Kontakt mit dem Partner, ständige Bestätigung und Konsens mit (oder aber ständigen Widerspruch von) dem Gegenüber. Das Selbst ist „wackelig“ und instabil, und das wird spürbar, sobald diese Bestätigung durch den anderen ausbleibt. Insofern sind Menschen mit einem abgeleiteten Selbstgefühl existenziell darauf angewiesen, dass ihr Partner sich nicht ändert und immer so bleibt wie in der initialen Verliebtheitsphase: „Das Problem besteht nicht darin, dass Sie einander zu nahe sind, sondern dass Sie bezüglich Ihres emotionalen Gleichgewichts zu stark voneinander abhängig sind" (Schnarch, 2009/2011, S. 75).

Die existenzielle Krise

Deshalb tritt bei jedem (!) Dauerpaar irgendwann die *Krise* ein. Schnarch spricht vom *„emotional gridlock"*, also „Verkehrsinfarkt" oder „völligem Stillstand". Diese Krise kann sich z. B. auf Sex, Geld, Kinder(wunsch), Verwandte oder Intimität beziehen. Gerade emotional stark verschmolzene Paare vermeiden Differenzierung um fast jeden Preis und geraten so in sehr tiefe und existenzielle Krisen mit hohem Trennungsrisiko. Diesen *toten Punkt* zu erreichen, sei immer äußerst schmerzhaft („feels like slamming into a wall"). Doch die Krise sei auch eine Chance, persönlich und als Paar zu wachsen, wenn die Betroffenen bereit sind, sich der Krise zu stellen. Die Intensität der Krise steht laut Schnarch in Zusammenhang damit, wie weit beide Partner in ihrer persönlichen Entwicklung sind: „Jedes Mal, wenn die Wichtigkeit, die ihr Partner für Sie besitzt, Ihren Differenzierungsgrad übersteigt, kommen Sie in Ihrer Beziehung an einen toten Punkt" (S. 145). Jeder muss sich irgendwann (und immer wieder) der Herausforderung stellen, sich vom Partner zu lösen und an sich selbst festzuhalten („letting go of your partner" und „hold on to yourself"): Es ist unvermeidlich, dass der Partner mit zunehmender Beziehungsdauer immer wichtiger wird – sogar dann, wenn man ihn oder sie nicht mag!

Die Lösung durch persönliche Weiterentwicklung: Selbstwahrnehmung und Selbstberuhigung

Das Gegenmittel „Differenzierung" dagegen ist die Fähigkeit, die eigenen Ängste wahrzunehmen und zu beruhigen und möglichst resistent gegen eine „Infektion" durch die Ängste von Beziehungspartnern zu werden: „Wir entwickeln uns weiter, wenn unsere Unzufriedenheit mit dem gegenwärtigen Zustand unsere Angst vor Wachstum übersteigt. Es bedarf eines hohen Grades an Unzufriedenheit, um das Vermeidungsverhalten auszugleichen" (Schnarch, S. 431 f.).

Laut Bowen und Schnarch ähnelt das *Differenzierungsniveau* von Individuen meist dem ihrer Eltern und Großeltern. Menschen mit höherem Differenzierungsgrad können enge persönliche Bindungen eingehen. Sie müssen sich nicht durch geografischen Abstand, Kontaktabbrüche oder vereinnahmende Karrieren schützen, um ihre eigene Identität in einer Partnerschaft zu bewahren.

Zwei Modi des Paar-Lebens: Der Wohlfühl-/Sicherheits-Modus und der Entwicklungs-/Wachstums-Modus

Der naturgegebene Konflikt zwischen Nähe- oder sogar Verschmelzungswünschen und Autonomiebedürfnissen gefährde alle Partnerschaften – alle Paare oszillierten zwischen zwei Daseinsformen: Dem *Wohlfühl-/Sicherheits-Modus* und dem *Entwicklungs-/Wachstums-Modus*, der in die existenzielle Beziehungskrise führt, in die *„Feuerprobe"* (*„crucible"*; Schnarch, 2009/2011). Beide Zyklen sind notwendig für Beziehungen. Doch Paare versuchen oft, ihre Beziehung in einem permanenten Komfortzyklus zu halten, um Angst und Unsicherheit zu vermeiden. Doch das gehe immer auch einher mit sexueller Langeweile und emotionaler Verflachung: „Low sexual desire is a normal developmental stage in the evolution of an emotionally fused couple“ (Schnarch, 1997/2006, S. 140).

Sexualität, Verschmelzung und Langeweile

Was bedeuten diese Prozesse für das *Sexualleben* von Paaren? Schnarch betrachtet Sex als die Bühne, auf der man das Drama seines Lebens ausagiert und gleichzeitig das Skript neu schreibt. In sexueller Hinsicht führen starke Verschmelzungsneigungen dazu, dass sich Partner (unausgesprochen) auf ein sexuelles Minimalprogramm einigen und keiner es mehr riskiert, sexuelle Wünsche und Impulse zu zeigen, von denen er oder sie nicht sicher sein kann, dass der Partner positiv darauf reagiert.[7] Keiner wagt mehr, Neues vorzuschlagen bzw. zeigt Angst, Ärger und Widerstand, wenn der andere etwas Neues riskiert. Betroffene werden sich beim Sex innerlich eher vom Partner abwenden und sich auf ihre körperlichen Empfindungen und/oder Fantasien konzentrieren. Das mündet in sexuelle Langeweile und der Zunahme von Fantasien von Sex mit anderen Personen. Die häufig geäußerte Empfehlung, man solle Sexfantasien mit dem Partner teilen, wird meist nicht umgesetzt, da viele Menschen (nicht immer zu Unrecht) annehmen, dass ihr Partner ärgerlich, gekränkt, eifersüchtig oder angeekelt reagieren könnte, wenn sie ihm ihre Fantasien mitteilen.

Stark und wenig begehrende Partner

In Partnerschaften tun sich meist zwei Menschen mit einem ähnlichen Differenzierungsniveau zusammen, die jedoch oft diametral entgegengesetzten Strategien praktizieren. *In jeder Beziehung gibt es einen stark und einen wenig begehrenden Partner.* Die Positionen ändern sich oft im Lauf der Zeit und variieren auch je nach Fragestellung (z. B. Häufigkeit sexueller Kontakte, Ausmaß gemeinsam verbrachter Zeit, Kinderwunsch). Die Person mit dem geringeren Interesse am Sex (oder einem anderen wichtigen Aspekt des Lebens) kontrolliert ihn immer. *„Nicht wollen zu wollen“ („not wanting to want“)* deutet Schnarch als einen Versuch, sich gegen den Schmerz des Wollens, Brauchens, Abhängig-Seins und das Risiko, das Gewünschte womöglich nicht zu bekommen, zu wappnen. Dahinter steht die Angst, die Akzeptanz des Partners und/oder den Partner zu verlieren. Als Erwachsener zu wollen und zu begehren, erfordere Stärke und sei nie risikolos, da man das Risiko aushalten muss, womöglich das Begehrte nicht zu bekommen.

„Begehren aus innerer Leere“ und „Begehren aus der Fülle“

Bei Menschen mit schwacher Differenzierung komme das sexuelle *„Begehren aus einer (inneren) Leere“*: Sie brauchen es, begehrt zu werden um ihr Selbstwertgefühl zu stabilisieren und ihre Depressionen und Ängste zu verscheuchen. Ein „Korb“ ist bedrohlich für ihr Selbstwertgefühl und muss

7 Umgekehrt kann starke sexuelle Autonomieorientierung zu sexueller Rücksichtslosigkeit führen und natürlich ebenfalls problematisch sein, sie ist aber in Dauerbeziehungen seltener anzutreffen.

deshalb vermieden werden. Menschen mit höherer Differenzierung dagegen sind fähig zu *„aus der Fülle"* heraus zu begehren. Sie haben den Mut ihre sexuellen Wünsche zu zeigen und können eine Abfuhr oder Kritik riskieren und auch verkraften (s. auch Clement, 2004).

Typische sexuelle Konfliktbereiche

Nicht nur die Persönlichkeit und nichtsexuelle Partnerschaft, sondern auch die Sexualität entwickelt sich laut Schnarch hauptsächlich durch Konflikte und Krisen. *Typische sexuelle Konfliktbereiche* sind z. B.:

- *Diskrepante sexuelle Wünsche.* Da Menschen immer unterschiedlich sind, ist es unvermeidbar, dass sich irgendwann herausstellt, dass Partner in ihren erotischen Wünschen nicht übereinstimmen. „Emotionale siamesische Zwillinge" interpretieren jede Unterschiedlichkeit als sexuelle Inkompatibilität und Gefahr für die Beziehung. Schnarch schlägt stattdessen vor, sexuelle Kompatibilität als Bereitschaft zu verstehen, divergente sexuelle Präferenzen kreativ zu benutzen.
- Für beide Geschlechter ist die *eigene sexuelle Kraft oft bedrohlich* (s. auch Kapitel 4.5.2). Viele Männer verwechseln sexuelle Potenz mit Destruktivität und auch Frauen bewahren ihren Dauerpartner oft davor, ihre derberen sexuellen Impulse kennenzulernen: „In fact, it is difficult for people to really fuck their spouse (in the most wholesome, erotic sense of the word)" (S. 267). Derber Sex („fucking", von Schnarch verstanden als „metabolized aggression") wird mit Dauerpartnern oft vermieden (und eher in Fantasien oder in außerehelichen Kontakten gelebt) weil die Einzelnen diese Gefühle sich selbst nicht zugestehen, es nicht tolerieren, darin vom Partner gesehen zu werden oder zu viel Angst vor negativen Reaktionen haben. Die männliche Neigung, Frauen aufzuspalten in „Mamas", „Madonnen" (idealisierte, geliebte, asexuelle Frauen) und „Huren" (begehrte, sexuelle Frauen, die nicht respektiert werden), kann ebenso auch bei Frauen angetroffen werden, die dazu neigen, „to keep fucking separate from loving".
- Und schließlich ergeben sich aus einer Umgangsform mit sexuellen Unterschieden (einer oder eine will mehr, der oder die andere weniger oder keinen Sex) weitergehende Probleme: Beim *„Barmherzigkeits-Sex"* macht einer mit bei etwas, wozu sie oder er eigentlich keine Lust hat. Das ist deprimierend für den, der den Barmherzigkeits-Sex *(„mercy-fuck")* akzeptiert. Der „Geber" wird wütend auf den Empfänger, wenn er das akzeptiert, da er bzw. sie es als Beleg dafür erlebt, dass der andere nur seinen bzw. ihren Körper will und nicht an ihm persönlich interessiert ist. Erst wenn Barmherzigkeits-Sex abgelehnt wird, passiert etwas: die Ehe wird instabil und es kommt zur Krise – die vielleicht auch eine Reifungskrise ist.

Schnarch beschrieb diese Prozesse zunächst als allgemeingültig (Schnarch, 1997/2006). Doch in seinem neueren Buch betont er stärker, dass Differenzierungsprobleme oft besonders ausgeprägt sind bei Menschen, die in der Kindheit emotional, körperlich oder sexuell missbraucht oder schwer vernachlässigt wurden und konstatiert – orientiert an Bindungs- und neuropsychologischer Forschung: „Die ‚Software' des Bewusstseins entsteht durch unsere Interaktionen mit anderen Menschen" (Schnarch 2009/2011, S. 51).

Differenzierungsprobleme sind universell – aber wahrscheinlich besonders ausgeprägt bei Menschen mit Bindungsstörungen oder -traumata

Die Kernthese Schnarchs – mangelnde emotionale Selbstregulation erhöht das Risiko für partnerschaftliche und sexuelle Probleme – wurde unseres Wissens bisher noch nicht explizit empirisch geprüft. Empirisch belegt ist, dass weibliche Selbstbestimmung eher mit erhöhtem sexuellen Genuß einhergeht (Schönbucher, 2007; Sydow, 1993) und dass ein signifikanter Zusammenhang zwischen emotionaler Intelligenz (verstanden als die Fähigkeit, eigene und fremde Emotionen zu identifizieren und zu managen) und der Orgasmushäufigkeit von Frauen beim Geschlechtsverkehr und der Selbstbefriedigung besteht (Burri, Cherkas & Spector, in Druck).

Empirische Belege für Schnarchs Thesen

4.4 Es liegt an der Partnerschaft?! – Sexuelle Störungen als Ausdruck allgemeiner Partnerschaftsprobleme

Aus Sicht vieler Paartherapeuten gelten sexuelle Probleme in Partnerschaften als Ausdruck von Partnerschaftsproblemen wie z. B. ungelösten Konflikten (z. B. Beier & Loewit, 2004; McCarthy & McCarthy, 2013; Metz & Epstein, 2002). Obwohl sich solche Konstellationen in Paartherapien oft finden lassen, fehlt es bisher an soliden empirischen Belegen dafür, dass tatsächlich in der Gesamtbevölkerung ein solcher Zusammenhang besteht – es existieren nämlich auch Paare mit schwersten Konflikten und leidenschaftlicher Sexualität sowie Paare, die zufrieden mit ihrer Partnerschaft sind und gut miteinander leben, bei denen die Sexualität jedoch mehr oder minder eingeschlafen ist (Morin, 1996; Sydow, 1998). Sogar unter langjährig verheirateten Partnern, die das Gefühl haben „gute Ehen" zu führen, sind Phasen sexueller Abstinenz, allgemein geringer Bedeutung von Sex und/oder sehr unterschiedlichem sexuellem Interesse weit verbreitet – auch sexuelle Außenbeziehungen sind in dieser Gruppe nicht selten (Wallerstein & Blakeslee, 1995/1996).

Sexuelle Probleme können Ausdruck von Partnerschaftsproblemen sein – aber das ist nicht immer der Fall!

4.4.1 Partnerschaftszufriedenheit

Übersichtsarbeiten und empirische (Repräsentativ-)Studien belegen die im Folgenden angeführten Zusammenhänge.

In den meisten Untersuchungen bestehen signifikante Zusammenhänge zwischen *allgemeiner Partnerschaftszufriedenheit* („marital quality") und *sexueller Zufriedenheit* („sexual satisfaction"; Übersichten: Schönbucher,

Partnerschaftszufriedenheit und sexuelle Zufriedenheit

2007; Sydow, 1998; s. auch Byers, 2005; DeLamater, Hyde & Fong, 2008; Hawton et al., 1994; Heiman et al., 2011; Reedy et al., 1981; Sprecher, 2002; Trudel, 2002; Yeh, Lorenz, Wickrama, Conger & Elder, 2006). Auch *emotionale Nähe zum Partner* steht in Zusammenhang mit der sexuellen Zufriedenheit von Frauen (Hurlbert et al., 1993; Schönbucher, 2007). Die *Partnerschaftszufriedenheit* steht ebefalls in Zusammenhang mit dem weiblichen *Orgasmus* (Hawton et al., 1994; Waite & Joyner, 2003).

Partnerschaftszufriedenheit, sexuelles Interesse und sexuelle Probleme

Inkonsistente Befunde existieren bezüglich etwaigen Zusammenhängen von (nichtsexueller) *Partnerschaftsqualität* und *sexuellem Interes*se beider Geschlechter (signifikant positiver Zusammenhang: Brezsnyak & Whisman, 2004; Dennerstein et al., 2006 vs. kein Zusammenhang: Huston & Vangelisti, 1991) und *dem Grad sexueller Probleme* (kein signifikanter Zusammenhang: Heiman et al., 1986; Metz & Epstein, 2002 vs. signifikanter Zusammenhang nur bei Frauen, nicht aber bei Männern: Dunn et al., 1999; Repräsentativstudie).

Partnerschaftszufriedenheit und Häufigkeit sexueller Kontakte

Keine konsistenten Assoziationen bestehen zwischen (nichtsexueller) *Partnerschaftsqualität* und *der Häufigkeit sexueller Kontakte* (Call et al., 1995; DeLamater et al., 2008; Marsiaglio & Donnelly, 1991; Moore & Heiman, 2006). Es besteht auch *kein* signifikanter Zusammenhang zwischen *koitaler Aktivität* und der *Einschätzung der Befragten, dass ihre Beziehung enden wird* – weder aus weiblicher, noch aus männlicher Sicht (Rao & DeMaris, 1995: US-amerikanische Repräsentativstudie).

Insofern scheint nichtsexuelle Partnerschaftszufriedenheit mit sexueller Zufriedenheit in signifikantem Zusammenhang zu stehen – nicht aber mit der sexuellen Aktivität.

4.4.2 Partnerschaftskonflikte

Kontroverse theoretische Positionen: Robert Stoller vs. Helen Singer Kaplan

Kontrovers ist auch, ob ein Zusammenhang zwischen *koitaler Aktivität* und *Beziehungskonflikten* besteht: Der Psychoanalytiker *Stoller* (1975/1998) postuliert, dass offene oder verborgene feindselige Gefühle sexuelle Erregung erzeugen und steigern und dass ihre Abwesenheit zu Indifferenz und sexueller Langeweile führt (s. Kapitel 4.3.3). Die US-amerikanische Sexualtherapeutin *Kaplan* (1974) dagegen meint, dass Aggression und Partnerablehnung Hauptursachen für sexuelle Symptome seien.

Unklarer Forschungsstand

Auch hier ist die empirische Befundlage unklar. In einer US-amerikanischen repräsentativen Studie war die sexuelle Aktivität höher bei geringer Belastung des Mannes durch Konflikte, während bei Frauen kein Zusammenhang zwischen Konflikten und sexueller Aktivität bestand (Rao & DeMaris, 1995). In einer anderen Untersuchung war die sexuelle Aktivität bei beiden Geschlechtern in konflikthaften Beziehungen unter Jugendlichen höher (Rostosky et al., 2000). In einer weiteren großen US-amerikanische Studie mit älteren Menschen bestand kein signifikanter Zusammenhang zwischen der Häufigkeit ehelicher Konflikte und der sexuellen Aktivität (DeLamater et al., 2008).

4.4.3 Kommunikation

Kommunikation und sexuelle Zufriedenheit ist bei Frauen korrelliert

Die beobachtbare Kommunikation von Paaren in Konfliktdiskussionen ist ein verlässlicher Prädiktor der ehelichen Zufriedenheit (z. B. Rehman, Janssen, Newhouse, Heiman, Holtzworth-Munroe, Fallis & Rafaeli, 2011). Eindeutig belegt sind auch signifikante Zusammenhänge zwischen *sexueller (und nichtsexueller) Kommunikation* – also dem Zeigen/Aussprechen eigener (sexueller) Bedürfnisse und Abneigungen – und der weiblichen sexuellen Zufriedenheit (Schönbucher, 2007). In einer Beobachtungsstudie mit 15 Paaren ergab sich – nur bei Frauen – ein signifikanter Zusammenhang zwischen negativem Interaktionsverhalten bei der Diskussion eines gemeinsamen sexuellen Problems und einer geringen Partnerschaftszufriedenheit (Rehman et al., 2011).

Ansätze zur Verbesserung der Kommunikation über Sexualität

Dennoch stützen sich viele Partner allein auf *nonverbale Hinweise*, was oft zu Fehldeutungen sexueller Präferenzen und Aversionen führt (Morin, 1996), da private *Gespräche über Sex* für die meisten Menschen schwierig und risikoreich sind. Kommunikation über Sex ist nicht nur nützlich, um einander mitzuteilen, was man mag, nicht mag oder vielleicht einmal ausprobieren will, sondern auch um dem anderen positive Mitteilungen zu machen. Empfehlenswert ist es, niemals im Affekt sexuelle Kränkungen auszusprechen und den Partner nie mit vergangenen Partnern zu vergleichen. Stattdessen ist es günstig, dem Partner regelmäßig verbal und nonverbal positives Feedback zu geben und sexuelle Probleme nur dann zu besprechen, wenn man sich dem anderen gerade nahe fühlt – nicht etwa dann, wenn der andere defensiv, müde oder anderweitig beschäftigt ist. Wenn das Gespräch zu schwierig erscheint, kann es nützlich sein, dem *Gegenüber einen Brief zu schreiben*. Es hilft, Zuhörerqualitäten zu entwickeln und den anderen danach zu fragen, was er erlebt oder was man tun könnte, um sein Vergnügen zu steigern.

Sexuelle Geheimnisse

Viele Menschen tragen *sexuelle Geheimnisse* mit sich herum, die ihr Sexualleben und ihre Partnerschaft beeinträchtigen. Häufige Geheimnisse beziehen sich auf sexuelle Traumata (Missbrauch, Versagen), Selbstbefriedigung, Fantasien und Pornografie, Außenbeziehungen, zwanghafte Sexualität und sexuelle Abweichungen, Homosexualität oder Bisexualität, problematische Gefühle gegenüber dem Partner (z. B. Ekelgefühle), Schwangerschaft, Abtreibung, Infertilität und Sterilisation (McCarthy, 2002). Oft, aber nicht immer, ist es besser, diese Geheimnisse offenzulegen.

4.5 „Es ist wie es ist“ – Unvermeidliche intrapsychische und interpersonelle Konflikte

„Konflikte sind in Liebesbeziehungen unvermeidbar“

Während die Biologie auf wenig veränderbare Aspekte der menschlichen Sexualität verweist, setzen die bisher vorgestellten psychologischen und psychotherapeutischen Theorieansätze auf Optimierung – Persönlichkeitsentwicklung und Partnerschaftsqualität können durch Prävention und Therapie „verbessert“ werden. Doch in diesem letzten Theoriekapitel werden Konzepte beschrieben, die darstellen, dass es gar nicht möglich ist, dass die Sexualität in Partnerschaften immer „gut“ ist, genauso wenig wie Liebesbeziehungen auf Dauer nicht krisenfrei verlaufen können. Das ist schon insofern offensichtlich, als dass unsere grundlegensten Antriebe – der Wunsch nach Verbundenheit/Bindung und der Wunsch nach Autonomie und Abenteuer und Freiheit – in ewigem Widerspruch stehen. Darauf weist auch David Schnarch hin: „Konflikte sind in Liebesbeziehungen unvermeidbar. Sie lassen sich auch durch Ehevorbereitungskurse, Kommunikationstrainings, Psychotherapien oder dieses Buch nicht vermeiden“ (Schnarch, 2009/2011, S. 108).

4.5.1 Konflikte zwischen emotionaler Sicherheit und Erotik

The essence of romance is uncertainty. (Oscar Wilde)

Partner, die wir ständig bestätigen müssen, begehren wir nicht. (Schnarch, 2009/2011, S. 146)

Der Konflikt zwischen Ehe/ institutionalisierter Partnerschaft und Liebe

Arnold Retzer weist in seinem Buch „Lob der Vernunftehe“ darauf hin, dass romantische Liebe, „will sie sich erhalten, alles vermeiden muss, sich dauerhaft zu machen.“ (Retzer, 2009, S. 41) und sich institutionell zu verankern (z. B. Ehe, Zusammenziehen). Insofern muss sich die romantische Liebe im Grunde selbst vermeiden. So konnte „Casablanca“ zum Kult-Liebesfilm werden, gerade weil die Protagonisten nicht geheiratet haben und die Liebe so ewig – und ewig unerfüllt – blieb. Retzer propagiert, man solle diesen ewigen Konflikt als „sowohl Ehe, als auch Liebe“ leben, ohne sich auf eine Seite festzulegen. Spätestens die Geburt des ersten Kindes mache es unmöglich, nur noch eine Liebesbeziehung zu haben und zwinge das frischgebackene Elternpaar dazu, sich zu organisieren, Absprachen zu treffen, die Rollenverteilung auszuhandeln und sich darüber zu streiten. All das führe unweigerlich dazu, dass die Liebesbeziehung zurücktreten muss (was manchmal beide Partner akzeptieren, manchmal aber einem – häufiger dem Mann – schwere Probleme bereitet) um Raum zu schaffen für das Neue. Das ist universell – wichtig ist nur, ob das Elternpaar es schafft, die „auf Eis“ gelegte Liebe wieder hervorzuholen (Retzer, 2009).

Während für Kinder zunächst die Beziehung zu Bindungspersonen, dann zunehmend auch zu gleichaltrigen Freunden bedeutsam ist, wird ab der Pubertät die sexuelle Anziehung wichtiger, die sich auf zunächst nichtvertraute, fremde Menschen richtet. Die sexuelle Neugier hat die Funktion, die primären Bindungen zur Herkunftsfamilie weiter zu lockern, und die Jugendlichen oder Erwachsenen dazu zu bringen, neue intensive Paarbindungen zu Nichtverwandten einzugehen. Insofern lässt sich die Hypothese ableiten, dass auch *Bindungs- und sexuelle Motivation teilweise Antagonisten sind* (Bischof, 1997; Bräutigam, 1991; Clulow & Boerma, 2009; Sydow, 1993, 1998). Alle Menschen müssen auch mit diesem „eingebauten" intrapersonalen und interpersonellen Konflikt leben und zurechtkommen. Menschen, die in dauerhaft sexuell erfüllten Partnerschaften leben wollen, stellen sich paradoxe Aufgaben: „Zu viel persönliche Vertrautheit im alltäglichen Zusammenleben [bringt] die Gefahr mit sich …, die sexuelle Anziehung zu schwächen, ja zum Erliegen zu bringen" (Bräutigam, 1991, S. 303), zu viel Entfremdung birgt die Gefahr eines Beziehungsabbruchs. Das Leben mit diesen antagonistischen Strebungen ist „ständig im Zustande des labilen Gleichgewichts" (Bischof, 1997). Schnarch verweist in diesem Zusammenhang auf die Rolle der Neurotransmitter *Oxytocin* und *Vasopressin*, die das sexuelle Verlangen „ertränken", wenn das „Gehirn … an einem bestimmten Punkt von Verliebtheit und romantischer Liebe auf Bindung um[schaltet]" (Schnarch, 2009/2011, S. 115).

Der Konflikt zwischen Bindungs- und sexueller Motivation

Bereits *Sigmund Freud* wies darauf hin, dass zwei unterschiedliche innere Strebungen existieren – zärtliche und sinnliche – die sich wechselseitig hemmen und behindern können. Er postulierte, für ein „normales" Liebesverhalten sei es unerlässlich, dass das zärtliche und das sinnliche Gefühl sich vereinigten. Doch in vielen Fällen trete das nicht ein: „Wo sie (solche Menschen) lieben, begehren sie nicht, und wo sie begehren, können sie nicht lieben" (Freud, 1912/1972, S. 202). Auch *Morin* (1996) beschreibt universelle *„Liebes-Lust-Konflikte („love-lust conflicts")*, die z. B. mit *Fusion* (Lust kann nicht getrennt von Liebe erlebt werden) oder mit *Spaltung* „bewältigt" werden (die klassische „Mama-Huren-Lösung"): Im Film „Reine Nervensache" entgegnet der Mafioso (gespielt von Robert de Niro) so z. B. seinem Psychiater (Billy Crystal): „Pfui, solche Sachen (oralen Sex) mache ich nicht mit meiner Frau! Mit dem Mund küsst sie schließlich meine Kinder, wenn sie schlafen sollen!" Als reifere Lösung propagiert Morin *Liebes-Lust-Interaktionen* – also Lebensweisen in denen es mehr oder minder große Schnittmengen zwischen Liebe und Lust gibt, aber auch die Option, Liebe ohne Lust und Lust ohne Liebe zu erleben.

„Liebes-Lust-Konflikte" und „Liebes-Lust-Interaktionen"

Der *relative Stellenwert von Bindungs- und sexuellen Bedürfnissen* scheint bei Menschen in Abhängigkeit von Alter, Lebenssituation und Geschlecht zu variieren. Frauen tendieren etwas häufiger dazu, sich im Konflikt zwischen Bindung und Sexualität zugunsten der Bindung zu entscheiden, während sich Männer häufiger für die Sexualität entscheiden (z. B. etwas häufi-

Der Stellenwert von Bindungs- und sexuellen Motiven variiert

ger Kurzzeitbeziehungen eingehen) – dabei spielen wahrscheinlich kulturelle, gesellschaftliche, wirtschaftliche und biologische Einflüsse eine Rolle. Für junge Eltern und ältere Paare ist die Paarbindung oft bedeutsamer als die Sexualität, was sich aber auch immer wieder ändern kann.

Sexualität steht oft im Dienst von Bindungsbedürfnissen

Während die klassisch-psychoanalytische Perspektive hinter allem sexuelle Motive witterte, belegt die moderne *Bindungsforschung* umgekehrt, dass *Menschen ihre Sexualität oftmals in den Dienst ihrer Bindungsbedürfnisse stellen.* Menschen mit unsicher-vermeidender Bindungshaltung versuchen oft über Sex Intimität zu minimieren und Einfluss zu gewinnen, während Ängstlich-Gebundene ihre Angst vor Zurückweisung und Verlassenwerden mittels Sex zu kontrollieren suchen (Miculincer & Shaver, 2007; s. auch Kapitel 4.3.4).

Gesichtsähnlichkeit, Vertrauenswürdigkeit und sexuelle Attraktivität

Eine Studie unterstützt die These vom (partiellen) Antagonismus von Bindung und Sexualität: Menschen erleben andersgeschlechtliche Menschen (die auf experimentell manipulierten Gesichterfotos präsentiert wurden) dann als besonders vertrauenswürdig, wenn sie der befragten Person besonders ähnlich sahen – gleichzeitig aber empfanden sie dem Selbst besonders ähnliche Andersgeschlechtliche als weniger sexuell attraktiv für eine Kurzzeitbeziehung (bei der sexuelle Attraktivität im Vordergrund steht), während sich für eine Langzeitbeziehung – in der sexuelle Attraktivität und Vertrauenswürdigkeit beide wichtig sind – kein Effekt der Ähnlichkeit ergab (DeBruine et al., 2005).

Unsicher-vermeidende Sexualität und unsicher-ängstliche Sexualität

Damit ergeben sich zwei mögliche sexuelle Problembereiche: *Gestörte Sexualität aufgrund zu unsicherer Bindung* und *gestörte Sexualität aufgrund zu großer emotionaler Abhängigkeit von der Bindungsbeziehung* (s. Sydow, 1998, 2012a). Während der erste Problembereich unmittelbar einleuchtend ist und mehrere empirische Studien zeigen, dass z. B. Zurückweisung, Vernachlässigung, körperliche und sexuelle Misshandlung und desorganisierte Bindungsmuster sich negativ auf die weitere psychosexuelle Entwicklung auswirken können (s. Kapitel 4.3.3) und eine unsicher-vermeidende Bindungshaltung mit einer geringeren Orgasmushäufigkeit einherzugehen scheint (Cohen & Belsky, 2008), kann auch eine zu abhängige Bindung womöglich die Sexualität blockieren.

„Holding and caring"

Zumindest Männer mit sexuellen Störungen beschreiben jedenfalls emotionale Nähe („holding and caring") als bedeutsamer für guten Sex als Männer ohne sexuelle Symptome (Heiman et al., 1986).

Ein unvermeidlicher Konflikt zwischen Bindungs- und sexuellen Motiven?!

Eine Reihe empirischer Resultate stützt die *aus der Bindungstheorie abgeleitete Hypothese eines in Dauerbeziehungen unvermeidlichen „eingebauten" Konflikts von Bindungs- und sexuellen Bedürfnissen.* Wie in Kapitel 4.4 dargestellt, sind die Forschungsergebnisse zu etwaigen Zusammenhängen zwischen Partnerschaftszufriedenheit und sexuellen Variablen z. T. unklar und widersprüchlich. Es bestehen konsistente positive Korrelationen zwischen partnerschaftlicher und sexueller Zufriedenheit – doch die nichtsexuelle Partnerschaftzufriedenheit steht nicht in eindeutigem Zusammenhang mit der sexuellen Aktivität, dem sexuellen Interesse und dem Grad sexueller Probleme. Ebenso scheint auch kein einfacher linearer Zusammenhang zwischen partnerschaftlichen Konflikten und sexueller Aktivität zu bestehen.

Sex ist in unverbindlichen Beziehungen intensiver

Mehrere Studien belegen, dass *Paare in weniger verbindlichen Beziehungen ein intensiveres Sexualleben haben als solche in verbindlicheren Beziehungen*: Nichtverheiratete und nichtzusammenlebende Paare sind häufiger *sexuell aktiv* als Eheleute; Paare, die kein (weiteres) Kind planen, sind häufiger sexuell aktiv als solche mit Kinderwunsch; und Paare, bei denen die Frau erwartet, dass die Beziehung enden wird, sind häufiger sexuell aktiv als Paare, bei denen die Frau dies nicht erwartet. Nichtverheiratete Paare praktizieren auch vielfältigere sexuelle Aktivitäten als Ehepaare (z. B. Fellatio, Cunnilingus). Beide Geschlechter berichten, dass sie mit Kurzzeitpartnern häufiger zum *Orgasmus* kommen als mit Langzeitpartnern. Allerdings sind die Unterschiede bei Männern viel geringer („immer Orgasmus" je nach Gruppe 75 bis 80 %) als bei Frauen: Nur 24 bis 29 % der zusammenlebenden/verheirateten Frauen kamen immer zum Höhepunkt, jedoch 43 % der Frauen in Kurzzeitbeziehungen (Asendorpf, 2006; Rao & DeMaris, 1995; Laumann et al., 1994). Nicht notwendig weniger verbindlich, aber sicherlich komplizierter sind Beziehungen von ethnisch gemischten Paaren – auch hier wird eine höhere sexuelle Aktivität als bei ethnisch homogenen Paaren berichtet (Rao & DeMaris, 1995).

Physische Nähe als Antiaphrodisiakum?

Paartherapeuten beobachten nicht selten, dass sexuelle Probleme beginnen, wenn sich die *„Nähe-Distanz-Bilanz"* eines Paares verändert und das Paar näher (!) zusammenrückt, also z. B. nach dem Zusammenziehen, nach der Heirat oder dem Entschluss dazu oder nach der Geburt eines Kindes (Arentewicz & Schmidt, 1993), und dass Nähe ein „Antiaphrodisiakum" sein kann, insbesondere dann, wenn Nähe zur dauernden Verpflichtung wird (Morin, 1996). In einer kleinen qualitativen Studie führten verheiratete sexuell lustlose Frauen ihre Lustlosigkeit vor allem auf die „Institutionalisierung der Beziehung" und zu viel Familiarität („over-familiarity") zurück (Sims & Meana, 2010).

Gewalt und Sex

Auch Ehepaare, bei denen *Gewalt* zwischen den Partnern auftritt, sind häufiger sexuell aktiv als Paare ohne Gewalttätigkeit. Allerdings muss dieser Befund mit Vorsicht interpretiert werden, da wahrscheinlich nicht ein beidseitiges größeres sexuelles Interesse existiert *(„Hypersexualitäts-Hypothese")*, sondern eher männliche Gewalt ein Klima der Angst erzeugt, in dem Frauen sich gezwungen fühlen, häufiger Sex zu haben als sie eigentlich wollen *(„sexuelle Erpressungs-Hypothese")*; bei Gewalttätigkeit des Ehemannes prognostiziert eine höhere sexuelle Aktivität nämlich stärker ausgeprägte depressive Symptome der Frau (DeMaris, 1997, 1998).

Sex ist in emotional verbindlichen Beziehungen emotional am befriedigendsten

Die oben referierten Befunde deuten darauf hin, dass der Zusammenhang zwischen Paarzufriedenheit und Sexualität nicht linear, sondern weitaus komplizierter ist und die Sexualität in Dauerbeziehungen sowohl bedroht ist von zu viel emotionalem Konflikt, zu großen Verletzungen und zu viel Distanz als auch durch zu große emotionale Nähe, Sicherheit und Abhängigkeit. Doch gleichzeitig soll nicht verhehlt werden, dass die *schwächere Sexualität in emotional verbindlichen und sicheren Beziehungen für beide Geschlechter emotional am befriedigendsten ist*: Knapp die Hälfte der Eheleute sind emotional sehr befriedigt (48 % der Männer, 42 % der Frauen), ein Drittel der zusammenlebenden Paaren (34 bis 35 %) – am geringsten ist die emotionale Befriedigung in Kurzzeitbeziehungen (11 bis 13 %; Laumann et al., 1994).

Gleichzeitig geht eine hohe Neigung zu *nichtbeziehungsgebundener sexueller Aktivität* (z. B. häufige Selbstbefriedigung, Pornografienutzung, viele Sexualpartner und Außenbeziehungen) bei beiden Geschlechtern einher mit einer belasteten Bindungsgeschichte (z. B. frühe Trennung von den Eltern, instabile Beziehungen) und Indikatoren für psychische Probleme (hoher Tabak- und Substanzkonsum, geringe Lebenszufriedenheit; Langström & Hanson, 2006).

Unterschiedliche Kompromiss-Lösungen für Paare

Paare können unterschiedlich mit ihrer Sexualität umgehen – es stehen *verschiedene sexuelle (Kompromiss-)Lösungen* zur Verfügung, die ein Kontinuum des Umgangs mit Sexualität und Bindung innerhalb der Paarbeziehung beschreiben (Mary, 2002; Sydow, 1998, 2012a):

1. *Liebe ohne Leidenschaft:* Diese Option bezieht sich auf Paare mit der Haltung: „Unser gemeinsamer Alltag ist schon in Ordnung, aber im Bett läuft nichts mehr" (Welter-Enderlin, 1992). Sie ist häufig in traditionellen Ehen nach der Geburt des ersten Kindes zu finden, jedoch auch bei kinderlosen Paaren oder Paaren mit größeren Kindern. Beide Partner sind ein gutes Team und opfern ihre Autonomiewünsche und ihre Sexualität zugunsten eines harmonischen Familienlebens, was den Partnern ein ruhiges und emotional sicheres Leben und etwaigen Kindern ein freundliches und stabiles Umfeld schafft.
2. *Der reife Kompromiss:* Hier sind intakte, freundliche Beziehungen mit „‚intakter', aber im Vergleich zum Anfangsrausch etwas langweilig gewordene[r] Sexualität" gemeint (Schmidt, 1993, S. 15). Eine treffende Beschreibung dieser Konstellation findet sich in *Jane Smileys* Roman „Moo", in dem sich eine der Protagonistinnen die Frage stellt, ob sie ihren Mann nach so vielen Jahren noch liebt bzw. was Liebe eigentlich ist:

> Einerseits fand sie, dass ihm das Alter gut stand. Er gefiel ihr besser als die Ehemänner ihrer Freundinnen. Sie fand, ihre Kinder konnten sich glücklich schätzen, ihn zum Vater zu haben, auch wenn sie noch zu jung waren, um das zu begreifen. Sie wusste, er war ein von Grund auf liebenswerter Mensch, sie fand sein leidenschaftliches Bedürfnis, die Welt zu verbessern, immer noch manchmal erregend, und jedesmal, wenn sie sich an seinen warmen Körper schmiegte,

durchströmte sie ein Gefühl der Wonne. Reichte das aus, um von Liebe zu sprechen? Andererseits würde sie, vor die Wahl gestellt, sein Leben oder das der Kinder zu retten, sich ohne zögern für die Kinder entscheiden. Und von Zeit zu Zeit verspürte sie nach dem einen oder anderen Filmschauspieler ein heftiges Verlangen, das sie für ihn nicht mehr empfand, und sie genoss die Vorfreude auf ein exquisites Essen mehr als die Vorfreude auf eine Liebesnacht. Reichte das aus, um von Gleichgültigkeit zu sprechen? (Jane Smiley, 1995/1996, S. 516)

3. *Liebe auf Distanz:* In diesen weniger engen und verbindlichen Beziehungen wird die Autonomie und der Abstand der Partner stärker betont durch juristische (Nichtheirat), finanzielle und räumliche Abgrenzungen (eigene Zimmer bei zusammen lebenden Paaren; getrennte Wohnungen in demselben Ort; Wochenendbeziehungen mit Wohnungen in verschiedenen Orten), teilweise getrennte Freundeskreise und einen hohen Stellenwert des Berufs. Diese Lebensform ist anstrengend, weniger bequem, begleitet von größerer emotionaler Unsicherheit und schwerer vereinbar mit Kindern, doch u. U. erotisch reizvoller (Asendorpf, 2006).
4. *Die feindselige Romanze:* „Im Bett hatten wir nie Probleme, erst auf dem Weg zum Bidet fing der Ärger an", beschrieb die Schauspielerin Ava Gardner ihre Beziehung zu ihrem Ex-Mann Frank Sinatra. Inmitten ständiger Streitereien, Trennungsdrohungen und Trennungen, die aber nicht durchgehalten werden, und eines emotionalen Klimas, das durch Wut und Enttäuschung geprägt ist, zum Teil auch mithilfe offen gelebter Affären, ist bei der „feindseligen Romanze" die Sexualität oft das entscheidende „Klebemittel" der Beziehung (s. auch Welter-Enderlin, 1992). Sexualität spielt (zumindest auf den ersten Blick) die Hauptrolle in der gegenseitigen Verbindung (manchmal auch noch Gewalt, Alkohol und/oder Drogen). In „feindseligen Romanzen" finden sich oft zwei Menschen mit *Bindungsunsicherheit* (oft vermutlich *Bindungsdesorganisation*) zusammen, deren Kindheit durch traumatische Erfahrungen belastet war. Sie sind überfordert, gemeinsam den Alltag zu bewältigen und leben in der Dauerkrise – erleben manchmal aber gleichzeitig auch eine besondere erotische Intensität über längere Zeiten hinweg. Ein prototypisches Bild für diese Form der Beziehung liefert *John Updike* mit seiner Beschreibung der „Maples":

Die Maples hatten schon so lange an eine Trennung gedacht und darüber geredet, dass es schien, sie würden dieses Vorhaben nie verwirklichen. Denn ihre Gespräche, die sich in zunehmendem Maße ambivalent und erbarmungslos gestalteten, weil Anklage, Widerruf, Schlag und Liebkosung miteinander wechselten und sich aufhoben, knüpften sie letztlich in einer schmerzhaften, hilflosen, demütigenden Intimität nur noch enger zusammen. Ihre körperliche Liebe blieb bestehen, gleich einem pervers robusten Kind, dem selbst die mangelhafteste Ernährung nichts anhaben kann; wenn ihre Zungen endlich schwiegen, vereinigten sich ihre Körper – gleichsam zwei stumme Armeen, die sich zusammentun, endlich erlöst von den absurden Feindseligkeiten, die zwei verrückte Könige verfügt haben. (Updike, 1956/1996, S. 50)

Weitere sexuelle Optionen

Selbstverständlich existieren noch weitere sexuelle Optionen, seien es *serielle, immer wieder neu eingegangene und dann wieder beendete Partnerschaften* oder verschiedene Formen von *Außenbeziehungen* (Mary, 2001, 2002; s. Kapitel 3.4.2). Alle Optionen haben bestimmte „Kosten" und Risiken und bestimmte Ressourcen. So ist die Bindungssicherheit bei der ersten Option am größten, gefolgt von der zweiten und dritten Option und am geringsten in Option vier sowie bei Außenbeziehungen. Das Gegenteil gilt wahrscheinlich für die Intensität der sexuellen Beziehung und die Leidenschaft (in diesem Begriff steckt eben auch das Wort „Leiden" drin!), die vermutlich in der ersten Option am schwächsten ist, gefolgt von der zweiten, dritten und vierten Option sowie von Außenbeziehungen.

Die partiell antagonistische Wechselwirkung des Sexualhormones Testosteron und der „Bindungshormone" Oxytocin und Vasopressin

Die Beziehung zwischen dem Sexualhormon *Testosteron* und den Bindungshormonen *Oxytocin* und *Vasopressin* ist komplex und z. T. antagonistisch: Unter bestimmten Umständen können sich die unterschiedlichen Hormone gegenseitig anregen – aber sie können sich auch gegenseitig dämpfen. Der Zusammenhang wurde überwiegend bei Tieren untersucht, aber aus Studien an Menschen weiß man z. B., dass Männer mit besonders hohem Testosteronniveau seltener heiraten, häufiger außereheliche Affären haben, häufiger ihre Partnerinnen misshandeln und sich häufiger scheiden lassen. Wird die Ehe instabiler, so steigt bei Männern der Testosteronspiegel generell – nach einer Scheidung steigt er weiter. Männliche Singles haben im Durchschnitt höhere Testosteronspiegel als verheiratete Männer. Tatsächlich sinkt der Testosteronspiegel, wenn ein Mann sich auf eine Bindung an seine Familie einlässt – also während einer Schwangerschaft der Partnerin und sogar dann, wenn der Mann nur ein Baby im Arm hält (Fisher, 2004; s. Kapitel 4.1.3).

Nichtsexueller Körperkontakt

In der Bindungstheorie wurde bisher wenig berücksichtigt, dass Bindungsbeziehungen wesentlich durch (nichtsexuellen) Körperkontakt (Berührung, Blicke, olfaktorischer Kontakt) aufgebaut und z. T. auch aufrechterhalten werden – sowohl zwischen Eltern und Kindern als auch zwischen Liebespartnern. Körperkontakt ist lebenslang von großer Bedeutung. In der Haut existieren *spezifische Nervenzellen, die ausschließlich auf leichte, streichelnde Bewegungen reagieren* – nicht jedoch auf einfachen Druck oder andere taktile Sinneseindrücke (McGlone & Reilly, 2009). *Streicheln* hat – sowohl für den Streichelnden, als auch für den Gestreichelten – sehr positive psychovegetative Auswirkungen. Es bewirkt die Freisetzung von *Oxytocin*: Die Durchblutung steigt, das Stresshormon *Cortisol* nimmt ab, die emotionale Beziehung zur streichelnden Person wird enger und Geborgenheitsgefühle entstehen.

Babymassage hat generell positive Effekte auf Schlafrythmus, Schreien und Stressregulation des Babys und auch positive Effekte auf belastete Gruppen wie z. B. Frühgeborene. Babymassage hat allerdings keinen signifikanten Effekt auf die Bindungssicherheit des Kindes. *Massagen* haben auch positive Effekte auf das Befinden von *Erwachsenen* mit unterschiedlichen somatischen Krankheiten (z. B. Schmerzreduktion bei Fibromyalgie, Senkung des Blutdrucks, Steigerung der Anzahl von Killerzellen bei Aids- und Krebspatienten; Naumann, 2007; Ornish, 1989/2001; Underdown, Barlow & Stewart-Brown, 2010).

Die Stressreaktionen jüngerer Frauen in einem standardisierten Stresstest lässt sich durch zuvor verabreichten zärtlichen Körperkontakt (Schulter-Nacken-Massage) durch den Partner reduzieren. Die Massage führte zu einer deutlich reduzierten Ausschüttung von *Stresshormonen (Cortisol)* und einer signifikant reduzierten *Herzrate* im Vergleich zur Kontrollgruppe, die nur am Stresstest teilnahm. Dagegen hatte die verbale Unterstützung durch den Partner keinen lindernden Effekt auf die Stressreaktion der Probandinnen (Ditzen, Neumann, Bodenmann, von Dawans, Turner, Ehlert & Heinrichs, 2007). *Berührung durch den Partner vermindert die psychobiologische Stressantwort.* Es hilft auch, wenn ein Fremder die Hand einer gestressten Frau hält – aber die Hand des Ehemanns zu halten, hilft stärker, und zwar umso mehr, je höher die Ehezufriedenheit ist (Coan, Schaefer & Davidson, 2006).

Es kann angenommen werden, dass auch das *Zusammen-in-einem-Bett-Schlafen* eine bindungsfördernde und emotional stabilisierende Komponente haben können. In erotischer Hinsicht wären unterschiedliche Auswirkungen denkbar – von einer Intensivierung der Beziehung hin zu einer Übersättigung der Partner und einer Störung durch Kinder im Bett. Laut Montagu (1971/2004) war in Japan das gemeinsame Schlafen von beiden Eltern mit ihren Kindern sehr verbreitet und die meisten Suizide erfolgten in Perioden des Alleinschlafens (bei Jugendlichen und jungen Erwachsenen sowie Hochbetagten).

Der *nichtsexuelle taktile Kontakt* unter Erwachsenen ist ein bisher vernachlässigtes Forschungsthema – obwohl „der Wert taktiler Erfahrung für den Menschen … gar nicht genug hervorgehoben werden" kann (Montagu, 1971/2004, S. 219).

4.5.2 Konflikte zwischen politisch korrekten Idealen und derben sexuellen Fantasien und Wünschen

Die Rolle von Pornographie und von Feindseligkeit

Aktuell werden – insbesondere männliche, aber auch weibliche – Jugendliche und Erwachsene oft durch *Pornos* sexuell sozialisiert, die im Internet, z. B. auch im Portal *„YouPorn"*, frei zugängliche sind und die Sexualität meist einseitig darstellen (junge möglichst „perfekte" dünne Darsteller und Darstellerinnen mit oft sehr großen Phalli bzw. operativ vergrößertem oder gestrafftem Busen; sexuelle Kontakte die meist völlig losgelöst von einer menschlichen Beziehung passieren, oft in Form von Gruppensex; männliche Dominanz und weibliche Submission und Unterwerfung – oft auch unter Einsatz von Gewalt). „Die Pornofizierung unserer Gesellschaft" wird kritisiert (z. B. Hilkens, 2010) – aber es kann nicht geleugnet werden, dass in den sexuellen Fantasien beider Geschlechter erotische Spiele von *Dominanz und Unterwerfung* eine nicht unbedeutende Rolle spielen (s. auch Kapitel 2.1.2, 4.3.3). Stoller fragt, ob starke Erregung bei Menschen überhaupt ohne eine gewisse Rücksichtslosigkeit entstehen kann und vermutet, dass der Unterschied zwischen „perverser" und „normaler" *Pornografie* und Fantasie im Grad der *Feindseligkeit* liegt, die darin enthalten ist (Stoller, 1975/1998, S. 121) – mehr noch, er behauptet sogar: „ohne Opfer, keine Pornografie" (Stoller, 1975/1998, S. 94).

Submissive sexuelle Fantasien von Frauen

Empirisch belegt ist, dass 31 bis 57 % aller Frauen schon fantasiert haben, gegen ihren Willen zu Sex gezwungen zu werden, und dass solche Fantasien für mindestens 9 bis 17 % der Frauen eine häufige oder favorisierte Form *sexueller Fantasie* sind (Critelli & Bivona, 2008). 15 % der befragten heterosexuellen Frauen (Männer seltener) berichteten von leidenschaftlichen sexuellen Erfahrungen mit Partnern, denen gegenüber sie sehr gemischte Gefühle hatten, die z. B. sehr dominant und „machoartig" auftraten (Morin, 1996).

Kindliche Traumata und submissive/dominante Fantasien

Mögliche Ursprünge dafür sind, dass *kindliche Traumata* unbewusst reinszeniert und durch sexuelle Erregung und Orgasmus „gelöst" werden und dass die Fantasie, zu bestimmten sexuellen Handlungen gezwungen zu werden, Schuldgefühle mindert, da der Fantasierende es ja scheinbar nicht selbst gewollt hat. Oder dass ein fantasiert dominanter oder sogar gewaltsamer Partner oder Partnerin mit seiner bzw. ihrer Leidenschaft demonstriert, dass das Liebesobjekt außerordentlich begehrenswert ist, ebenso wie ein submissiver Partner durch seine Kapitulation die unwiederstehliche erotische Macht des Aggressors bestätigt (s. Kapitel 4.3.3; Morin, 1996; Stoller, 1975/1998).

Angst, Scham, Schuldgefühle und Wut hemmen und/oder stimulieren sexuell

Die *Beziehung zwischen Angst und sexueller Erregung* ist komplex: Zu viel Angst blockiert sexuelle Erregung – aber ein geringes Maß an Angst kann stimulierend wirken, da Angst die allgemeine körperliche Erregung steigert: „Depending on the situation and the individuals involved, anxiety is either an antiaphrodisiac or an aphrodisiac – occasionally both" (Morin, 1996, S. 117). Das gilt auch für *Schuldgefühle* und *Wut*, die sowohl sexuell blockieren, als auch stimulieren können. Insofern kann auch ein *„Spiel mit Schuldgefühlen" („playing with guilt")* erotisch reizvoll sein: „Virtually any emotion can either promote or negate sexual arousal" (Morin, 1996, S. 177). Es ist jedoch interindividuell sehr unterschiedlich, welches Maß an Angst, Aggression, Scham und Schuldgefühl wer sexuell prickelnd oder aber total

„abturnend“ findet. Das kann sich auch in verschiedenen Lebensphasen ändern.

„Sexuelle Liebe ist nicht immer politisch korrekt“

Die New Yorker Psychotherapeutin *Esther Perel* weist darauf hin, dass bei beiden Geschlechtern in westlichen Nationen der Glaube weit verbreitet ist, auch im Bett müssten „Demokratie, Gleichheit, Konsens, Fairness und Toleranz“ regieren, der „sehr langweiligen Sex“ zur Folge haben kann (Perel, 2006, S. 90). Laut Perel ist „Sexuelle Liebe … nicht immer politisch korrekt; sie zieht auch aus Machtspielen Genuss, aus Rollentausch, unfairen Vorteilen, gebieterischen Forderungen, verführerischen Manipulationen und subtilen Misshandlungen“ (S. 92). Weiterhin stellt sie klar: „Wir reden hier wirklich nicht von Gleichberechtigung in der Küche, sonder wir reden davon, dass die Regeln des Schlafzimmers nicht dieselben sind wie die der Küche. Wir wollen uns ja im Schlafzimmer anders erleben als in der Küche.“ (Perel, zitiert nach Weingarten, 2010, S. 100). Perel betont den Unterschied zwischen realer Gewalt, Misshandlung, Kinderpornografie, die alle selbstverständlich inkriminiert werden müssen, und der sexuellen Fantasie bzw. dem (einvernehmlichen) erotischen Spiel zwischen Sexualpartnern: „Nur wer frei ist, kann willentlich ‚so tun als ob‘. Die Fähigkeit zum Spiel mit Rollen scheint mir ein Beleg dafür zu sein, dass man ihnen entschlüpft ist“ (S. 97). Auch Morin weist darauf hin, dass sexuelle Fantasien und sexuelles Verhalten sich unterscheiden, aber auch wechselseitig beeinflussen: „Erotically healthy people recognize that sexual fantasies and behaviors operate in two seperate yet interrelated spheres“ (Morin, 1996, S. 313).

Sich trauen, sich und dem Partner politisch inkorrekte Gelüste einzugestehen

Insofern ist bedeutsam, inwieweit Menschen sich trauen, sich ihre politisch inkorrekten (aggressiven, derben, wilden, submissiven) Gelüste einzugestehen und diese auch ihrem Partner oder ihrer Partnerin zu zeigen. Vielleicht haben Frauen damit noch mehr Probleme als Männer (s. Chivers et al., 2007; s. auch Kapitel 2.3.1). Doch während *Stoller* (1975/1998) in den 1970er Jahren noch davon überzeugt war, der „Versuch, Pornographie an Frauen zu verkaufen, [würde] zum Hungertod führen“, erleben gerade elektronische Lesegeräte und sogenannter „mummy porn“ wie der Roman „Shades of Grey“ ungeahnte Verkaufserfolge. Das illustriert, dass viele Frauen, sofern ein diskreter Zugang möglich ist, die Kombination aus romantischem Liebesroman mit Sado-Maso-Elementen schätzen – auch ohne sich von stilistischen Schwächen des Materials bremsen zu lassen.

Zusammenfassung

Was leisten die hier vorgestellten theoretischen Ansätze zum Verständnis der Sexualität in Paarbeziehungen? Genetische Faktoren erscheinen weniger bedeutsam, und soziobiologische und evolutionspsychologische Ansätze verengen Paarsexualität auf den Aspekt der strategischen Fortpflanzung und Reproduktion. Aus neuropsychologischer und hormoneller Sicht lassen sich drei unterschiedlich Systeme differenzieren – Lust, Verliebtheit und Partnerbindung –, die jeweils auch mit unterschiedlichen Hormonsystemen assoziiert sind. Zwischen diesen drei Systemen bestehen komplexe, teils verstärkende, teils antagonistische Wechselwirkungen.

Die Lerntheorie kann die Abnahme von Sexualität in Langzeitbeziehungen als Sättigungseffekt durch Habituation erklären, auf Konditionierungseffekte in der Sexualität hinweisen und Geschlechtsrollenübernahmen durch Imitations- und Identifikationsprozesse beschreiben. Aus gesellschaftstheoretischer Perspektive kann das sexuelle Feld als Markt mit Wahlmöglichkeiten und Akteuren, die über unterschiedlich viel Macht verfügen, betrachtet werden. Über Medien vermittelte kulturelle Schönheitsnormen sind in diesem Zusammenhang für alle Menschen mehr oder minder stark wirksam und führen dazu, dass der eigene Körper als Produkt optimiert, aber emotional eher abgelehnt wird.

Sexualität ist weniger triebgesteuert und eher eine Reflektion früher und aktuellerer Bindungserfahrungen. Gerade psychisch belastete Menschen neigen dazu, ihre Sexualität in den Dienst ihrer Bindungsbedürfnisse zu stellen (Clulow & Boerma, 2009; Laschinger, Purnell, Schwartz, White & Wingfield, 2004; Miculincer & Shaver, 2007; Sydow, 1998). Doch eine bindungsorientierte Sicht auf Sexualität bleibt naiv, wenn angenommen wird, dass eine sichere Bindung immer mit lebenslang lebendiger Paarsexualität einherginge („healthy couple sexuality"). Die Förderung von partnerbezogener Bindungssicherheit ist therapeutisch sinnvoll. Bindungssicherheit wirkt für manche Menschen (möglicherweise eher für Frauen) aphrodisierend, weil sie ein entspanntes sexuelles Engagement ermöglichen kann und die Kommunikation erleichtert, was der sexuellen Zufriedenheit von Paaren gut tut (Mikulincer & Shaver, 2007). Doch Bindungssicherheit ist nicht immer ein Garant für lebendige Sexualität. Sexualität scheint komplexer und auch stärker geprägt zu sein von widersprüchlichen, auch aggressiven und gefährlichen Impulsen und „natürlichen Abbauerscheinungen", die im Laufe der Zeit auftreten. Manchmal ist das Sexualleben besonders aktiv bei unglücklichen Paaren mit vermutlich unsicherer (desorganisierter?) Bindung.

In der Bindungsforschung wird daraus manchmal ein sexuelles Zweiklassensystem abgeleitet – die „gesunde" und die „ungesunde" Sexualität, eine moralisierende Haltung, die dem Wesen von Sexualität nicht ganz gerecht wird. Traumatische Bindungserfahrungen erhöhen das Risiko nachfolgender psychischer, somatischer und sexueller Störungen – aber traumatische Einsprengsel sind womöglich auch das Material, aus dem sexuelle Fantasien und Lustgefühle (mit)gemacht sind. Bindungssicherheit ist gut für die psychische Entwicklung und die Partnerschaftsqualität – aber in Partnerschaften, in denen es zu sicher zugeht, kann sexuelle

Langeweile auftreten. Gleichzeitig existieren bestimmte Personengruppen mit hoher und abwechslungsreicher sexueller Aktivität, die nicht unbedingt psychisch gesund sind.

Schnarch hält Krisen für normale und unvermeidliche Elemente der Entwicklung von Paaren. Krisen werden dann besonders heftig, wenn Partner emotional wenig differenziert sind – also ausgeprägte Verschmelzungsgelüste haben und stark emotional voneinander abhängig sind. Sexuelle Langeweile und Desinteresse werden als Indikatoren von zu großen Verschmelzungsneigungen verstanden. Diese führen dazu, dass die einzelnen Partner aus Angst vor Zurückweisung und Kränkung sich und ihre sexuellen Eigenarten immer weniger zeigen, da die Akzeptanz des Partners unter diesen Umständen wichtiger wird als das Ausleben der eigenen Identität. Lebendige Sexualität und Intimität sind dann möglich, wenn beide Partner emotional autonom und differenziert sind – den Mut haben, sich zu zeigen und in der Lage sind, auch eine „Abfuhr" durch ihren Partner oder ihre Partnerin zu verkraften. Eine Zunahme der Differenzierung kann es erleichtern, sich eigene (auch „politisch unkorrekte") sexuelle Gelüste einzugestehen, sie dem Partner zu zeigen und sie auch in einer Partnerschaft auszuleben. Aber die Optimierbarkeit von partnerschaftlichem Sex hat Grenzen, da es gewisse „eingebaute" innere Konflikte (z. B. zwischen emotionaler Sicherheit und Erotik/Begehren) gibt, die nicht lösbar sind und mit denen man auf unterschiedliche Weise umgehen kann – alle Varianten haben ihre Stärken und Risiken.

Eine neue Studie evaluierte inwieweit zentrale theoretische Konzepte in Zusammenhang mit sexueller und partnerschaftlicher Zufriedenheit stehen: Differenzierung hatte keinen direkten Effekt auf eheliche oder sexuelle Zufriedenheit – aber einen auf die sexuelle Kommunikation. „Adult attachment" hatte einen direkten Effekt auf die Ehezufriedenheit, aber nicht auf die sexuelle Zufriedenheit. Und sexuelle Kommunikation war als Moderatorvariable positiv assoziiert mit sexueller Zufriedenheit und Ehezufriedenheit (Timm & Keiley, 2011).

5 Ansätze für Therapie und Beratung

5.1 Prävention

Prävention von Partnerschaftsproblemen ist „in". Doch nur einer von drei existierenden Präventionsansätzen (s. Bodenmann, 2001) berücksichtigt auch die Sexualität, nämlich *„Ein Partnerschaftliches Lernprogramm"* (*EPL*; Hahlweg et al., 1998), in dem u. a. an der „Gestaltung der Sexualität" gearbeitet wird. Leider werden keine auf Zärtlichkeit/Sexualität bezogenen Ergebnisse referiert (Hahlweg & Richter, 2010; Kaiser et al., 1998).

Informationsquellen: Internet, Broschüren, Bücher, Videos

Ein nützlicher präventiver Ansatz in Bezug auf partnerschaftliche Sexualität ist *Informationsvermittlung:* Eine Vielzahl von Informationen über Sexualität findet sich im *Internet*. Dort kann es jedoch schwierig sein, zwischen seriösen und unseriösen Angeboten zu unterscheiden. Im Anhang auf Seite 218–220 findet sich eine Zusammenstellung von Internetadressen von Institutionen und Anbietern, die über das Thema Sexualität informieren oder Beratung bzw. Möglichkeiten der Selbsthilfe anbieten. *Informationsbroschüren* und *Videos* zu unterschiedlichen Themen sind u. a. bei der Bundeszentrale für gesundheitliche Aufklärung (BZgA) erhältlich. Zudem gibt es eine Vielzahl *allgemeinverständlicher Bücher*, die interessierte Menschen über Sexualität informieren (z. B. Böning & Wüsthof, 2006; Clement, 2006; McCarthy & McCarthy, 2013), über weibliche Sexualität und Sexualstörungen (z. B. Barbach, 1997; Gromus, 2005; Sydow, 1993), über männliche Sexualität und ihre Störungen (z. B. Fliegel & Veith, 2010; Kockott & Fahrner, 2000; Zilbergeld, 1997/2000), über Sexualität und Elternschaft, Sexualität im mittleren und höheren Alter (z. B. Sydow, 1994) oder über Sexualität und Erkrankungen (z. B. Buddeberg, 2005). Aufklärerisch wirkt auch der österreichische Kabarettist Bernhard Ludwig (2008) mit seiner „Anleitung zu sexueller Unzufriedenheit".

5.2 Veränderungsbedarf und Grenzen des Machbaren

Sexualität in Beziehungen: Therapeutisch-beraterischer Pessimismus bis hin zu totalem Optimismus

Wie bereits in der Einleitung (Kapitel 1) skizziert wurde, existiert in Bezug auf Sexualität in Beziehungen und insbesondere in Hinblick auf das häufigste sexuelle Problem in Dauerbeziehungen – sexuelle Langeweile und Lustlosigkeit – eine geradezu bizarre Spanne von therapeutisch-beraterischen Einschätzungen, die von vollständigem therapeutischen Pessimismus bis zu totalem Optimismus reicht.

Der Paarberater *Michael Mary* (2001) behauptet, dass Psycho- und Sex-Experten dazu beitragen würden, Paare unglücklich zu machen. Sie tun das angeblich, indem sie *„Liebeslügen“* verbreiten, die suggerieren, Partnerschaft, Liebe und Sexualität gehörten untrennbar zusammen und durch den richtigen Partner würden alle geistigen, emotionalen und erotischen Bedürfnisse dauerhaft erfüllt werden. Bindung ohne Begehren werde als mangelhaft, gestört und als Ausdruck partnerschaftlichen Versagens gedeutet, oder es werde aus fehlendem Begehren fälschlicherweise auf mangelnde Liebe geschlossen. Das alles führe dazu, dass Partner sich schuldig, schlecht und unzulänglich fühlten, weil die sexuelle Leidenschaft im Lauf einer Langzeitbeziehung abnimmt. So würde dann erst der Bedarf für Interventionen geschaffen. Ehe gelte nicht mehr wie einst als „Gottesdienst“, sondern als „Wachstumsdienst“ oder gar als „Arbeitsdienst“ (Mary, 2001, S. 69) – auch in Hinblick auf die schwindende sexuelle Lust:

Hohe normative Vorgaben über Partnerschaft und Sexualität können Schuld- und Schamgefühle evozieren und so einen Bedarf für Interventionen erschaffen

> Leidenschaft ist nicht beliebig austauschbar und mit jedem möglich, und man kann sich nicht einmal ansatzweise aussuchen, durch welchen Menschen sie entfacht wird und wie lange sie mit ihm brennen wird. … Leidenschaft befindet sich, so gesehen, im Besitz der Beziehung, und daher können die Partner weder einzeln noch gemeinsam darüber verfügen. (Mary, 2001, S. 111)

Grenzen des therapeutisch „Machbaren“

So sehr Mary auch gemessen an der Empirie übertreibt und polemisiert, so wichtig ist es anzuerkennen, dass er ein Gegengewicht zu den vielen überoptimistischen therapeutischen Statements setzt: „Sexualität widersetzt sich zäh und effektiv jeder Domestizierung, was auf ihre fundamentale Bedeutung für den Menschen hinweist“ (Mary, 2001, S. 53). Es existieren nämlich *Grenzen des therapeutisch „Machbaren“*. Oder anders ausgedrückt: Eigentlich ist sexuell gar nichts „machbar“. Therapeuten können Klienten nur darin unterstützen, sexuelle und nichtsexuelle Hindernisse aus dem Weg zu räumen. Oft, aber nicht immer, findet sich dann noch genug „Glut unter der Asche“ (Welter-Enderlin, 1994), die dann neues Feuer in einer alten Beziehung entfachen kann.

Empirische Befunde zur sexuellen Entwicklung in Dauerbeziehungen

Sowohl die pessimistischen als auch die optimistischen Statements zu therapeutischen (Un-)Möglichkeiten bezüglich der Sexualität von Dauerpaaren werden in der Regel nicht empirisch fundiert, sondern bestenfalls durch therapeutische Einzelfälle oder die eigene Lebenserfahrung gestützt. Auf diesem Hintergrund war es uns wichtig zu skizzieren, was an wissenschaftlichen Befunden über die sexuelle Entwicklung in Dauerbeziehungen vorliegt und welche Einflussfaktoren bedeutsam sind (s. Kapitel 2–4). Folgendes lässt sich festhalten:

- *Die sexuelle Aktivität und das sexuelle Interesse nehmen mit zunehmender Beziehungsdauer und zunehmendem Alter von Mann und Frau durchschnittlich ab.*
- *Manche Paare leben sexuell abstinent oder sind nur selten sexuell aktiv.* Dies tritt häufiger bei älteren oder Paaren mit einem erkrankten Partner auf, während anstrengender Lebensphasen (z. B. postnatal, bei einem Leben mit Babys bzw. Kleinkindern; beruflicher Stress) und/oder bei Part-

nerschaftsproblemen. Aber es gibt auch glückliche und äußerlich wenig belastete Paare, die sexuell wenig oder gar nicht aktiv sind.

- Im Erleben sexueller Abnahmen oder von Abstinenz bestehen extreme *interindividuelle Unterschiede*. So variierten die Aussagen älterer Ehefrauen dazu, wie sie die Beendigung der koitalen Aktivität erlebten, die jeweils dadurch „verursacht" wurde, dass der Mann nicht mehr sexuell initiativ wurde, von „Ich war darüber eigentlich ganz froh" bis „Ich hab' manchmal geweint" (Sydow, 1994). Ähnlich variabel ist auch das Erleben von Männern oder jüngeren Frauen.
- *Erlaubt ist, was gefällt – auch in Hinblick auf sexuelle Abstinenz.* Es gibt keinen psychologischen oder medizinischen Grund, Menschen oder Paare, die sexuell inaktiv oder wenig aktiv sind, als problematisch oder gestört zu beschreiben – es sei denn, die Betroffenen leiden selbst unter der Situation.

Unrealistisch „ideale" Erwartungen an Partnerschaften und Sexualität können unglücklich machen

Unrealistische Erwartungen an die Partnerschaft erhöhen das Risiko, vier Jahre später unzufrieden mit der Ehe zu sein – oder gar bereits getrennt oder geschieden (Bodenmann, 2001). Wahrscheinlich können unrealistische Erwartungen über ewige leidenschaftliche Verliebtheit ebenfalls negative Effekte auf Partnerschafts- und sexuelle Zufriedenheit haben:

> Schlager, Zeitschriften mit so genannten „wahren Geschichten" und viele Filme unterstützen und verbreiten den Irrglauben, dass die wahre romantische Liebe möglich und konservierbar sei. Doch ein Problem dabei ist, dass die Menschen, denen es so wahnsinnig wichtig ist, zu lieben und geliebt zu werden, vernachlässigen, andere Aspekte ihrer Persönlichkeit zu entwickeln. Und so lassen sie vielleicht gerade jene Fähigkeiten und jene Seiten ihres Selbst verkümmern, die ihre echte Attraktivität oder „Liebens-Würdigkeit" ausmachen oder steigern können. (Lazarus, 1985/2000, S. 22f.).

5.3 Spontanremission und Selbsthilfe

„Alltagstipps"

Frauenzeitschriften sind voller Tipps, die eine müde sexuelle Beziehung wieder erwecken sollen: neue Frisur, Strapse, Sexspielzeug oder „Cremen Sie sich mit Nutella ein". Doch eine unsichere Frau in Strapsen oder ein Mann, der Sexspielzeug ängstlich präsentiert, wirken eher peinlich als stimulierend. Auch Psychologen und Ärzte geben oft Ratschläge, wie „das Verlangen (zu) entfachen" sei und mehr Lust entdeckt werden kann (Weiner-Davis, 2003).

Seriöse Internetangebote und Bücher

Bücher und seriöse Internetangebote können hilfreich sein, wenn Informationsdefizite bestehen (s. Kapitel 5.1, Kapitel 8). *Clement* (2006) hat ein allgemeinverständliches Arbeitsbuch vorgelegt, das Paare anregt, anhand konkreter Übungen an der eigenen Sexualität zu „arbeiten". Konkrete Tipps von Clement sind z.B. „Verführen statt einklagen", „Aktiv werden statt abwarten“ oder „Wertschätzen statt bewerten“. Übungen geben dem Leser die Gelegenheit, neue Anregungen sogleich allein und/oder mit dem Partner umzusetzen (z. B. „Meine sexuelle Lebensgeschichte als Gewinner- und als Verlierergeschichte“ dem Partner erzählen; „Unsere erotische Beziehungsgeschichte“ gemeinsam grafisch darstellen in zwei Kurven).

Erfolgreiche und scheiternde Selbsthilfebemühungen

Selbsthilfebemühungen werden oft dann aktiviert, wenn Menschen bemerken, dass sie sich selbst von ihrem Partner oder ihrer Partnerin gerade nicht sexuell angezogen fühlen. Selbsthilfeversuche werden vermutlich oft unternommen – bisweilen scheitern sie (siehe untenstehender Kasten), manchmal sind sie auch erfolgreich (siehe unten). Weit verbreitet ist es, *sexuelle Fantasien* (die sich oft auf andere Menschen beziehen) dafür einzusetzen, im Kontakt mit dem Partner erregter zu werden. Das ist oftmals effektiv, reduziert jedoch die Intimität des sexuellen Kontaktes – und kann für den anderen sehr „abturnend“ sein, sofern er oder sie es bemerkt.

Affairen, Krisen und Trennungen können manchmal zu Neubelebung alter Beziehungen führen

Auch das, was Partnern „passiert“ und sie und ihr Umfeld oft in großes Chaos, Schmerzen und Verwirrung stürzt, kann – auch – als unbewusster Selbstheilungsversuch gedeutet werden. Sich in einen anderen Menschen zu verlieben und mit diesem womöglich eine Affäre anzufangen, führt z. B. oft dazu, dass der Betroffene wieder sexuelle Intensität erlebt – manchmal nicht nur mit dem neuen, sondern auch wieder mit dem alten Partner. Auch *Krisen und Trennungen* können manchmal zur Belebung eingeschlafener Beziehungen führen (s. Kapitel 4.3.4).

Kamasutra und Langeweile

Einmal lernte ich eine Frau kennen, und wir betraten ihr Schlafzimmer. Das erste Mal war wie immer umständlich: Man kennt den anderen Körper noch nicht und stößt deshalb mit dem Knie dagegen. Beim fünften Mal machte es dann extrem viel Spaß, wir flüsterten: „So schön wie mit dir war es noch nie.“ Beim 40. Mal erlebten wir bewusstseinserweiternde Orgasmen, also zog ich zu ihr. Das 200. Mal war immerhin noch befriedigend, aber so um das 400. Mal herum hatten wir beide das Gefühl, es schon tausendmal gemacht zu haben. „Lass uns verreisen“, sagte ich typischerweise. Paare, denen der Sex gestorben ist, fliehen gern in ferne Länder in der Hoffnung auf eine magische Reanimation.

Wir landeten in Indien, schönes Hotel. In der Nachtischschublade fand ich ein paar zusammengeheftete Blätter, die ich bis heute aufbewahrt habe: „Der Liebesunterricht von Kama Sutra“. Das war jetzt genau das Richtige und dazu noch auf Deutsch! Im Kapitel „Lügen Hinunter Positionen“ las ich: „Heben Sie die Füße der Dame, bis ihre Sohlen tadellos Ähnlichkeit liegen, eine an jeder Seite ihrer schlanken Kehle.“ „Komm“, sagte ich, „lass es uns gleich ausprobieren!“ Linda, wie sie übrigens hieß, brachte ihre Füße mit meiner Hilfe immerhin in die Nähe des Kinns. „Und jetzt?“ rief sie. „Moment“, sagte ich, „hier steht: ‚Höhlen Sie ihre Brüste und genießen Sie sie‘.“ „Kommt nicht in Frage!“, sagte Linda, also versuchten wir ‚Madandhvaja, die Markierungsfahne von Cupid‘.

„Die Knöchel einer runden Frau greifen“, las ich vor, „deren Hinterteile sind wie zwei reife Kürbisse.“ Ich packte Lindas Knöchel. „Heben Sie ihre schönen Schenkel an und verbreiten Sie Schenkel weit“, las ich und hob an und verbreitete. „Ist das okay für dich?“ fragte ich. „Ich liebe dich doch“, sagte Linda freundlich. Auf dem Blatt stand: „Voll vom Wunsch, sagen süße Wörter, Annäherung sie mit Ihrem Körper, der als Pfosten steif ist, und Laufwerk schicken gerade zu nach.“ Das tat ich. Wir schauten uns an. Es war furchtbar langweilig. Linda stöhnte ein bisschen aus Höflichkeit, ich sagte zweimal „oh“ und einmal „uh“ und suchte Hilfe in der Gebrauchsanweisung, die ich neben Lindas Kopf gelegt hatte. „Fangen Sie den Einfluss ihrer zwei Füße ab“, stand dort, „bis Brüste und ihre Beine bilden einen rauen Kreis.“ Einen Monat später beschlossen wir, Freunde zu bleiben.

Hier noch eine weitere Stellung für Paare, die nicht wahrhaben wollen, dass Sex nach fünf Jahren naturgemäß keinen Spaß mehr macht. Ich habe sie selbst entwickelt und ausprobiert: Der Mann sitzt nackt und mit gekreuzten Beinen entspannt vor dem Fernsehapparat. In der linken Hand hält er eine Bierflasche, in der rechten die Fernbedienung. Die Frau soll ihre Schenkel so anheben, dass sie mit ihnen gehen kann, und zwar ins Badezimmer. Nun legt sie sich ins Schaumbad und liest einen Kriminalroman. In dieser Stellung erleben beide einen gemütlichen Abend. (Reichlin, 1998, S. 68, Abdruck erfolgt mit freundlicher Genehmigung des Autors)

5.4 Pharmakologische und organmedizinische Hilfen

Viagra® und andere Medikamente sind ein Milliardenmarkt

Männer sind bereit, sehr viel Geld in ihre Erektionen zu investieren: *Viagra® (Sildenafil)* bescherte seinem Hersteller, der Pharmafirma Pfitzer, Milliardenumsätze. Weitere Millionen werden von deutschen Sexartikel-Händlern wie Beate Uhse für meist wirkungslose Sexhilfen umgesetzt. Inzwischen wurden auch weibliche Sexualstörungen als potenzieller Markt entdeckt (Berman et al., 2001), was bisher aber weniger erfolgreich verlief als bei den Männern.

5.4.1 Medikamente für Frauen

Östrogene (evtl. kombiniert mit Progesteron)

Sexualhormone, wie *Östrogene*, evtl. kombiniert mit *Progesteron,* haben bei (post)menopausalen Frauen mit intakter Gebärmutter und Eierstöcken möglicherweise positive Effekte auf sexuelle Probleme wie schmerzhaften

Geschlechtsverkehr (widersprüchliche Befunde) und Scheidentrockenheit – doch es ergeben sich *keine* signifikanten Effekte auf das sexuelle Interesse, das sexuelle Interesse des Partners, die sexuelle Aktivität, sexuelle Zufriedenheit mit dem Partner, den sexuellen Genuss, den Orgasmus und die sexuelle Erregbarkeit. Insofern sind Hormongaben bei gesunden Frauen meist keine adäquate Therapie für sexuelle Probleme, anders ist das jedoch bei Frauen nach einer Eierstock-Operation. Bei postmenopausalen Frauen mit verdünnter Genitalhaut und erhöhter Blutungsneigung, denen eine Verlängerung des „Vorspiels" und der Einsatz von *Gleitmitteln* nicht genügend helfen, kann eine lokale Therapie mit Östrogencreme hilfreich sein (Schwenkhagen, 2011).

Testosteron

Seit 2007 ist in Deutschland ein *Testosteronpflaster (Intrinsa®)* zugelassen, das pro Tag 300 mg Testosteron freisetzt – jedoch nur für Frauen mit krankheitswertiger sexueller Lustlosigkeit nach chirurgisch bedingter Menopause (Entfernung beider Eierstöcke und der Gebärmutter), die bereits mit Östrogenen behandelt werden. Die Eierstöcke synthetisieren nämlich auch nach der Menopause, wenn sie kein Östradiol mehr produzieren, weiterhin über viele Jahre Testosteron, während es nach Entfernung der Eierstöcke unabhängig vom Menopausestatus zu einem deutlichen Abfall des Testosteronspiegels kommt (Schwenkhagen, 2011). Erste Studien deuten darauf hin, dass das Pflaster bei betroffenen Patientinnen eine signifikant positive Wirkung auf die sexuelle Aktivität, den Genuß und Orgasmus hat, die jedoch nur wenig besser ist als die eines Placebo-Pflasters (Modelska & Cummings, 2003). Häufige Nebenwirkungen sind Akne sowie vermehrte und vermännlichte Behaarung. Noch offen ist die Klärung etwaiger Langzeitrisiken, z. B. bezüglich Brustkrebserkrankungen (Schwenkhagen, 2011). Die *Beigabe von Testosteron zu Östrogenmedikationen* verbessert bei post-, aber nicht bei perimenopausalen Frauen die sexuelle Funktion – hat aber auch den negativen Effekt einer Reduktion von HDL-Cholesterol (Somboonporn, Davis, Seif & Bell, 2007).

DHEA und Tibolon

Dehydrepiandosteron (DHEA) ist in manchen Ländern der Welt frei verkäuflich, in Deutschland aber nicht im Handel. DHEA ist ein Pro-Hormon, das im Körper u. a. in Testosteron und Östradiol umgewandelt werden kann. Erste Studien deuten darauf hin, dass eine lokale DHEA-Gabe bei vulvovaginalen Problemen postmenopausaler Frauen hilfreich sein kann – doch die langfristigen Risiken sind noch ungeklärt (Schwenkhagen, 2011). Auch das synthetische Steroid *Tibolon* (Liviella®) hat u. U. eine fördernde Wirkung auf die weibliche Sexualität, aber auch nachgewiesene (erhöhtes Schlaganfallrisiko) und noch ungeklärte Risiken (Schwenkhagen, 2011).

Sildenafil (Viagra®)

Sildenafil (z. B. *Viagra®*) zeigt keinen konsistent postiven Effekt auf weibliche Erregungsstörungen. Nachdem die Pharmafirma Pfizer viel Geld in die Entwicklung eines PDE-Inhibitors für Frauen investierte, gab sie diese

Forschung 2004 auf und hat keine Zulassung für Frauen beantragt (Modelska & Cummings, 2003; Schwenkhagen, 2011).

PT-141, Bupoprion und Flibanserin

Die Pharmaindustrie forscht weiter. Aussichtsreich scheint ein neuer Stoff namens *PT-141* – bisher allerdings nur bei weiblichen Ratten. Auch das atypische Antidepressivum *Bupoprion* (Zyban®) hat u. U. eine fördernde Wirkung auf die weibliche Sexualität, aber auch Nebenwirkungen wie Schlaflosigkeit, Kopfschmerzen, Mundtrockenheit und Magen-Darm-Beschwerden sowie noch ungeklärte Langzeitrisiken (Modelska & Cummings, 2003; Schwenkhagen, 2011). Während die Forschung zum ursprünglich ebenfalls als Antidepressivum entwickelten Wirkstoff *Flibanserin* in Deutschland 2010 eingestellt wurde, wurde in den USA 2013 seine Zulassung als Medikament zur Behandlung von „hypoactive sexual desire disorder" bei prämenopausalen Frauen bei der „Food and Drug Administration" beantragt (Grogan, 2013). Die Entscheidung darüber steht noch aus.

Chirurgische Interventionen bei Vaginismus sind kontraindiziert

Vereinzelt wird von Gynäkologen bei *Vaginismus* eine *chirurgische Intervention an der Vagina* durchgeführt. Uns ist kein empirisch belegter Nutzen bekannt, und die uns bekannten Betroffenen berichteten von negativen und sogar traumatischen Wirkungen.

Beckenbodentraining

Bei Frauen mit *Beckenbodenschwäche und Inkontinenz* ist *Beckenbodentraining* dringend indiziert; in extremen Fällen eine *Operation.*

Gleitcremes und hormonfreie Vaginalcremes/-zäpfchen

Für Frauen, die aufgrund hormoneller Umstellungen unter *Scheidentrockenheit* und einer reduzierten Milchsäureproduktion in der Scheide leiden, die zu Brennen, Juckreiz, Rissen und zu Schmerzen beim Geschlechtsverkehr führen kann, ist es zunächst wichtig, Geschlechtsverkehr erst dann zuzulassen, wenn sie z. B. durch vorheriges Streicheln und Petting sexuell stärker erregt sind (und damit die Scheide feucht geworden ist). Hilfreich können auch *Gleitcremes* bzw. *hormonfreie Vaginalcremes und -zäpfchen* sein, die Feuchtigkeit oder Fett zuführen oder den pH-Wert der Scheide regulieren (z. B. „Vagisan Feucht Creme", „Premeno Duo"). Die Präparate sind in Apotheken frei verkäuflich.

5.4.2 Medikamente für Männer

Sildenafil (Viagra®), Tadalafil (Cialis®) und Vardenafil (Levitra®)

Sildenafil-, Tadalafil- und *Vardenafil-Medikamente* wie z. B. *Viagra®, Levitra®* oder *Cialis®* sind bei Männern mit psychogenen und/oder organisch bedingten Erektionsstörungen meist wirksam. Die Behandlung verbessert die selbsteingeschätzen Erektionen bei zwei Drittel der behandelten Männer – sowohl bei organisch, als auch bei psychisch, gemischt oder unklar verursachten Erektionsstörungen. Damit ist das Medikament deutlich effektiver als eine Placebo-Behandlung. Durch Vardenafil-Medikation des Mannes verbessert sich auch die sexuelle Funktion und die Befriedigung der Frau – signifikant stärker als bei Gabe eines Placebos an den Mann (Goldstein et al., 2005).

Als Nebenwirkungen der Substanz können Kopfschmerzen, Magenschmerzen, Gesichtsrötungen oder Sehstörungen auftreten. Besondere Beachtung verdient das kardiovaskuläre Risiko, da Erektionsprobleme häufig verschwistert mit Herz-Kreislauf-Erkrankungen auftreten. Insofern ist es wichtig, dass die Viagra-Einnahme nur nach Überprüfung der gesundheitlichen Lage des Mannes durch einen Organmediziner erfolgt. Absolute Kontraindikationen sind z. B. schwere Herz-Kreislauf-Erkrankungen oder ein Herzinfarkt, der weniger als 6 Monate zurückliegt. Die Behandlung mit Viagra wird in Deutschland derzeit nicht von den Krankenkassen finanziert (Deutsche Gesellschaft für Neurologie, 2012).

Nebenwirkungen

Pallas et al. (2000, S. 49) konstatieren: „Viagra has *not* put the mental health professional out of buisness", da ein Teil der Männer trotz verbesserter Erektionen nicht wiederholt und „erfolgreich" Geschlechtsverkehr vollziehen konnte, was auf innerpsychische und partnerschaftliche Konflikte hindeutet (Pallas et al., 2000).

Weiterhin bestehender psychotherapeutischer Behandlungsbedarf

Früher verbreitetere invasive (z. B. *Schwellkörper-Autoinjektions-Therapie (SKAT)*; *Penisprothesen*) bzw. wenig wirksame organmedizinische Therapeutika gegen Impotenz *(Vakuumsaugpumpen)* werden inzwischen kaum mehr eingesetzt (Hyde & DeLamater, 2000).

5.5 Paar- und Sexualberatung

Frauen fragen, wenn sie den Weg nicht finden, nach fünf Minuten jemanden danach – Männer, die sich verfahren haben, durchschnittlich erst nach 30 Minuten (Süfke, 2011). Das könnte mit erklären, warum Frauen sich oftmals leichter damit tun, in Therapie zu gehen oder auch eine Paartherapie oder -beratung aufzusuchen als Männer: Für Frauen scheint es sozial akzeptabler zu sein, Hilfe zu suchen und anzunehmen.

Hilfe-Suchen ist für Frauen akzeptabler als für Männer

Betroffene Einzelpersonen oder Paare mit sexuellen Problemen können sich an Paartherapeuten (z. B. an Familien- und Paarberatungsstellen, niedergelassene Paartherapeuten) oder an Einzel-/Sexualtherapeuten/-berater wenden (z. B. an sexualtherapeutischen Ambulanzen mancher Universitätskliniken, niedergelassene Psychotherapeuten mit entsprechender Zusatzausbildung, Pro Familia). *Der Übergang zwischen (Paar-)Beratung und (Paar-)Therapie ist oftmals fließend.* In der Sexualtherapie wird versucht, durch therapeutische Gespräche mit dem Klienten(paar) die sexuelle Problematik gezielt zu beeinflussen. In der Paartherapie wird versucht das Zusammenspiel der Partner zu verstehen und zu beeinflussen – z. B. mit systemischem, verhaltenstherapeutischem, humanistischem oder psychodynamischem Hintergrund.

Die meisten belasteten Menschen/Paare haben sexuelle *und* nichtsexuelle Probleme, weshalb die Spaltung in (nichtsexuelle) Paartherapie und in Se-

Meist bestehen partnerschaftliche und sexuelle Probleme

xualtherapie nicht angemessen ist. In sexualtherapeutischen Ansätzen werden nichtsexuelle Beziehungskonflikte manchmal nicht angemessen beachtet, in paartherapeutischen Ansätzen kommen manchmal sexuelle Probleme nicht genügend zur Sprache (Schindler et al., 1998) und in der „klassischen" Psychotherapie mit Einzelnen werden sexuelle Probleme manchmal nicht erkannt und thematisiert oder nur einzeltherapeutisch behandelt, obwohl es zwei Beteiligte gibt. Doch auch die erfolgreiche Einzeltherapie anderer psychischer Störungen führt bei einem Teil der Patienten auch zu einer Reduktion ihrer sexuellen Dysfunktionen (Hoyer, Uhmann, Rambow & Jacobi, 2009). Allerdings sind nicht nur Behandler, sondern auch Klienten oft skeptisch in Hinblick darauf, ihre Sexualität zum Thema zu machen.

Fallbeispiel: Herr M. und die Gürtelline

Ein 43-jähriger Mann, der unter Erektionsproblemen und vorzeitiger Ejakulation litt, sodass Geschlechtsverkehr mit seiner Frau kaum möglich war, suchte drei verschiedene Urologen auf, obwohl er selbst längst bemerkt hatte, dass er morgens stabile Erektionen hatte, und dass die urologischen Interventionen ihm nicht wirklich halfen. Erst nach zwei Jahren wendet er sich zusammen mit seiner Frau an eine psychosomatisch-psychotherapeutische Ambulanz. Im Paargespräch wird deutlich, dass das sexuelle Problem in Zusammenhang mit Ehekonflikten um Nähe und Distanz, Dominanz und mit Ängsten auf beiden Seiten steht. Nachdem beiden eine Paar- und Sexualtherapie empfohlen wird, artikuliert Herr M. seine Ambivalenz bezüglich einer Therapie folgendermaßen: „Wenn das unter die Gürtellinie geht, hörste auf".

Ärzte/Ärztinnen und die sexuellen Probleme ihrer Patienten

Menschen mit sexuellen Problemen versuchen zunächst mit ihrem *Hausarzt* darüber zu sprechen – oder genauer: Sie hoffen, dass ihr Arzt oder ihre Ärztin sie darauf anspricht. Nur 10 bis 18 % der betroffenen Männer und 19 bis 20 % der Frauen suchten wegen ihrer funktionellen Sexualstörungen selbst nach *medizinischem Rat* (Dunn et al., 1998; Laumann et al., 1999; Moreira et al., 2005). Doch 75 % der Allgemeinärzte sprechen ihre Patienten „selten bis sehr selten" auf sexuelle Probleme an – Ärztinnen tun dies eher als Ärzte und in der Stadt passiert dies häufiger als auf dem Land (Buddeberg, 2005). Nur 9 % der Frauen und Männer einer europäischen Stichprobe waren in den vergangenen drei Jahren bei einem Routinebesuch vom Arzt nach ihrer sexuellen Gesundheit gefragt worden (Moreira et al., 2005). 91 % der ambulanten Patienten und Patientinnen in der Schweiz wünschen sich, dass ihr Arzt sie zu ihrer Sexualität befragt. 15 % würden sich dann evtl. schämen – aber mehrheitlich dennoch wünschen, dass der Arzt fragt. 41 % haben jemals mit einem Arzt ihr Sexualleben besprochen (Meystre-Agustoni, Jeannin, de Heller et al., 2011). Frauen wünschen sich besonders von *Frauenärztinnen* die Initiation von Gesprächen über Sexualität (Sydow, 2004).

Oft können bereits ein bis zwei Beratungsgespräche helfen. Manchmal ist es auch schon entlastend, wenn Betroffene die Gelegenheit haben, einem Arzt, Berater oder Therapeuten ihr Problem präzise zu schildern. Das gelingt jedoch nur dann, wenn der professionelle Helfer sich einigermaßen wohl dabei fühlt über Sexualität zu sprechen und Fragen zu stellen. So kann geklärt werden, worin genau das Problem besteht, was genau „nicht mehr klappt", seit wann das so ist und wie es vorher war.

Einzelne Beratungsgespräche sind oft bereits hilfreich

Im Rahmen von *Sexualberatung* werden von Ärzten (z. B. Gynäkologinnen, Urologen, Andrologen, Allgemeinärzten) und Beratern (z. B. bei Pro Familia) Informationen über sexuelle Entwicklung und das Zusammenspiel körperlicher und seelischer Faktoren in der Sexualität vermittelt, es wird versucht, Hemmungen abzubauen und ansatzweise erkundet, wie die Sexualität in Partnerschaften vom Zusammenspiel beider Partner geprägt ist (Buddeberg, 2005).

Sexualberatung

Die *Paarberatung* in deutschen *Beratungsstellen* verbesserte die globale sexuelle Zufriedenheit, allerdings nur bei vorher sexuell belasteten Paaren. Keine Effekte ergaben sich bei den konkreten Veränderungswünschen. Die realisierten sexuellen Veränderungen waren auch nicht so groß, dass initial belastete Paare danach unbelastet gewesen wären (Kröger, Hahlweg & Klann, 2007).

Paarberatung

Allgemein sollte sich Paar-/Sexualberatung und -therapie am *Prinzip der minimalen Intervention* orientieren. In der Verhaltenstherapie hat sich das *PLISSIT-Mehr-Ebenen-Konzept* etabliert (Kröger, 2006):

- *P*ermission = Erlaubnis geben und Beschwerden normalisieren,
- *L*imited *I*nformation = Informationsvermittlung,
- *S*pecific *S*uggestions = Konkrete Vorschläge machen,
- *I*ntensive *T*herapy = Intensive Therapie.

PLISSIT-Mehr-Ebenen-Konzept

Die ersten drei dieser Ansätze sind eher der Sexualberatung, der letzte eher der Therapie zuzurechnen (Buddeberg, 2005; Kröger, 2006).

Unscharfe Grenze zwischen Beratung und Therapie

In Hinblick auf das *Erlaubnis geben und Beschwerden-Normalisieren* ist es für viele Menschen erleichternd zu hören, dass Selbstbefriedigung in der Partnerschaft, sexuelle Fantasien, Interesse an Pornografie und Sex im höheren Alter normale Bestandteile erwachsener Sexualität sind. Wichtig ist auch die Aufklärung darüber, dass sexuelle Probleme ein normaler Bestandteil des Lebens sind und es Phasen des Lebens gibt, in denen es gesund und normal ist, Sexualität zugunsten anderer Themen zurücktreten zu lassen (s. Kapitel 2). *Informationsvermittlung* ist wichtig in Hinblick auf die normale Alltagssexualität (z. B. Anatomie und sexuelle Reaktionen einschließlich der Bedeutung der Klitoris für Frauen), ganz besonders aber in Zusammenhang mit Erkrankungen, Operationen und Medikamenten. *Konkrete Vorschläge* können z. B. die sexuelle Kommunikation beider Partner betreffen – hier ist sowohl der Mut, eigene Wünsche zu zeigen, als auch das Deutlich-Machen, was und wann Sex nicht gewünscht wird, wichtig – oder die

Erlaubnisgeben und Normalisieren, Informationsvermittlung und konkrete Vorschläge

Empfehlung, Probleme mit einem Arzt zu besprechen oder z. B. in Büchern weitere Informationen zu suchen.

Online-Sexualberatung

Innerhalb der letzten Jahre hat das *Internet* als Medium für psychosoziale Beratung zunehmend an Bedeutung gewonnen. Eine Evaluation der *Online-Sexualberatung* von *Pro Familia* (www.sextra.de) zeigt, dass solche Angebote wirksam sind, gut angenommen werden und auch Ratsuchende erreichen, für die herkömmliche Beratungsformen eine zu hohe Zugangsschwelle haben. Während durch die „Face-to-face"-Beratung von Pro Familia eher Menschen im mittleren Alter (Durchschnitt: 38 Jahre) erreicht werden, werden durch das Internetangebot besonders junge Erwachsene (Durchschnitt: 25 Jahre) angesprochen (Eichenberg, 2007).

5.6 Behavioral-integrative Sexualtherapie

Der Sexualtherapie-Ansatz von Masters & Johnson

Masters und Johnson publizierten 1970/1973 ein symptomspezifisches Behandlungskonzept sexueller Funktionsstörungen. Die meisten heute praktizierten sexualtherapeutischen Ansätze bauen darauf auf. Zentrale Elemente sind Paartherapie, ein gemischtgeschlechtliches Therapeutenteam und der Einsatz symptomorientierter Verhaltensanweisungen, wie z. B. ein initiales Verbot jeglichen sexuellen Kontaktes (zur Entlastung von Leistungsdruck), *Streichel- und Sensualitätsübungen* (*„sensate focus"*: Empfindungsfokussieren; gegenseitige Berührungen mit klarer Rollenteilung in einen „Gebenden" und einen „Nehmenden"; vgl. untenstehenden Kasten), Sexualerziehung, Techniken zur Angstreduktion, angeleitete Masturbation, Fertigkeits- und Kommunikationstraining (z. B. den Partner wissen zu lassen, was man sexuell mag und was nicht). Das Vorgehen strebt an, folgende Ziele zu erreichen (Kröger, 2006):

- Abbau von Versagensängsten, Vermeidungsverhalten und an Normen orientiertem Verhalten,
- Förderung der Körperwahrnehmung,
- Abbau von Informations- und Lerndefiziten,
- Verbesserung der sexuellen Kommunikation,
- Förderung der Eigenverantwortung für die eigene sexuelle Stimulation.

„Sensate-Focus"- Übungen (nach Arentewicz & Schmidt, 1993; Clement, 2004)

1. Berührung, Genitalien werden ausgespart
2. Berührung, Genitalien werden oberflächlich mit einbezogen
3. „Spiel mit der Erregung": durch begrenzte genitale Stimulation wird spielerischer Umgang mit Erregung im Sinn von Kommen und Gehen lassen erprobt

4. Einführen des Penis ohne Bewegungen
5. Einführen mit vorsichtigen Bewegungen
6. Geschlechtsverkehr ohne Einschränkungen

Weiterentwicklungen wie das „Hamburger Modell“

Weiterentwicklungen wurden von verschiedenen Therapeuten aus den USA (z. B. Barbach, 1982/1990; Kaplan, 1974; McCarthy, 1997; Zilbergeld, 1997/2000) und Deutschland vorgelegt (z. B. Beier & Loewit, 2004; Fahrner & Kockott, 2003; Gromus, 2002; Hanel, 1998; Kröger, 2006). Die Hamburger Gruppe am Universitätsklinikum Eppendorf entwickelte ein integratives *„Hamburger Modell“*, das neben behavioraler Sexualtherapie auch psychodynamische und paardynamische Überlegungen berücksichtigt (Arentewicz & Schmidt, 1993; Hauch, 1998, 2006).

Entängstigung und Erlaubnis-Geben

Das Masters-und-Johnson-Modell und seine Weiterentwicklungen sind auf *Entängstigung* und *Erlaubnis-Geben („giving permission“)* ausgerichtet und nach wie vor sehr hilfreich für Patienten, bei denen die sexuelle Problematik (auch) durch Sexual- und *Versagensängste* und *Vermeidungsverhalten* geprägt ist. Es ist weniger nützlich bei erotischer Langeweile und ausbleibendem Begehren von sexuell „funktionsfähigen“ Paaren (Clement, 2004; Schnarch, 2001, 1997/2006, 2009/2011), denen es nicht an Erlaubnis zum Sex fehlt und vielleicht eher an Verboten.

Übungen für Frauen, Männer und Paare

Für Frauen mit sexuellen Problemen wurde eine Reihe von *Übungen* entwickelt, von denen im folgenden Kasten einige vorgestellt werden. Zum Teil sind die Übungen auch für Männer geeignet. In der Therapie werden die Erfahrungen nach jedem einzelnen Schritt ausführlich besprochen (realer Ablauf, Gefühle und Gedanken dabei, innere Kommentare von anderen, die „gehört“ wurden usw.; s. Hauch, 2006). Weitere Übungen für Frauen finden sich z. B. bei Barbach (1975/1997); für beide Geschlechter bei Hauch (2006).

Selbsterkundungsübungen für Frauen (nach Hauch, 2006)

1. Betrachten des nackten Körpers in einem großen Spiegel
Der Frau wird vorgeschlagen, sich zweimal mindestens 30 Minuten Zeit zu nehmen und sich ausführlich in einem großen Spiegel nackt zu betrachten. Wichtig ist es, dafür zu sorgen, dass sie dabei ungestört ist, und innere Grenzen zu respektieren – also nichts zu tun, wobei sie sich unwohl fühlt. Es geht darum, den gesamten Körper von Kopf bis Fuß und von möglichst allen Seiten (dabei kann ein Handspiegel helfen) zu betrachten. Sollte sie Schwierigkeiten haben, einen bestimmten Körperteil zu betrachten, so kann es helfen, zunächst woanders hinzublicken oder kurz die Augen zu schließen um nach einer Entspannungspause die betreffende Stelle nochmals zu betrachten.

2. Berühren des ganzen Körpers
Hier wird vorgeschlagen, dass die Frau zweimal je 30 Minuten lang ihren ganzen Körper berührt und erkundet. Erneut muss ein sicherer Kontext geschaffen werden und problematische Gefühle, die bei der Übung auftauchen, sollen wahrgenommen und respektiert werden. Beim Berühren soll die Frau versuchen, zwei unterschiedliche Perspektiven zu differenzieren – „über die Hand" und „aus dem Körper heraus".

3. Betrachten und erkundende Berührung des Genitalbereichs
Bei dieser Übung soll die Frau versuchen, sich zu entspannen und sich 30 Minuten lang in bequemer und ungestörter Situation am ganzen Körper zu streicheln. Im Rücken angelehnt kann sie dann mit leicht gespreizten Beinen mithilfe eines Handspiegels ihren Genitalbereich betrachten.

5.7 Systemisch-integrative Paar- und Sexualtherapie

Alle neueren paartherapeutischen Ansätze zur Behandlung von sexuellen Problemen sind *systemisch* in dem Sinn, dass sie *Regelkreise („Teufelskreise") des Zusammenspiels der Partner* im sexuellen und nichtsexuellen Bereich analysieren, problematisieren und zu verändern suchen und *ressourcenorientiert* arbeiten. Sie sind alle auch *psychodynamisch* insofern, als dass das Problemverhalten als subjektiv sinnvoll verstanden wird und angenommen wird, dass es durch *zentrale (oft implizite/unbewusste) individuelle Motive* motiviert ist, die geprägt sind von *Beziehungserfahrungen der Kindheit* (z. B. Bindungserfahrungen/-traumata oder der Abwehr von Ängsten). Und sie sind alle *systemisch-verhaltenstherapeutisch*, da in jeder Form von Sexualtherapie die *konkrete sexuelle (und nichtsexuelle) Interaktion* im Fokus der Aufmerksamkeit steht. Das gilt sowohl für integrative an der Verhaltenstherapie orientierte sexualtherapeutische Ansätze (s. Kapitel 5.6) als auch für die EFT angewandt auf sexuelle Probleme (Kapitel 5.7.1) und den Ansatz von Schnarch (Kapitel 5.7.2).

Zentrale Elemente systemischer Therapie bei der Paartherapie sexueller Probleme

Folgende *spezifische Elemente von systemischer Therapie* (Sydow, 2007b; im Druck; Sydow, Beher, Retzlaff & Schweitzer, 2007) werden auch bei der paar- und einzeltherapeutschen Behandlung von Menschen mit sexuellen Problemen eingesetzt (Brandenburg, 1998; Clement, 2004; Retzer, 2004, 2009; Retzer & Simon, 1998; Schwartz, 2001; Ziegler & Hiller, 2001/2004):
- *Auftragsklärung:* Meist erhoffen sich Partner in einer Paartherapie Unterschiedliches. Es ist wesentlich, dass die divergierenden „Aufträge" identifiziert werden und das Paar gegebenenfalls mit der Widersprüchlichkeit der Ziele konfrontiert wird. Dann wird angestrebt, ein übergeordnetes Ziel auszumachen, mit dem beide einverstanden sein können. Nach einem bekannt gewordenen Seitensprung des Mannes kann z. B. der Auftrag der

Frau sein, dass die Gründe dafür tiefgreifend analysiert werden sollen – Auftrag des Mannes könnte sein, dass die Therapeutin der Frau möglichst schnell klarmachen soll, dass es dem Mann leid tut und sie ihre Beziehung einfach fortsetzen sollen, also Mithilfe zum Ungeschehenmachen zu leisten. Der gemeinsame Auftrag sollte dann so formuliert werden, dass er an die „Ja-Positionen" beider Partner anknüpft (z. B. dass beide die Beziehung fortführen wollen) und für beide eine Gewinnerwartung artikuliert wird, z. B. sich die Zeit zu nehmen um zu klären: Können wir so wie bisher weitermachen oder wollen wir uns neu miteinander verabreden und uns neu aufeinander beziehen (Clement, 2004).

- *Therapeutische Neutralität:* Partnerschaftliche erotische Wünsche lässt man ebenso gelten wie „gefährliche", außereheliche sexuelle Impulse oder Desinteresse an aktiver Sexualität. Das impliziert auch *Veränderungsneutralität*, da die *„Pro-Sex-Position"*, die viele Therapeuten einnehmen, leicht zur unproduktiven Falle wird und nur Widerstand bei den Klienten erzeugt (Clement, 2004). Bei „sexueller Mischsymptomatik: Plus und Minus = Null", wenn einer (viel) mehr will, der bzw. die andere aber (viel) weniger, geraten Therapeuten besonders leicht in Gefahr, ihre Neutralität zu verlieren. Oft ist durch eine Veränderung nicht viel gewonnen, da das Paar ein heimliches Einverständnis hat, dass es außer Sex noch andere befriedigende Wege gibt, eine erfüllte Beziehung zu leben. Jeder ermöglicht dem anderen, seine sexuelle Identität ambivalenzfreier zu entfalten (Retzer & Simon, 1998). Neutralität ist auch wesentlich bezüglich einer möglichen Trennung des Paares.
- *Erkundung des Beziehungskontextes, der ein Symptom beeinflusst und auf den das Symptom rückwirkt, über mehrere Generationen:* Dabei interessiert nicht nur die Wechselbeziehung der beteiligten Partner, sondern auch die zwischen Partnern und anderen Familienmitgliedern, dem *Mehrgenerationskontext*, weiteren Bezugspersonen, beruflichen und kulturellen Systemen. Das geschieht z. B. mithilfe des *Genogramms,* das es erlaubt, systematisch Daten zu Partnerschaften und Ehen, Trennungen und Scheidungen, Schwangerschaften, Geburten, Fehlgeburten und Abtreibungen usw. über mindestens drei Generationen zu sammeln. Beim Gespräch über das Genogramm und „weiße Flecken" auf der familiären Landkarte ergeben sich oft Hinweise auf familiäre Geheimnisse wie z. B. ungeplante Schwangerschaften, Abtreibungen, außereheliche Beziehungen oder sexuellen Missbrauch (Belous, Timm, Chee & Whitehead, 2012; Imber-Black, 1998/1999).
- Nützlich sind auch *systemische Fragen* (z. B. „Wenn Ihre Schwiegermutter wüsste, dass Sie und ihr Mann seit drei Jahren nicht mehr sexuell aktiv sind, was würde sie darüber denken?") oder *Familienskulpturarbeit* (symbolische Darstellung der aktuellen oder erstrebten Partnerschaft/ Familie).
- *Einführen normalisierender Problemdefinitionen:* Typische Partnerschaftskonflikte wie intensive Streitereien oder sexuelle Probleme wie

Lustlosigkeit oder sehr unterschiedliche sexuelle Wünsche werden als normale Bestandteile des Lebens gesehen. So lässt sich das, was ein Paar als „sexuelle Inkompatibilität" deutet, auch sehen als das Problem, dass das Paar noch nicht herausgefunden hat, wie sie mit ihren unterschiedlichen Arten, das Problem zu sehen, umgehen sollen.

- *Einführen neuer Sichtweisen:* Auch hier können systemische Fragen eingesetzt werden (z. B. Verflüssigungsfragen, Wunderfragen, Verschlimmerungsfragen), z. B.: „Was müssten Sie tun, dass Ihre Frau Sie sexuell noch stärker zurückweist als ohnehin schon?" (s. auch Clement, 2004, S. 185 ff.).
- *Ressourcenorientierung und positives Umdeuten:* Zur Veranschaulichung soll folgendes Beispiel angeführt werden: Ein langjährig verheiratetes Ehepaar um die 50 beschreibt, dass beide immer wieder in eskalierende Streits geraten, die bei der Frau mit emotionalen Ausbrüchen und tiefster Verzweiflung, beim Mann mit Rückzug, stiller Wut und insgeheim ähnlich tiefer Verzweiflung einhergehen. Nach Tagen des kalten Nebeneinanderherlebens ergibt sich dann irgendwie eine Annäherung und es kommt zu sexuellem Kontakt und auch zu emotionaler Entspannung beider Partner. Dieser wiederkehrende Ablauf wird von der Therapeutin als „aufwendiges und anspruchsvolles Vorspiel" bezeichnet. Beide Partner lachen darüber und wirken entlastet – der Mann ergänzt noch lachend, dass dieses Vorspiel auch besonders lange andauere. Danach sprechen beide Partner zunehmend offener über ihre sexuelle und nichtsexuelle Situation. Hilfreich ist auch die *Frage nach besonders aufregenden und lustvollen sexuellen Erfahrungen* – je im Leben und mit dem aktuellen Partner bzw. der aktuellen Partnerin (s. Kapitel 3.5).
- *Erkunden der Konsequenzen von Nichtveränderung:* „Angenommen, die Therapie ändert nichts an dem sexuellen Symptom, und Ihr Partner bzw. Ihre Partnerin hat nach wie vor kein Interesse/Erektionsstörungen (usw.) und weiter angenommen, dass durch nichts auf der Welt sich ihre gemeinsame Sexualität verändert, kurzum, wenn Ihre Sexualität so bleibt, wie sie jetzt ist, was würden Sie dann tun?" (nach Clement, 2004, S. 91, 208 ff.).
- *Paradoxe Interventionen und Symptomverschreibungen:* „Sexuelle Probleme … entstehen meist dort, wo Sex eine symbolische Bedeutung innerhalb einer langfristigen Beziehung gewinnt" (Retzer, 2004, S. 253) und insbesondere dann, wenn die „Liebe oder Haltbarkeit der Beziehung mit sexueller Attraktion oder bestimmten Formen sexueller Betätigung gleichgesetzt wird" (Retzer & Simon, 1998, S. 430). Als Interventionsprinzip beim wohl häufigsten sexuellen Problem, der „sexuellen Minussymptomatik" (zu wenig Sex, zu wenig Lust, zu wenig Orgasmen), die mit einer starken Aufladung von Sexualität mit Bedeutung einhergeht, wird Sexualität als bedeutungsvolle Kommunikation von der Beziehung entkoppelt indem Sexualverkehr als (un-)eheliche Pflicht und losgelöst von Spontanität sowie Spaß definiert und verordnet wird:

> Bis zur nächsten Sitzung schlafen Sie mindestens einmal miteinander. Tun Sie das aber auf keinen Fall spontan, sondern beschließen sie drei Tage vorher, wann sie miteinander schlafen werden. … Verabreden Sie dabei nicht nur den Tag, sondern auch die Uhrzeit, die anzuwendenden Techniken, wer oben liegt, wer unten liegt usw. Und vergessen Sie nicht: Sie brauchen keinerlei Spaß an dem Ganzen zu haben. Es geht um die Erfüllung ihrer ehelichen Pflicht … (Retzer & Simon, 1998, S. 432)

- Sex kann auch von zu viel Bedeutung „entlastet" werden, indem der *Zufall als Regulationsprinzip* eingeführt wird und den Klienten vorgeschlagen wird, sie sollten ein-, zwei- oder dreimal pro Woche eine Münze werfen, und je nach Ausgang müssen sie miteinander schlafen oder aber dürfen es nicht. Die Intervention *„Münzwurf"* ist auch nützlich bei Paaren, die zwar Lust auf Sex mit dem anderen haben, aber in einem symmetrischen Machtkampf gefangen sind, sodass keiner sich die „Blöße" geben will, sexuelles Interesse zu signalisieren. So kann Sex stattfinden ohne das Risiko des Gesichtsverlustes (Retzer, 2009; Retzer & Simon, 1998).
- *Humorvolle nonverbale Interventionen* können genutzt werden, um problematische wiederkehrende Interaktionen zu unterbrechen, z. B. „die Bewaffnung eines Paares mit Wasserpistolen, die ständig geladen und entsichert in einem Schulterhalfter mitgeführt werden" (Retzer, 2009, S. 222). Sobald einer der Partner eine altbekannte verbale Attacke startet, soll mit einem gezielten Wasserpistolenschuss zwischen die Augen gekontert werden – egal, wann und wo das stattfindet. Weniger aufwendig ist das überraschende Überstreifen einer Clownsnase, die dann auch immer mitgeführt werden muss. (Aus systemischer Sicht ist zweitrangig, ob Paare das dann wirklich umsetzen – entscheidend ist, dass eine neue, humorvolle Sicht eingeführt wird, die vielleicht dazu führt, dass die Beteiligten lachen und ihre eingefahrenen Erlebens- und Interaktionsmuster verlassen.)

Egoistischer Sex

Retzer (2004) betont, dass es ohne Aggression keinen Sex gibt. Nichts ist sexuell „abtörnender" als Sex, der sich um „politische Korrektheit" bemüht und zu einer „zeremoniellen Handlung" verklärt wird (s. Kapitel 4.5.2). Er sieht die große Popularität des Sado-Maso(SM)-Sexmarktes als Gegenstück der zu friedvollen und braven ehelichen Sexgebote. Als Gegenmittel propagiert er *egoistischen Sex*, der den anderen eher als Mittel zum eigenen Lustgewinn nutzt.

Probleme bei der Kommunikation über Sex

Ulrich Clement (1998) kritisiert „das offene Gespräch: der Königsweg zu Sex" und weist darauf hin, dass offene Gespräche zwischen den Partnern zwar nützen, um schlechten Sex zu verhindern – aber nicht die Leidenschaft fördern, da sexuelles Begehren „unklar und ambivalent" ist und „sich erst in einem bestimmten Kontext" entfaltet, „also im interaktionellen Prozess der Erkundung erst erzeugt" wird: „Den Charakter der Verführung scheint es auszumachen, dass jemand ungefragt dorthin gelockt wird, wo er/sie eben doch hinwollte“ (Clement, 1998, S. 369). Clement schlägt vor, die sexuelle Beziehung vom Sex aus und nicht – wie sonst therapeutisch üblich – vom Paar aus zu denken. Das hat folgende Implikationen (Clement, 2004):

- *Differenz und das Prinzip des Nichtwissens einführen:* Nützlicher als wenig ergiebige Fragen nach nichtrealisierten Wünschen („Was hätten Sie gern?“) sind *spielerische, hypothetische und zirkuläre Fragen*, z. B.: „Angenommen, Ihr Mann hätte ein sexuelles Geheimnis vor Ihnen, das er Ihnen nie verraten würde, welches wäre das am ehesten?“ oder „Angenommen, Ihre Frau hätte einen Liebhaber. Was würde sie mit dem denn gern ausprobieren, was sie mit Ihnen noch nicht ausprobiert hat?“ oder „Angenommen, Sie hätten plötzlich sehr viel Lust, mit Ihrem Mann Sex zu haben und würden ihm etwas vorschlagen, was Sie noch nie gemacht haben. Welcher Vorschlag würde ihn am ehesten erschrecken?“ (Clement, 1998, S. 374 f.). Dabei wird davon ausgegangen, dass beide Partner ein bestimmtes sexuelles Spektrum haben, jedoch oft nur die Schnittmenge beider Spektren kommuniziert wird – alles andere, womöglich sexuell Unterschiedliche wird „exkommuniziert“, da es die Partner ängstigen oder die Beziehung bedrohen könnte (z. B. sexuelles Vorleben beider Partner, sexuelle Fantasien, Vorliebe für bestimmte sexuelle Praktiken; s. Kapitel 4.3.5). Hier ist eine genaue *Analyse dessen, was in der Beziehung kommuniziert oder aber geheim gehalten wird*, nützlich, da der erotische Abstimmungsprozess meist der Regel folgt: „Gut ist nur das, was wir beide wollen“ (Clement, 2004, S. 75). Oft wird nicht nur sexuelles Verhalten vermieden, das vom Partner explizit abgelehnt wird, sondern auch solches, von dem nur vermutet wird, dass der andere es ablehnen könne. Das kann zu einer „auf Gegenseitigkeit und Rücksichtnahme basierenden freundlichen Alltagssexualität“ (Clement, 2004, S. 77) führen, die für viele Paare optimal ist. Der Preis dafür ist eine abnehmende sexuelle Intensität (s. auch Kapitel 4.3.5, 5.8.1).
- *Das ideale sexuelle Szenario entwerfen:* Da „das sexuelle Profil einer Person – ihre sexuellen Wünsche und Abneigungen, ihre ungelebten Fantasien und ihre gelebten Erfahrungen, ihre Vorlieben und höchstpersönlichen Orientierungen ... nicht einfach zugänglich“ sind (Clement, 2004, S. 188), da sie nur z. T. bewusstseinsnah, klar und damit verbalisierbar sind, schlägt Clement vor, das sexuelle Profil von Klienten mithilfe einer Übung zu erkunden, bei der beide Partner unabhängig voneinander ihr ideales sexuelles Szenario entwickeln sollen (s. Clement, 2004, S. 190). Jeder Partner soll ohne Rücksicht auf den anderen bzw. die andere aufschreiben, wie eine für seine bzw. ihre sexuellen Bedürfnisse ideale sexuelle Begegnung ablaufen würde. In erster Linie geht es dabei darum, konkrete Handlungen aufzuschreiben, also, was man mit wem wann und wo genau tun würde, weniger um Gefühle. Das Blatt Papier mit dem idealen sexuellen Szenario soll dann in eine Briefumschlag verschlossen und zur nächsten Sitzung mitgebracht werden. Der Part-

ner bzw. die Partnerin soll über diese Wünsche nicht informiert werden. Jeder Partner muss dann selber entscheiden, ob er bzw. sie den Umschlag öffnen möchte.
Diese Übung lässt sich auswerten in Hinblick darauf, wie die Aufgabe verstanden oder missverstanden wird, ob sie überhaupt durchgeführt wird, wie mit dem Schweigegebot umgegangen wird, wie mit Vermutungen und Befürchtungen über den Text des Partners umgegangen wird, wie über eine etwaige Offenlegung des Szenarios verhandelt wird und wie mit emotionalen Reaktionen nach einer etwaigen Offenlegung umgegangen wird. Dabei geht es – orientiert an Schnarch – darum, die Selbstvalidierung der Partner zu stärken und kreativen Umgang mit Unterschiedlichkeit anzuregen. Sowohl das Offenlegen als auch das Geheimhalten kann ein Akt der Differenzierung sein.

Organsiatorischer Rahmen

Systemische Paartherapien werden mit Einzel- oder Doppelstunden und größeren Abständen (ca. 2 bis 4 Wochen) über 2 bis ca. 30 Sitzungen und Therapiedauern von 1 Monat bis 3 Jahren, meistens ca. 1 Jahr, durchgeführt (Clement, 2004; Sydow, im Druck; Sydow et al., 2007).

5.7.1 Emotionsfokussierte Paartherapie (EFT)

Niemals sind wir ungeschützter gegen das Leid als wenn wir lieben …
(Sigmund Freud, …, Das Unbehagen in der Kultur, GW XIV, S. 441)

Die von Susan M. Johnson (2009) entwickelte, empirisch gut fundierte *„Emotion Focused Couple Therapy"* (EFT-Paartherapie) verbindet die *Bindungstheorie* (Kapitel 4.3) mit *systemischen* und *humanistischen* Interventionen. Die Relevanz der *Emotionsregulation* für Glück und Leid von Paarbeziehungen wird betont.

Zirkulär-systemische und bindungsorientierte Sicht

In der EFT-Paartherapie wird das emotionale Erleben und Verhalten beider Partner erkundet und differenziert. Die Interaktion beider Partner wird *zirkulär-systemisch* in *„Teufelskreisen"* gesehen (z.B.: „Ich ziehe mich zurück, weil du an mir herumnörgelst, und du nörgelst, weil ich mich zurückziehe."). Starre negative Muster werden identifiziert und es wird versucht, zu deeskalieren und zu helfen, sichere Bindungsstrukturen neu zu organisieren. Sobald in einer Beziehung (wieder) Offenheit für Bindungssignale entstanden ist und der Bindungsprozess verlässlicher geworden ist, können festgefahrene Streitigkeiten gelöst werden. So können bisher verleugnete Selbstaspekte, Gefühle und Bedürfnisse integriert werden.

Therapieziele und -phasen

In durchschnittlich 10 bis 20 Sitzungen soll ein Veränderungsprozess erfolgen, der in drei Phasen und neun Schritte eingeteilt wird. Therapieziele sind, dass beide Partner wieder eine Quelle der Sicherheit füreinander werden („safe haven"), offener und emotional engagierter miteinander umgehen, einander helfen, negative Affekte zu regulieren, und ein positives und starkes Selbstempfinden aufbauen.

Sexualität in der EFT

Sexualität und sexuelle Störungen werden in der EFT-Paartherapie in einen Kontext von drei sich gegenseitig beeinflussenden Verhaltenssystemen gestellt (Bindungs-, Fürsorge-/Unterstützungs- und sexuelles System). Nach Johnson ist es eine der größten Aufgaben des Erwachsenwerdens diese drei Systeme funktional zu integrieren. Eine sichere Bindungsbeziehung führe in der Sexualität dementsprechend zu einem entspannten und vertrauensvollen Engagement (Miculincer & Shaver, 2007). Johnson betont, dass Sex so zum „intimen Spiel" werden kann, zum „sicheren Abenteuer", wo emotionale Erreichbarkeit, zärtliche Berührung und erotisches Spiel zusammenwirken können im Sinne eines Gleichklangs: „In these moments, emotional safety shapes physical synchrony and physical synchrony embodies emotional safety" (Johnson, 2009, S. 7).

Bindungssicherheit kann sich positiv auf die (weibliche) Sexualität auswirken

Sicher Liebende seien in ihrer Sexualität aufeinander und auf ihre wechselnden Erregungszustände eingestimmt. Diese gefühlte Übereinstimmung schaffe die Basis, um die emotionale, physische und sexuelle Verbindung integrieren zu können. Das ist insofern plausibel, als dass neuropsychologische (bildgebende) Studien darauf hindeuten, dass Frauen eher zum Orgasmus kommen, wenn der Hippocampus inaktiv ist (s. Fisher, 2004; Kapitel 4.1.3). Beim Orgasmus und bei zärtlicher Berührung wird das Hormon Oxytocin ausgeschüttet, welches Bindungsverhalten verstärkt und Stresshormone wie Cortisol reduziert. Da Berührung sowohl erregend als auch beruhigend wirken kann, können so laut Johnson sexuelle und Bindungsbedürfnisse zusammenwirken.

EFT-Interventionen bei sexuellen Problemen

Folgende *EFT-Interventionen zu sexuellen Problemen* wurden entwickelt (Johnson & Zuccarini, 2010):

- Das Bedürfnis nach emotionaler Sicherheit als Grundlage für sexuelle Ansprechbarkeit wird anerkannt und bestätigt.
- Problematische sexuelle Verhaltensmuster werden im Kontext fortgesetzter sich hochschraubender Interaktionsmuster (z. B. „Fordern – Rückzug") verstanden, und es wird gezeigt, dass diese Bindungsunsicherheit kontinuierlich verstärken.
- Negative Zyklen müssen deeskaliert werden, bevor es möglich ist, negative Abläufe in der sexuellen Interaktion zu erforschen.
- Nachdem negative sexuelle Verhaltensmuster beschrieben und verstanden wurden, werden die dahinter liegenden primären Gefühle und Bindungsbedürfnisse erkundet. Zentrale Momente im sexuellen Leben des Paares und der Kommunikation über Sex werden erforscht. Gefühle als organisierende Elemente der Bindungsbeziehung und Sexualität des Paares werden erkundet.
- Das Paar wird unterstützt, die Geschichte ihrer sexuellen Beziehung zu erzählen (Probleme und Umgang damit; Ressourcen) und ermutigt

einander sexuelle Ängste und Bedürfnisse direkt mitzuteilen („enactments“).
- Paaren mit traumatisierten Partnern wird geholfen, sichere Grenzen und angstreduzierendes Aufeinander-Zugehen zu verabreden. Wenn die Angst beim Sex überwältigend wird, wird angeregt, zu stoppen und eine Weile mit entspannender Berührung fortzufahren. Beim Nachlassen der Erektion kann über verunsichernde Gedanken, z. B. die Partnerin zu enttäuschen, gesprochen werden und die Partnerin um Geduld und Ermutigung gebeten werden.
- Der Therapeut unterstützt die Partner, aktiv über ihre erotischen Wünsche, Blockierungen, und Sehnsüchte zu sprechen. Dabei bietet er ein Verständnis von Sexualität an, das erotisches Erforschen und Spiel betont, als ein sicheres Abenteuer, in dem Begehren und Erregung durch das Engagement empfänglicher Partner von Augenblick zu Augenblick erfahren und vertieft werden kann.

Forschung zur EFT-Paartherapie

Es liegen zwei kontrollierte Studien zu Effekten von EFT auf sexuelle Probleme vor (s. Kapitel 5.9).

5.7.2 David Schnarchs „Feuerproben“-Ansatz

Der US-amerikanische Klinische Psychologe, Sexualtherapeut und Paar-/Familientherapeut *David Schnarch* (1997/2006, 2009/2011) ist – obwohl sein Nachname im Deutschen nicht danach klingt – einer der führenden US-amerikanischen Paar- und Sexualtherapeuten. Sein *„Crucible™“-Ansatz* („crucible“: Feuerprobe) zur Therapie und Beratung von Paaren mit sexuellen Problemen integriert (nichtsexuelle) Paartherapie und Sexualtherapie, berücksichtigt individuelle und paarbezogene Systemebenen und ist schulenübergreifend, da er neben systemischen auch psychodynamische und verhaltenstherapeutische Elemente in sich zu vereinen scheint. Die theoretischen Grundlagen von Schnarchs Arbeit – Differenzierung, emotionale Selbstregulation, Verschmelzung, die Bedeutung von Krisen – wurden bereits in Kapitel 4.3.5 dargestellt.

Besonderheiten

In therapeutisch-praktischer Hinsicht weist Schnarchs Ansatz folgende Besonderheiten auf:
- Das spontane sexuelle (Vermeidungs-)Verhalten von Klienten wird als bedeutungsvolle Kommunikation verstanden: „sex can be used as a window into who we are“; Schnarch, 1997, S. 46). Schnarch exploriert genau die sexuelle Interaktion eines Paares, die Rückschlüsse auf die Paar- und Psychodynamiken bzw. Lebensgeschichten erlaubt.
- „The couple is *not* the client!“ Trotz der systemischen Orientierung ist letztlich jede bzw. jeder einzelne und deren bzw. dessen emotionale Weiterentwicklung und Reifung – insbesondere eine verbesserte *Selbstregulation* – entscheidend: „It takes two to keep your marriage the same;

it only takes *one* to change it. When you change, the relationship changes" (Schnarch, 1997/2006, S. 199).
- Übungen und Verschreibungen werden – anders als z. B. bei Masters und Johnson (s. Kapitel 5.6) – nicht eingesetzt, um ein bestimmtes therapeutisches Ziel zu erreichen, sondern um mehr Informationen über das Klientenpaar zu erhalten.
- Der Fokus liegt nicht auf einem Fertigkeitstraining oder der Analyse der Widerstände der Klienten, sondern darauf, sexuelle Probleme dafür zu nutzen, die Weiterentwicklung der beiden Individuen und der Beziehung zu ermöglichen.
- Systemische Aspekte werden berücksichtigt (allerdings nur auf Paarebene).
- Eine Beschäftigung mit der Vergangenheit erfolgt nur, insofern sie aktuell bedeutsam ist.
- Der Fokus liegt auf Handlungen: „Der Differenzierungsprozess kommt nur dann in Gang, wenn Sie ganz konkret etwas *tun*" (Schnarch, 1997/2006, S. 234).

„Vier Aspekte der Balance"

Zentrales *Therapieziel* ist die *Stärkung der Differenzierung* beider Partner, was mit verbesserter emotionaler *Selbstregulation* verknüpft ist, die Schnarch in den *„Vier Aspekten der Balance" (Four Points of Balance™)* operationalisiert (Schnarch, 2009/2011, S. 98 f.) und die offenbar von *achtsamkeitsbasierten Therapieansätzen* inspiriert sind:

1. *Stabiles und flexibles Selbst (Solid Flexible Self™):* Klarheit darüber zu haben, wer man ist, was man will und welche Ziele man hat.
2. *Stiller Geist – ruhiges Herz (Quiet Mind – Calm Heart™):* Die Fähigkeit, sich selbst zu beruhigen, heilsam auf die eigenen Verletzungen einzuwirken und die eigenen Ängste zu verringern.
3. *Maßvolles Reagieren (Grounded Responding™):* Ruhig zu bleiben und nicht überzureagieren, wenn der Partner in Angst verfällt oder aufgebracht ist, anstatt Distanz zu ihm zu schaffen oder davonzulaufen.
4. *Sinnvolle Beharrlichkeit (Meaningful Endurance™):* Sich mit Problemen auseinanderzusetzen, die einen verwirren und mit denen man in der Beziehung ringt. Die Bereitschaft, auch Unbehagen zu ertragen, da sich daraus Wachstum ergeben kann.

Der Übergang von fremd- zu selbstvalidierter Intimität

Insofern wird gleichzeitig auch angestrebt, dass bei beiden Partnern ein *Übergang von fremdvalidierter zu selbstvalidierter Intimität* stattfindet. Zur fremdbestätigten Intimität gehört nach Schnarch die Erwartung, vom Partner für bestimmtes Verhalten oder Äußerungen bestätigt zu werden, also, dass er oder sie auf darauf mit Akzeptanz oder Einfühlungsvermögen reagiert oder sich selbst öffnet. Schnarch konstatiert, dass „Diese Form der Intimität … vielfach mit Intimität im eigentlichen Sinne verwechselt" wird (S. 128) – auch von manchen Paartherapeuten. Unter selbstbestätigter Intimität wird dagegen verstanden, dass man dem Partner bzw. der Partnerin offen und ohne Erwartungshaltung oder Forderungen gegenübertritt. Also nicht erwartet, dass er oder sie die eigenen Äußerungen akzeptiert oder mit gleicher Offenheit reagiert. Selbstbestimmte Intimität bedeutet, dass man sich in seinem eigenen Identitätsempfinden und Selbstwertgefühl von der Reaktion des Partners bzw. der Partnerin unabhängig macht (s. Scharch, 1997/2006, S. 128).

Notwendig: Ein einseitiger, heroischer „Vertrauenssprung"

Der Übergang von fremdvalidierter zu selbstbestätigter Intimität erfordert Selbstkonfrontation mit den eigenen „Macken" und destruktiven Verhaltensweisen und einen *„Vertrauenssprung" – eine einseitige heroische Tat*, die nur gelingen kann, wenn man sich selbst dafür Bestätigung geben kann. Zu diesem Differenzierungsprozess gehört es, eine Position zu beziehen, die einen selbst *als Person* definiert (s. Schnarch, 1997/2006, S. 243). Oftmals haben Menschen erst mitten in der tiefsten Krise genügend Mut, so eine Tat zu wagen. Nicht selten reagieren Partner (zunächst) negativ auf solche Akte der Differenzierung („Du zerstörst unsere Beziehung"). Differenzierung bedeutet nicht, dass man es nun „richtig" macht, sondern, dass man die eigene Sache vertritt: „Intimität gleicht einem Orgasmus beim Geschlechtsverkehr insofern, als zwei Menschen daran beteiligt sind, aber möglicherweise nur einer von beiden ihn erlebt" (Schnarch, 1997/2006, S. 135).

Interventionstechniken

Schnarch stellt seine *Interventionstechniken* nicht systematisch dar, er beschreibt nur einzelne Übungen. Beim *„Umarmen bis zur Entspannung"* z. B. wird empfohlen, bei der Umarmung mit dem Partner auf „seinen eigenen Füßen" zu stehen, sich ganz auf *sich selbst*, nicht auf den Partner, zu konzentrieren und wenn man anfängt, unsicher oder angespannt zu werden, beständig versucht, sich selbst zu beruhigen (Schnarch 1997/2006, S. 193). Die Übungen (z. B. auch *„Sex mit offenen Augen"*) sieht Schnarch als Anregung dazu, neue Erfahrungen zu machen, deren Ausgang unvorhersehbar ist – nicht als eine Technik, die ein bestimmtes Resultat erbringen soll.

Positive Umdeutungen, Psychoedukation und sokratischer Dialog

Aus Schnarchs Fallgeschichten lässt sich seine Arbeitsweise ansatzweise erschließen. Er verwendet (besonders zu Beginn der Therapie) *positive Umdeutungen*, aber auch *psychoedukative Interventionen*, in denen er den Klienten seine Sichtweise erklärt. Er agiert *konfrontativ*, indem er den Klienten in einer Art *sokratischem Dialog* nahebringt, wie viel Macht sie ihrem Partner einräumen, z. B.:

> „Gut, dann waren Sie also die ganze Zeit glücklich über dieses schöne Erlebnis der Intimität. Jetzt soll ihr Mann einige Worte dazu sagen. Es steht nun in seiner Macht, Ihre Geschichte umzuschreiben. Bill bestimmt nicht nur, wie die Realität für Sie aussieht, Joan, sondern kann sie sogar rückwirkend verändern!" (Schnarch, 1997/2006, S. 134)

Exploration der sexuellen Interaktion

Er exploriert die sexuelle Interaktion genau (Verhalten und Gefühle), ähnlich wie in einer verhaltenstherapeutischen Sexualtherapie. Dabei benutzt er auch derbe Wörter („Wissen Sie, was Ficken ist? Haben Sie das schon einmal gemacht? Und wenn ja, warum haben Sie damit aufgehört?", S. 324).

Sexuelles Problemverhalten und seine biographischen Wurzeln

Mit dem so gewonnen Material geht Schnarch dann aber eher systemisch und psychodynamisch um, indem er sexuelle Probleme als sinnvolles Verhalten deutet, das interaktionelle Zusammenwirken der Partner analysiert und Zusammenhänge zwischen sexuellem Verhalten und Erleben und der Biografie der Klienten herstellt, z. B.:

> „Es klingt, als würden Sie sich abgelehnt fühlen, wenn Warren die Umarmung abbricht." „Ja, so fühlt es sich für mich an!" „Das heißt, wenn er Sie nicht länger im Arm halten will fassen Sie das als negatives Urteil über sich selbst auf. Ging Ihnen das mit Ihren Eltern ähnlich?" (Schnarch, 1997/2006, S. 212).

Dann ermuntert Schnarch seine Klienten dazu, sich ihrem Partner in ihren sexuellen Wünschen zu zeigen – also z. B. die Frau dazu, dass sie ihrem Mann (der immer beim Sex seine Erektion verliert, womit die sexuelle Interaktion in der Regel beendet ist) vorschlägt, sie oral zu stimulieren. Entscheidend ist, dass sie nicht nur diesen Vorschlag macht, sondern es dann auch aushält, dass ihr Mann darauf zunächst gar nicht positiv reagiert, ihre eigenen Gefühle von Zurückgewiesensein oder Kränkung im Zaum hält, dableibt, sich nicht beleidigt zurückzieht und es aushält, abzuwarten, was passiert.

„Hold on to yourself!"

Schnarch empfiehlt seinen Klienten und allgemein Menschen in Krisen vor allem eines, nämlich vom Partner abzulassen und sich auf sich selbst zu konzentrieren *(„hold on to yourself")*. Damit ist nicht wütende oder beleidigte Abwendung gemeint, sondern die Konzentration auf die eigenen Wünsche, Möglichkeiten, Freuden und Stärken wie auch Ängste und Schwächen. Das verlangt *Selbsterkenntnis*, *Selbstkontrolle*, die Fähigkeit zur *Selbstfürsorge* und *Emotionsregulation* – also die Entwicklung der eigenen *Differenzierung*. Es geht darum, damit aufzuhören, daran zu arbeiten, den Partner dazu zu bringen, irgendetwas zu tun, einzusehen oder zuzugeben und sich stattdessen selbst zuzuhören und sich selbst zu trösten. Auch wenn die damit einhergehende Abgrenzung auf den Partner zunächst feindselig wirken kann, so ist die Folge eher größere Freundlichkeit: „Kindeness flows from strength rather than weakness or anxiety" (Schnarch, 1997/2006, S. 379).

Selbstberuhigung und Sich-Entkoppeln

Ein Fokus von Schnarchs therapeutischer Arbeit ist die *Fähigkeit zur Selbstberuhigung,* verstanden als die Fähigkeit sich selbst nicht zu verlieren – gerade dann nicht, wenn man mit Druck und Anforderungen von wichtigen anderen Menschen konfrontiert wird, sowie die Fähigkeit, die eigenen Emotionen – insbesondere Angst – zu regulieren und sich selbst emotional zu zentrieren. Schnarch verweist darauf, dass Menschen, die ihr Gleichgewicht verlieren, vollständig selbstzentriert werden bis sie ihr Gleichgewicht zurückerlangt haben. Insofern liege die Lösung für Partnerschaftsprobleme nicht darin „hartherziger" zu werden – sondern vielmehr besser für das eigene Herz zu sorgen (Schnarch, 1997/2006, S. 173–174, 210). Schnarch sieht im *Sich-Entkoppeln* einen Schlüssel zur intimen Verbindung. Kommunikation kann nur zu mehr Intimität führen, wenn das Gegenüber es auch ertragen kann, die Botschaft zu hören. Intimität entwickle sich nicht durch gegenseitiges Vertrauen, Akzeptanz, Empathie, Bestätigung und gegenseitige Enthüllungen sondern auf dem dornigeren Weg über Konflikt, Selbstvalidierung und mutige, einseitige Enthüllungen.

Differenzierung und Strukturbezogene Psychotherapie

Der therapeutische Fokus auf Selbstwahrnehmung und Selbstregulation ähnelt übrigens dem Fokus der *Strukturbezogenen Psychotherapie* (Rudolf, 2005). Schnarch (1997/2006) jedoch verzichtete ursprünglich völlig auf Diagnosen, obwohl das Kontinuum „weniger vs. mehr Differenzierung" eng mit der Dimension „mehr oder weniger Selbstregulation" und damit auch der psychischen Gesundheit und Stabilität (vs. z.B. Persönlichkeitsstörungen, komplexe Traumafolgestörungen) zusammenzuhängen scheint, was in seinem jüngsten Buch stärker beachtet wird (Schnarch, 2009/2011).

Stärken und Schwächen von Schnarchs Ansatz

Schnarch ist nicht gerade bescheiden („Revolution" der Paartherapie, „Starkstrom-Sex") und geht mit seiner Arbeit US-typisch kommerziell um, indem er Begriffe als Warenzeichen hat eintragen lassen (wie z.B. *„Passionate Marriage™"*, *„Crucible™"*). Manche normativen Setzungen erscheinen fragwürdig (Ideal von Sex mit offenen Augen, Ablehnung sexueller Fantasien) und es ist wenig transparent, was genau Bowens und was Schnarchs Erkenntnisse sind. Das genuin Neue von Schnarchs Ansatz liegt darin, dass er Bowens systemisch-psychodynamische Theorie auf die sexuelle Interaktion angewandt hat. Während Schnarch systemisch mit dem Wechselspiel der Partner umgeht, vernachlässigt er alle weiteren Systemebenen (z.B. Kinder, Erkrankungen, Berufe, Mehrgenerationsperspektive) – sogar Außenbeziehungen, ein häufiger Anlass für Paartherapien, werden ausgeklammert. Dennoch ist Schnarchs Ansatz ein Meilenstein der Psychotherapie von Partnerschafts- und sexuellen Problemen.

Normativität gegenüber Therapeuten, nicht aber Patienten

Schnarch ist Patienten gegenüber betont nicht normativ (keine Diagnosen), aber umso normativer gegenüber Therapeuten, da er postuliert, dass diese nur in dem Maße helfen könnten, in dem ihre eigene Differenzierung höher als die ihrer Klienten ist und in dem sie eine „bessere Ehe führen" als ihre Klienten (wobei fraglich ist, wie das gemessen wird) und ob das realistisch ist, da wie Schnarch betont zu jeder Ehe auch die Krise unweigerlich dazu gehört (Schnarch, 2009/2011, S. 429).

5.8 Paartherapie bei speziellen Problemlagen

Häufige nichtfunktionelle psychosexuelle Probleme

Wie in den Kapiteln 3.4.2 und 3.4.4 dargestellt, sind die wahrscheinlich belastendsten und manchmal auch traumatisierenden psychosexuellen Probleme, die Paare häufig in Therapie führen, nichtsexuelle Funktionsstörungen sondern zwei andere – Gewalt zwischen Partnern und Probleme in Zusammenhang mit Außenbeziehungen. Erstaunlicherweise existieren zu beiden Arten von Partnerproblemen nur wenig wissenschaftlich fundierte Therapieansätze und noch weniger kontrollierte und randomisierte Therapiestudien. Weitere spezifische Therapieansätze existieren in Hinblick auf Paarberatung und -therapie bei unerfülltem Kinderwunsch (z. B. Stammer, Verrres & Wischmann, 2004) und bei sexuellen Problemen in Zusammenhang mit chronischen somatischen Erkrankungen (z. B. Kedde, Van de Wiel, Weijmar Schultz, Vanwesenbeck & Bender, 2010).

5.8.1 Gewalt zwischen Partnern

Gewaltprobleme werden von Behandlern extrem unterschätzt und kommen oft gar nicht zur Sprache

Es ist damit zu rechnen, dass etwa die Hälfte aller Paartherapie-Klienten eine *Gewaltproblematik* hat. Doch das wird von Beratern und Therapeuten (ähnlich wie auch von Notfallmedizinern) extrem unterschätzt – sogar dann, wenn es explizit als Problem genannt wird. Umso wichtiger ist Sensibilität der Behandler für das Thema Gewalt – bei allen Klienten. Auf Verdacht sollten in jedem Fall, evtl. sogar routinemäßig, Fragen zu Gewalterfahrungen gestellt werden, am besten in einem Einzelsetting mit beiden Partnern, wobei das Opfer in neutralen, nichtwertenden Worten zu etwaigen Gewalterfahrungen befragt werden sollte. Der Täter sollte nicht nach Gewalthandlungen befragt werden, eher zu seinem emotionalen Befinden. Wenn er bzw. sie von sich aus auf Gewalt zu sprechen kommt ist wichtig, ob er bzw. sie dafür selbst die Verantwortung übernimmt oder anderen die Schuld gibt.

Vorrang hat die Sicherheitsplanung!

Vorrang hat bei einer akuten Gewaltproblematik die *Sicherheitsplanung*. Dann muss die Schwere der Gewalt und ihr Kontext abgeklärt werden, um eine Indikation über die weitere therapeutische Arbeit zu treffen, die nur dann indiziert ist, wenn das Gewaltopfer und/oder der Täter eine Intervention wünscht. Wichtig ist genau abzuklären, wie Gewalttätigkeit offen gelegt wird, da eine abrupte Offenlegung die Gewalttätigkeit steigern kann.

Therapieziele und Indikationen und Kontraindikationen für Arbeit im Paar-Setting

Darüber hinaus zielt die Therapie auf eine gesteigerte Selbstwahrnehmung und Selbstkontrolle beider Partner, die Bearbeitung der Gewaltvorgeschichte und der Auswirkungen von Gewalt. *Grundlage muss Verantwortungsübernahme auf Seiten des Täters sein*. Eine *gemeinsame Therapie ist nicht indiziert*, wenn das Opfer – meist die Frau – in unmittelbarer Gefahr ist, viel Angst hat, nicht einwilligt oder wenn der Täter keine Verantwortung für seine Handlungen übernimmt, chronisch gewalttätig ist oder nichts unternehmen möchte um das Risiko für Gewalthandlungen zu verringern. In diesem Fall sollte er an spezielle Programme für gewalttätige Männer überwiesen werden. Zum Teil wird dazu geraten, einen Kontrakt über Therapieabbruch bei erneuter Gewalt zu stellen (Weinmann-Lutz & Lutz, 2006).

Zentral ist Sicherheit vor Gewalt. Auch die Therapeuten müssen an Sicherheitsmaßnahmen für sich selbst denken (z. B. Co-Therapeuten hinzuziehen, geöffnete Tür). Therapeuten werden bei der Therapie von Partnerschaftsgewalt unweigerlich mit eigenen Einstellungen konfrontiert und gezwungen, diese kritisch zu überdenken. Wichtig ist der Mut, der Gewalt ins Auge zu sehen und sie nicht zu verleugnen, aber auch die Fähigkeit, zu Gewaltopfern und auch zu Gewalttätern freundlichen, respektvollen und einfühlsamen Kontakt herzustellen (Weinmann-Lutz & Lutz, 2006, S. 181).

Situationale Gewalt mit reziproker Gewaltanwendung von beiden Seiten

Systemische Ansätze der Behandlung von Partnergewalt sind bei „gescreenten" Paaren wirksam und erhöhen das Gewaltrisiko nicht. Wichtig ist, dass unterschiedliche Formen von Partnergewalt beachtet werden, auch situationale Gewalt mit oft reziproker Gewaltanwednung von beiden Seiten (Sith, McCollum, Amanor-Boardu & Smith, 2012).

Integrativer Paartherapie-Ansatz: „Physical Aggression Couples Treatment (PACT)

Ein 12 bis 14 Sitzungen umfassendes spezifisches *Physical Aggression Couples Treatment (PACT)* wurde auf kognitiv-behavioralem Hintergrund entwickelt, integriert jedoch auch psychodynamische und systemische Aspekte (Heyman & Schlee, 2003). In der ersten Hälfte stehen die zunächst intrapersonalen und dann systemischen Aspekte im Vordergrund (s. auch Weinmann-Lutz & Lutz, 2006):

- Die Selbstverantwortlichkeit für die Situation wird herausgearbeitet.
- Die Einsicht in die eigene Gefühlswelt wird gestärkt (Gefühlswahrnehmung insbesondere von Ärger, Identifikation von Ärger auslösenden Situationen).
- Der Umgang mit schwierigen Gefühlen wird eingeübt und ein Kontrakt für nichtgewalttätiges Konfliktmanagement (z. B. Time-Out) wird eingeführt.
- Die systemische Einbettung von Gewalthandlungen wird erkundet (zirkuläre Kausalität des Paarkonfliktes, s. 5.7).

Dann folgt ein Kommunikationstraining. In der vorletzen Sitzung geht es um die Differenzierung zwischen dem Vertreten der eigenen Position und Aggression, um Sexualität, Eifersucht und das soziale Netzwerk. Zuletzt erfolgt eine Abschlusssitzung.

Wirksamkeitsstudien

Geschlechtsspezifische Gruppenprogramme sind wirksam, haben z. T. aber auch negative Effekte wie eine negative Solidarisierung in der Gruppe. Wirksam sind auch *Paartherapie* und *„Multi-Couple-Therapy"* bei selektierten Paaren. PACT führt zu einer Reduktion der Aggression, höherer Partnerschaftzufriedenheit und verbesserter Kommunikation sowie einer geringeren Rückfallrate als ein Täterprogramm (Stith, Rosen & McCollum, 2000; Weinmann-Lutz & Lutz, 2006). Eine kontrollierte randomisierte Studie mit 51 Paaren belegt, dass eine Multi-Paar-Gruppe einer individuellen Paartherapie oder einer Kontrollgruppe ohne Intervention deutlich überlegen ist – hier ist der Anteil der Männer, die beim 6-Monats-Follow-up noch gewalttätig sind, am geringsten (25 % vs. 43 % vs. 66 %), nur hier sinkt die Aggression in der Ehe und die Akzeptanz körperlicher Gewalt nimmt signifikant ab (Stith, Rosen, McCollum & Thompsen, 2004).

Die meisten Frauen, die in der Partnerschaft Gewalt erfahren haben, bleiben letztlich mit diesem Partner zusammen!

Wichtig ist, die Dynamik der Paarbeziehung zu verstehen. 50 bis 70 % der Frauen, die in ihrer Partnerschaft Gewalt erfahren haben, verbleiben in ihrer Partnerschaft oder kehren nach kurzer Trennung wieder zum gewalttätigen Partner zurück (Weinmann-Lutz & Lutz, 2006).

Wichtig bei der therapeutischen Arbeit mit Partnergewalt

Partnergewalt ist weitaus häufiger als Therapeuten und Berater denken und wird oft verleugnet (*Riehl-Emde*, 2004). Deswegen ist ein Screening dazu wesentlich (durch Fragen oder einen kurzen Fragebogen) – aber auch der Mut des Therapeuten, in diesen Abgrund zu blicken. Die Sicherheit des Gewaltopfers (und Therapeuten) hat Vorrang. Therapie kann nur mit den Personen erfolgen, die dazu auch bereit sind. Dabei sollte beachtet werden: „Sowohl gegenüber Tätern, als auch Opfern ist in der Behandlung Kritik zu vermeiden!“ (Weinmann-Lutz & Lutz, 2006, S. 184). Es sollte immer auch erkundet werden, welche Auswirkungen die Gewalt auf die Sexualität hat.

5.8.2 Probleme mit einer Außenbeziehung eines Partners

Weit verbreitet und schwer zu behandeln?

Außenbeziehungen sind nicht selten. Wenn Außenbeziehungen „rauskommen“, führt das oft zu einer tiefen Krise beider Partner und ihrer Beziehung (Kapitel 3.4.2). Probleme in Zusammenhang mit Außenbeziehungen sind unter den Problemen, die Paare zur Paartherapie führen, relativ bedeutsam – gleichzeitig gelten sie aber auch als schwer behandelbar – als das drittschwierigste Problem nach Liebesmangel und Alkoholabhängigkeit (Kröger & Lutz, 2006). Manche Paartherapie-Ansätze sehen Außenbeziehungen sogar als Ausschlusskriterium für die Behandlung (z. B. Beier & Loewit, 2004).

Therapeuten vertreten bzgl. Außenbeziehungen widersprüchliche Positionen

Paartherapeuten (und auch Einzeltherapeuten) haben also häufig mit diesem Thema zu tun – vertreten gleichzeitig aber oft extreme ideologische Positionen, wahrscheinlich weil das Thema niemanden „kalt lässt“ und es auch bei Therapeuten intensive Gefühle hervorruft. Manche US-amerikanische Autoren fokussieren allein auf den Betrogenen als Opfer mit einer möglichen posttraumatischen Störung. In den USA sind mehrere Selbsthilfebücher zum Thema erschienen, die einen traumazentrierten Ansatz favorisieren (Kröger & Lutz, 2006). Andere Autoren nehmen es weitaus leichter und propagieren „den richtigen Umgang mit Affären“ (Clement, 2009). Deutschsprachige Publikationen orientieren sich an unterschiedlichen Therapieschulen und sind kaum empirisch fundiert (z. B. Clement, 2009; Jellouschek, 1997; Luyens & Vansteenwegen, 2006; Naouri, 2007; Schmidbauer, 2002). Kontrollierte randomisierte Studien zur Wirksamkeit von Therapie oder Beratung bei diesem Thema liegen bisher kaum vor (Kröger & Lutz, 2006).

Heimliche Affären führen dazu, dass die Person mit Außenbeziehung sich gar nicht oder nur oberflächlich auf eine Paartherapie einlässt oder aber Einzelgespräche mit dem Therapeuten anstrebt. Der Umgang mit *Geheimnissen*, die in Einzelgesprächen enthüllt werden, ist für Therapeuten nicht einfach. Während früher oft darauf gedrungen wurde, dass das Paarsetting unter allen Umständen eingehalten wird und Therapeuten es vermieden haben, Mitwisser eines Geheimnisses zu werden, sind viele Therapeuten inzwischen flexibler und bereit zu Einzelsitzungen. Wird in diesem Rahmen ein Geheimnis (z. B. Außenbeziehung oder auch eine sexuelle Traumatisierung) enthüllt, wird zusammen mit dem Klienten erkundet, welche Konsequenzen es haben könnte, die geheimen Informationen weiter zurückzuhalten, und welche es haben könnte, sie zu enthüllen. Wenn der Geheimnisträger das Geheimnis weiter bewahren möchte, muss der Therapeut für sich eine persönliche und fachliche Entscheidung treffen, ob er so weiter mit dem Paar arbeiten kann und will. (Er bzw. sie selbst darf schon aus juristischen Gründen keine Patientengeheimnisse enthüllen.) Manchmal kann es für die Therapie sinnvoll sein, wenn der Therapeut diese persönliche Information für eine Weile weiter für sich behält (Ziegler & Hiller, 2001/2004).

Umgang mit Geheimnissen in Paartherapien

Grundsätzlich sollten solche Therapien nur übernommen werden, wenn der Therapeut bzw. die Therapeutin sich in der Lage fühlt, zu beiden Beteiligten eine akzeptierende Beziehung herzustellen. Zunächst ist es wichtig, dass der Therapeut die Krise und das emotionale Chaos beider Partner aushalten kann. Vordringlichstes Ziel ist es, übereilte Entscheidungen zu verhindern und Zeit zu gewinnen, um sich über die therapeutischen Ziele und Lebensziele in dieser Phase klar zu werden (Retzer, 2004).

Freundliche und akzeptierende therapeutische Beziehung zu beiden Partnern

Retzer schlägt folgendes Vorgehen vor, um zu testen, ob die Affäre als Möglichkeit der Reaktivierung der alten Liebesbeziehung genutzt werden kann: Der Therapeut solle zunächst diagnostizieren, die Paarbeziehung sei längst beendet („Sie haben schon längst keine Paarbeziehung mehr!") und dann gemeinsam mit dem Paar erkunden, wie es zum Verlust der Paarbeziehung kam und was die Geschichte der wechselseitigen Schuld ist – hier soll also nicht zukunfts- und lösungsorientiert, sondern im Gegenteil vergangenheits- und schuldorientiert gearbeitet werden. Den Partnern wird vorgeschlagen, über drei bis vier Wochen ein *„Schuldregister"* anzufertigen, schriftlich, mit täglicher Ergänzung und Überarbeitung. Danach wird angekündigt, dass jeder Klient irgendwann in sich das Bedürfnis verspüren wird, das dann perfekt ausgearbeitete Schuldregister zu verbrennen und so auf seinen Anspruch auf Gerechtigkeit und Ausgleich zu verzichten. Diesem Impuls solle aber keinesfalls leichtfertig nachgegeben werden. Werden die Schuldscheine nämlich verbrannt, kann sich ein Gefühl der Freiheit einstellen. Das könnte dazu führen, dass man nun die Paarbeziehung verlässt – oder aber dass beide Partner sich danach ganz neu zusammenfinden. In diesem Fall kann der Neuanfang dann auch symbolisch (Ringe, Wohnung, Fest usw.) neu gestaltet werden (Retzer, 2004).

Der Ansatz von Retzer: Erstellen eines „Schuldregisters" – das dann vielleicht verbrannt wird

Der dreistufige Ansatz von Gordon, Baucom & Snyder

Der von Gordon, Baucom und Snyder (2005) entwickelte Ansatz gliedert sich in drei Stufen. Zunächst („Umgang mit den Auswirkungen") werden die betroffenen Partner in Fertigkeiten zur Emotionsregulation und in Kommunikationsregeln instruiert und Grenzen ausgehandelt. Beide Partner schreiben einen *Brief* an den anderen über ihre Gefühle angesichts der Offenlegung der Außenbeziehung, der dem anderen aber noch nicht gezeigt wird. *Voraussetzung* für die Weiterbehandlung ist dabei die *Aufgabe der Affäre*. In der mittleren Phase der Behandlung („Dem Ereignis eine Bedeutung geben") wird wie auch in der Therapie einer posttraumatischen Belastungsstörung die *Methode des „expressiven Schreibens"* integriert. Dabei sollen die Klienten ihre tiefsten Gedanken und Gefühle zum traumatischen Ereignis ungestört aufschreiben. Einflussfaktoren, die zur Entstehung der Außenbeziehung beigetragen haben, werden erkundet. Diese Phase schließt mit der Entscheidung beider Partner über die Fortsetzung oder Beendigung ihrer Beziehung. In der Abschlussphase („Vorwärts gehen") wird daran gearbeitet, einen Vergebungsprozess aktiv zu fördern und Entwicklungspotenziale des Paares zu stärken. Die Therapie verfolgt vier Ziele (s. auch Kröger & Lutz, 2006):

- besseres Verständnis des Ereignisses,
- über die ständig wiederkehrenden einschießenden Gedanken und Bilder hinwegkommen,
- das Bedürfnis aufgeben, den Betrüger bzw. die Betrügerin zu bestrafen,
- eine Entscheidung darüber zu treffen, in der Beziehung zu bleiben oder sie zu verlassen.

Der Ansatz von Jellouschek

Meine eigene therapeutische Arbeit (KvS) orientiert sich am stärksten an *Jellouschek* (1997). Er betont, dass es wichtig ist, dass der Therapeut sich seine eigene Haltung zu Außenbeziehungen bewusst macht und empfiehlt, sich als Therapeut zum Anwalt der Entwicklung aller drei (!) betroffenen Personen zu machen („Wozu wird das Ereignis einmal gut gewesen sein?!"). Auch *Rosemarie Welter-Enderlin* vertritt eine Position, die respektvoll mit den unterschiedlichen Seiten umgeht („Treue zum Partner und Treue zu sich selbst"). Einzelgespräche sind wichtiger Bestandteil der Therapie. Doch zunächst sollten etwaige Kinder des Paares (die Krisen ja immer spüren) gemeinsam von beiden Elternteilen informiert werden, dass die Eltern es gerade schwer miteinander haben (es muss nicht mitgeteilt werden, warum), dass das *nichts* mit dem Kind oder den Kindern zu tun hat und dass die Eltern dabei sind, einen guten Weg für alle zu finden. Falls doch eine genauere Information der Kinder über die Außenbeziehung nötig ist, so muss das durch die Person geschehen, die die Außenbeziehung unterhält, nicht durch den „Betrogenen".

Phase 1: Entscheidungsspielraum schaffen

In der Therapie geht es dann zunächst darum, *Entscheidungsspielraum zu gewinnen*, indem das bisherige Paar sich darauf einigt, einen Zeitraum (ca. 6 bis 12 Monate) zu definieren, in dem beide Partner zusagen, *keine* definitiven Entscheidungen über die Form des Zusammenlebens zu fällen (weder die Ehe aufzulösen noch die Außenbeziehung in eine neue Ehe zu überführen). Der Untreue muss nicht zusagen, in diesem Zeitraum die Außenbeziehung ruhen zu lassen. Sehr hilfreich kann *räumlicher Abstand der Partner* sein. Probleme des alten Paares werden in der Therapie und evtl. – begrenzt – in vereinbarten Gesprächen besprochen. Daneben wird empfohlen, dass sich beide zu zweit treffen und die Außenbeziehung dabei ausklammern.

Phase 2: Muster verstehen und eine Entscheidung treffen

Weiterhin ist es wichtig, *das gegenwärtige Muster zu verstehen* (Wie ist es zur Außenbeziehung gekommen? Welches Ungleichgewicht gab es in der Beziehung?) und in die Paargeschichte und den Lebenszyklus der Betroffenen zu integrieren. Dabei bedeutsam ist die Auseinandersetzung mit alten Verletzungen und der Frage, wo die Partner ihre Erotik leben können. Schließlich wird angestrebt, die Vergangenheit zu integrieren – Probleme an den Ort zurückzubringen, an dem sie entstanden sind, sie dort zu lassen und so eine Zukunft für das innere Selbst und die Beziehung zu eröffnen. Schließlich kommt es zu einer *Entscheidung* – die immer auch mit Schmerz verbunden ist (z. B. über den Verlust der Außenbeziehung). Gegebenenfalls kann der Abschied mit einem *Ritual* unterstützt werden.

Überraschende Offenbarungen von Außenbeziehungen in laufenden Paartherapien

Manchmal offenbart sich ein Partner während einer Paartherapie und legt offen, dass er oder sie eine Außenbeziehung hat. Der „betrogene" Partner ist oft sehr schockiert über diese Nachricht und es erscheint fraglich, ob hier Psychotherapie überhaupt noch sinnvoll ist. In einer empirischen Studie, in der Verhaltens- und integrative Paartherapie beforscht wurden, stellte sich heraus, dass Paare ohne Untreueproblem anfangs in der Therapie weniger gehemmt waren als solche mit diesem Problem. Sobald der untreue Partner seine Außenbeziehung „gestanden" hatte, holten die Paare mit Untreueproblem jedoch nicht nur auf, sondern erzielten sogar bessere Ergebnisse als die Paare ohne Untreueproblem. Die Autoren empfehlen, ein solches *Geständnis* ressourcenorientiert positiv zu werten, als Zeichen für Offenheit, Vertrauen, Interesse an der Ehe und das ehrliche Bemühen des Offenlegers, an der Beziehung zu arbeiten (Atkins, Elridge, Baucom & Christensen, 2005). Eine weitere – naturalistische – Studie verglich den Therapieverlauf von Paaren mit Untreueproblemen vs. anderen Problemen: Während bei Außenbeziehungen die Partner initial gestresster und depressiver waren, besserte sich ihr Befinden bis zum Therapieende und zum 6-Monats-Follow-up, sodass dann kein signifikante Unterschiede zu den anderen Paartherapie-Teilnehmern mehr bestanden. Der Status bezüglich der Untreue war übrigens unabhängig von sexueller Unzufriedenheit (Atkins, Marin, Lo, Klann & Hahlweg, 2010).

Bücher für Betroffene

Hilfreich für Betroffene können *Bücher* zum Umgang mit diesem Thema sein, z. B. Clement (2009), Jellouschek (1997) oder Luyens und Vansteenwegen (2006).

5.9 Forschungsstand

Der *Forschungsstand* zur therapeutischen Behandlung von *sexuellen Funktionsstörungen* lässt sich folgendermaßen zusammenfassen (Berner & Günzler, 2012; Fawcett & Crane, 2013; Günzler & Berner, 2012; Melnik, Hawton & McGuire, 2012; Melnik, Soares & Nasselo, 2007):

1. Paartherapie bzw. „mixed therapy" (Kombination aus Einzel- und Paargesprächen) ist der Einzeltherapie überlegen (Fawcett & Crane, 2013). Wenn z. B. Partner von Frauen mit sexuellen Problemen an der Therapie teilnehmen, so wirkt sich das auch positiv auf die Männer aus.
2. Es ist wichtig, dass die Therapie (auch) direkt auf die sexuelle Interaktion fokussiert ist – allgemeine auf Emotionen und Kommunikation gerichtete Interventionen helfen meist nicht hinreichend bezüglich sexueller Probleme.
3. Viele Paare haben gleichzeitig sexuelle und nichtsexuelle Partnerschaftsprobleme. Beides sollte in der Therapie berücksichtigt werden.
4. Die vorliegenden 15 randomisierten, kontrollierten Therapiestudien zur psychosozialen *Behandlung weiblicher Sexualstörungen* orientieren sich fast alle an Masters und Johnson und anderen verhaltenstherapeutischen Ansätzen. Beide Optionen zeigen signifikante Verbesserungen im Vergleich zu Kontrollgruppen, doch die Veränderungen sind nicht immer stabil im Follow-up (Günzler & Berner, 2012):
   a) Der klassische Masters-und-Johnson-Ansatz mit initialem Koitusverbot und Sensate-focus-Übungen ist hilfreich bei weiblichen sekundären *Orgasmusstörungen und Erregungsproblemen.*
   b) Bei primärer weiblicher *Anorgasmie* hilft *„Sexual Skills Training"*, bei dem Informationsvermittlung, Selbsterkundung und Selbstbefriedigungs-Übungen (u. U. mit Einbezug des Partners) praktiziert werden.
   c) Expositionsorientiertes Vorgehen bei *Vaginismus* gilt als „wahrscheinlich effektiv", aber hier ist die empirische Basis schwach.
5. Auch die 19 psychosozialen randomisiert-kontrollierten Studien zu *männlichen Dysfunktionen* orientieren sich an der Verhaltenstherapie. Sie belegen signifikant positive Effekte auf das sexuelle Funktionieren (Berner & Günzler, 2012):
   a) Übungen helfen bei *vorzeitiger Ejakulation („Squeeze"-Technik).*
   b) Bei *Erektionsstörungen* ist unklar ob Sildenafil-Medikation oder Sexualtherapie wirksamer ist (Berner & Günzler, 2012). Gruppentherapie ist für die betroffenen Männer nachweislich wirkungsvoller als eine Wartegruppe ohne Intervention. Gruppentherapie plus Medikation ist wirksamer als Medikation allein oder Therapie allein (Abdo, Afif-Abdo, Otani & Machado, 2008).
6. Behandlungsansätze zu *sexueller Unlust (i. S. schwacher Appetenz)* und *schmerzhaftem Geschlechtsverkehr* sind bisher wenig erforscht. Eine kleine Studie zeigt beim Vergleich einer Gruppe mit EFT-Paartherapie

und einer Warteliste-Kontrollgruppe bei Frauen mit Lustlosigkeit (DSM-III-R: „hypoactive sexual desire disorder") schwach positive Effekte (auf das globale sexuelle Verlangen der Frauen, nicht aber der Männer; McPhee et al., 1995). Ergänzend belegt eine iranische randomisiert-kontrollierte Studie mit nur 18 Paaren mit unterdurchschnittlicher sexueller Zufriedenheit Zunahmen der sexuellen Zufriedenheit besonders bei den Frauen (Honarparvaran, Tabrizy & Navabinejad, 2010).

7. Der Masters-und-Johnson-Ansatz funktioniert am besten bei Paaren, die außer ihrem sexuellen Problem sonst keine Probleme miteinander haben und die hochmotiviert sind, bei der Therapie mit zu machen.

Forschungsdefizite

Verhaltenstherapeutische Paartherapie lindert (auch langfristig) sexuelle Störungen, ist allerdings nur bei etwa der Hälfte der Fälle wirksam. *„Emotion-Focused" Paartherapie* zeigt in einer ersten Studie schwach positive Effekte auf weibliche Lustlosigkeit. Es fehlen bisher randomisiert-kontrollierte-Studien zur Wirksamkeit *systemischer Paartherapie* bei Sexualstörungen (s. auch Sydow et al., 2007; Sydow, Beher, Schweitzer & Retzlaff, 2010).

Zusammenfassung

Bei der *Therapie sexueller Probleme* zeichnen sich ebenso wie in der Psychotherapie allgemein mehrere *integrative Trends* ab (Strauß, 2004; Sydow, 1998, 2009):

- die *Integration verschiedener therapeutischer Schulrichtungen* (Verhaltens-, systemische, bindungsorientierte/psychodynamische, humanistische Therapie) zu einer allgemeinen Psychotherapie,
- *Arbeit in „gemischten Settings"*, Einzeltherapie kombiniert mit Paargesprächen,
- die Abkehr von einem reinen Defizitmodell hin zu einem auch *ressourcenorientierten Vorgehen*,
- die zunehmende *Aufhebung der Trennung zwischen* (nichtsexueller) *Paartherapie und* (den Beziehungskontext wenig beachtender) *Sexualtherapie* (s. z. B. Beier & Loewit, 2004; Schnarch, 2009/2011; Welter-Enderlin, 1994),
- ein *prozessorientiertes Vorgehen*, bei dem die aktuelle Interaktion und das Erleben eines Paares bezüglich ihrer Sexualität im Vordergrund stehen.

Systemische Sichtweisen spielen eine besondere Rolle, da Ressourcen und Wechselwirkungsprozesse zwischen den Partnern („Teufelskreise") und ihrer Umgebung berücksichtigt werden, aber auch *verhaltenstherapeutische Übungselemente* und zunehmend (wieder) *psychodynamische/bindungstheoretische Konzepte*.

Aus den beschriebenen vielfältigen theoretischen Perspektiven lässt sich Folgendes für die therapeutische Arbeit ableiten:

- In der Sexualität sind unterschiedliche neuropsychologische Systeme bedeutsam: Die stärker biologisch und durch Sexualhormone modulierte *Lust*, die im Prinzip durch jeden attraktiven Menschen des passenden Geschlechts ausgelöst werden kann, *Verliebtheit*, die einem spezifischen Menschen gilt, und *Bindung,* die lebenslang andauern und sich mit zunehmender Beziehungsdauer vertiefen kann.
- *In Dauerbeziehungen nimmt die pure Lust (und auch die Verliebtheit) naturgemäß im Lauf der Zeit ab* (deutlich bereits im ersten Jahr der Beziehung); sie scheint auch stark durch *Sättigungseffekte* beeinflusst zu sein. Hier ist die therapeutische Konsequenz zweierlei: Zum einen sollten Klienten darüber aufgeklärt werden, dass Abnahmen sexueller Lustgefühle im Lauf der Zeit statistisch normal und biologisch erwartbar sind. Zum anderen haben Menschen auch (begrenzte) *Einflussmöglichkeiten*, die aktiv genutzt werden können: Je nach Eigenart des Einzelnen und des Paares können eine Steigerung der Nähe, Bindung und Intimität und/oder auch mehr Abstand, Autonomie, ungewöhnliche Erfahrungen und Situationen, Experimente und Neugier, Abbau von Routine, (ein wenig) Eifersucht, manchmal aber auch *existenzielle Paarkrisen*, die nicht aktiv gesucht werden (z. B. Trennungs- oder Außenbeziehungskrise), sondern eher „passieren", die Sexualität steigern. Auch Verbesserungen der eigenen Gefühlsregulation und Differenzierung können sich positiv auswirken.
- Die *Bindungssicherheit,* die eine Person entwickelt hat, steht in enger Beziehung zur Sexualität: Bindungssichere beschreiben sich als partnerorientierter in ihrer Sexualität und selbstbewusster, sie riskieren es eher auch sexuell zu zeigen, was sie wollen und was sie nicht wollen. Bindungsunsichere neigen stärker zu unpersönlicher Sexualität (z. B. Selbstbefriedigung, Pornografie), manche bindungsunsichere Gruppen sind sexuell besonders zurückhaltend, andere in besonderer Gefahr, Opfer und/oder Täter sexueller Grenzverletzungen zu werden. Insofern ist die *Förderung von Bindungssicherheit in Partnerschaften* (z. B. EFT) wichtig und z. T. auch hilfreich für die sexuelle Entwicklung.
- Es scheint, dass *Bindungstraumata* der Kindheit sexuell unterschiedliche Folgen haben können: Sie können es dem Betroffenen unmöglich machen, überhaupt mit einem Partner sexuell aktiv zu werden oder eine Dauerbeziehung „auszuhalten", sie können aber auch ein besonders starkes sexuelles Motiv sein. Das kann gefährlich werden (manche „Perversionen") – es kann aber (gebändigt) auch einen besonders intensiven sexuellen Reiz darstellen.
  Auch deshalb ist es wichtig in Therapien zu explorieren, welche Form von *sexueller Fantasien* dominant ist und inwieweit es gewünscht wird, diese in die Sexualität mit dem Partner zu integrieren oder nicht. Je nach Therapeutin und Paar geschieht das in Einzel- oder Paargesprächen, da das Aufdecken evtl. *geheimer und tabuisierter Aspekte* brisant sein kann. (Sofern sadistische oder andere risikoreiche Fantasien dominant sind,

muss hier auch geklärt werden, ob die Gefahr besteht, dass Fantasien so umgesetzt werden könnten, dass es für andere gefährlich werden könnte.)

- Die *verhaltenstherapeutische Sexualtherapie* verweist zu Recht darauf, dass im Fall sexueller Probleme *Vermeidungsverhalten und negative Erwartungen* zum Problem werden. Dies kann durch *sexualtherapeutische Übungen* angegangen werden.
- Aus psychodynamischer und bindungstheoretischer Sicht hilfreich sind Selbsterkenntnis und *Selbstreflexion der eigenen (sexuellen) Biografie und eine verbesserte Selbstwahrnehmung*. Dies wird gefördert durch Fragen nach wiederkehrenden Interaktionsmustern (heute und in der Kindheit) und Fragen zur psychosexuellen Entwicklung im Lebenslauf.
- Und schließlich ist *Kommunikation über Sexualität (verbal und nonverbal)* wesentlich:
  - In der Therapie sollten insofern *alle* Paare und Einzelpersonen vom Therapeuten aktiv gefragt werden ob es sexuelle Anliegen gibt.
  - Gegebenenfalls sollten die sexuelle Situation und sexuelle Anliegen differenziert erkundet werden (auch in Einzelgesprächen).
  - Dabei ist die von Schnarch betonte *Differenzierung und Selbstregulation* zentral: Kommunikation ist nur möglich, wenn man die Mitteilung des anderen auch aushalten kann. Man kann nur sexuell (und auch sonst) in einer Partnerschaft etwas Neues riskieren, wenn man in der Lage ist, die eigenen Ängste zu beruhigen und gelernt hat, sich selbst zu trösten und seelische Wachstumsschmerzen zu tolerieren. Wichtig ist es auch, Resilienz gegenüber der Reaktivität und Ängstlichkeit des Partners oder der Partnerin zu entwickeln.

Tabelle 2 gibt abschließend einen Überblick über Interventionen, die bei sexuellen Problemen eingesetzt werden können. Die berücksichtigten Autoren vertreten unterschiedliche Therapieschulen wie Verhaltenstherapie, systemische oder psychodynamische Therapie. Letztlich sind alle Autoren mehr oder minder integrativ orientiert. Lösungsansatz 1, das *Klären von Motiven und Therapiezielen* gilt allgemein als wichtig, wobei alle Therapeuten sich für explizite Ziele interessieren, Psychodynamiker am stärksten auch für implizite und unbewusste Ziele und Systemiker am stärksten für diskrepante Ziele der Partner und Zielkonflikte. Alle Paar-/Sexualtherapeuten fokussieren auf die *partnerschaftliche Interaktion* (Lösungsansatz 2) – klassische Sexualtherapeuten konzentrieren sich mehr auf die Veränderung der Interaktionen, während systemisch-psychodynamische Therapeuten zunächst stärker würdigen, was aktuell passiert (oder auch nicht passiert). Auch Lösungsansatz 3 *(Abgrenzung der Beziehung nach außen und gemeinsamen Raum und Zeit schaffen)* praktizieren alle Paartherapeuten. Das *Einführen neuer Sichtweisen* (Lösungsansatz 4) wird am stärksten von Systemikern und Schnarch-Anhängern praktiziert, intuitiv aber auch von anderen Therapeuten. Dazu gehört auch das Normalisieren überzogener Ansprüche. Auch *Humor* ist eine Art, neue Sichtweisen einzuführen, die generell hilfreich sein kann, nicht nur in der Therapie, sondern auch für das Gelingen langer Ehen (Wallerstein & Blakeslee, 1995/1996). Lösunganstaz 5 – die *Arbeit an der eigenen Persönlichkeitsentwicklung* – wird erwartungsgemäß von stärker psychodynamisch orientierten Autoren präferiert, aber zunehmend auch von integrativen Systemikern wie Schnarch.

Tabelle 2:
Integrative Ansätze bei der Therapie und Beratung sexueller Probleme und Störungen
(Beier & Loewit, 2004; Buddeberg & Bass, 1994; Clement, 2004; Hudson & O'Hanlon, 1991/1997; Jellouschek, 1997; Masters & Johnson, 1970/1973; McCarthy & McCarthy, 2013; Morin, 1996; Schindler et al., 1998; Schmidbauer, 2010; Schnarch, 1997/2006, 2001, 2009/2011; Shem & Surrey, 1998/1999; Strauß, 2004; Sydow, 1993, 1994, 1998, 2009, 2013; Welter-Enderlin, 1992, 1994; Willi, 1991, 2001; Zilbergeld, 1997/2000)

Therapeutischer Ansatz	Interventionen
1. Fokus, Ziele und Motive der Beteiligten klären	– konkrete, spezifische und begrenzte Ziele erarbeiten – Fokus auf das, was gewünscht wird – weniger auf das, was nicht gewünscht wird – maßgeschneiderte Ziele, die die Eigenheiten der beteiligten Personen würdigen – unterschiedliche Motive und intrapersonale und interpersonelle Zielkonflikte herausarbeiten (Warum wird Veränderung gewünscht? Risiken von Veränderung?)
2. Arbeit an der Beziehung und der Interaktion	– Fokus: Sexuelle und nichtsexuelle Interaktion (verbesserte sexuelle Kommunikation, Sensualitätsübungen, vielfältigere sexuelle Praktiken, Inszenieren von Ausnahmesituationen) – Fokus: Sozioemotionale Beziehung (Entflechtung beider Partner, Ermunterung zu offenem Streit, (Wieder-)Herstellung der Gesprächskultur des Paares im Alltag, Auseinandersetzung mit alten Verletzungen, Auseinandersetzung mit Geschlechts-, kulturellen Unterschieden und individuellen Eigenheiten der Partner)
3. Abgrenzung der Beziehung nach außen	– Abgrenzung des Paares von Eltern, Kindern, Berufen etc.: Zeit und Raum und „Rituale der Beständigkeit" schaffen – emotionale Trennung der Ehe- von der Elternbeziehung – Abgrenzung gegenüber außerehelichen sexuellen Versuchungen (?)
4. Andere Sichtweisen einführen („change meaning of situation")	– Normalisieren sexueller Abnahmen und Probleme – Neutralität – Verzicht auf „Pro-Sex"-Position; Leben ohne sexuelle Aktivität ist ebenso wie jede andere Menschen nicht schädigende sexuelle Aktivität in Ordnung – Psychoedukation/Aufklärung über normale Alterns-, Krankheits- und phasenspezifische Veränderungen und die Normalität sexueller Probleme („Normalisieren") – Problem positiv umdeuten („Reframing")
5. Arbeit an der individuellen Persönlichkeit	– Entwicklung der eigenen „Differenzierung" (Selbsterkenntnis, Anerkennung und Betrauern von Verlusten, Neues riskieren, Selbstberuhigung, eigene Stärken erkennen) – Auseinandersetzung mit biografischen „Altlasten" (z. B. Bindungsstörungen, Traumatisierungen, eigene destruktive Impulse und Handlungen) – Reflexion der eigenen sexuellen Entwicklung

6 Implikationen für Therapie und Beratung

Im Einleitungskapitel kündigten wir an, dass wir – orientiert an der psychologischen Grundlagenforschung – Aussagen zur Sexualität in Beziehung ableiten wollen, die den Umgang mit Sexualität im Partnerschaftsalltag und in Beratung und Psychotherapie verbessern können. Die dargestellten Befunde werden nun abschließend zusammengefasst und diskutiert.

6.1 Indikationen und Kontraindikationen

Indikationen für Psychotherapie als Leistung der Krankenversicherungen

In Hinblick auf sexuelle Probleme stellen sich vielfältige Indikationsfragen. *Psychotherapie als Leistung der Krankenversicherung* ist nur dann indiziert, wenn Menschen die Kriterien einer *ICD-10-Störung von Krankheitswert* erfüllen (s. Kapitel 3.1), also z. B. unter einer sexuellen Funktionsstörung leiden oder unter einer Anpassungsstörung mit Depressionen in Zusammenhang damit, dass ihr Partner eine Außenbeziehung unterhält. Partnerschaftskonflikte in Zusammenhang mit Sex sind für sich genommen kein Problem, dessen Behandlung die Krankenkassen bezahlen. Es kann hier aber durchaus indiziert sein, deswegen um Hilfe nachzusuchen, wenn mindestens einer stark leidet, z. B. bei *Beratungsstellen* (z. B. *Pro Familia, Paar- und Familienberatungsstellen*) oder bei *Paartherapeuten*, deren Arbeit allerdings selbst bezahlt werden muss.

Indikationen für explizite Fragen zur Sexualität von Patienten/ Klienten

Fragen zur Sexualität und etwaigen sexuellen Anliegen sollten *allen* Klienten in Einzel- und Paartherapien gestellt werden, da sich nachweislich viele nicht trauen von sich aus sexuelle Probleme anzusprechen und wünschen, dass Fachleute ihnen die Initiation solcher Gespräche abnehmen. Gleichzeitig ist hier von Therapeuten, Beratern und Ärzten aber auch Respekt und Sensibilität verlangt, da Menschen mit psychischen Problemen häufig Grenzverletzungen (z. B. in Form von sexuellem oder emotionalem Missbrauch oder Misshandlung) erlebt haben und ein nicht gewünschtes Gespräch über Sex womöglich als erneute Grenzverletzung erleben. Insofern ist eine offene Frage (z. B. „Wie geht es Ihnen mit Ihrer Sexualität?") hilfreich. Wenn der Klient oder das Paar darauf gleich „einsteigt", kann das Thema weiter exploriert werden. Wenn er bzw. sie ablehnend oder zögerlich reagiert oder nonverbal Missfallen kundtut, sollte freundlich nachgeforscht werden, gleichzeitig aber auch immer zu eigener Grenzziehung ermuntert werden, z. B. „Als ich Sie eben nach Ihrer Sexualität gefragt habe, hatte ich das Gefühl, dass Ihnen das unangenehm ist. Stimmt das?" Wenn mit „ja" geantwortet wird, kann z. B. weiter exploriert werden: „Sie entscheiden, worüber wir hier sprechen und worüber nicht. Ist es so, dass Sie mit mir gar nicht über ihre Sexualität sprechen wollen, was Ihr gutes Recht ist? Oder wollen Sie und es kostet Sie vielleicht einige Überwindung?". Ebenso kann mit dem oder den Klienten abgesprochen werden, wie weiter vorgegangen wird, wenn das Thema heikel ist: Soll die Therapeutin abwarten, bis die Klienten es von sich aus ansprechen oder soll sie z. B. in der nächsten Sitzung erneut das Thema ansprechen?

Indikationen für Einzel- oder/ und Paartherapie/-beratung

In Hinblick auf die *Indikation zu Einzel- oder Paartherapie* spielen die Regeln des Versorgungssystems eine Rolle: Einzeltherapie ist – sofern eine ICD-10-Störung vorliegt – bei Richtlinientherapeuten eine Kassenleistung (auch mit Einbezug des Partners), Paartherapie ist es (derzeit) nicht. Optimal ist oft eine Kombination von Einzel- und Paargesprächen, da individuelle tabuisierte Erfahrungen und Wünsche eher in Einzelgesprächen thematisiert werden, während die Interaktion beider Partner am besten mit beiden Beteiligten besprochen wird. Beide Settings tragen auch Risiken in sich: In Einzelgesprächen werden manchmal Geheimnisse mitgeteilt, die auch den Partner betreffen und der Umgang damit kann Therapeuten in Bedrängnis bringen – gleichzeitig ist das aber oft auch ein Signal dafür, dass der enthüllende Partner sich zumindest z. T. wünscht, das Geheimnis auch dem anderen Partner gegenüber zu offenbaren. Bei reinen Paargesprächen kann es passieren, dass wichtige Informationen und Geheimnisse gar nicht „auf den Tisch" kommen. Einzelgespräche können voreingenommen machen, hier müssen Therapeuten aktiv gegensteuern. Insofern erscheint uns das Setting weniger bedeutsam, sofern die Grundhaltung des Therapeuten ist, sowohl der Weiterentwicklung des Paares als auch der Weiterentwicklung beider Individuen nützen zu wollen. Sofern gravierende individuelle Probleme und sexuelle/Partnerschaftsprobleme bestehen, kann es auch sinnvoll sein, Einzel- und Paartherapie zu kombinieren (dann eher bei verschiedenen Therapeuten, die nur miteinander sprechen dürfen, wenn beide von der Schweigepflicht entbunden wurden). Wir empfehlen den Klienten, die Setting-Optionen zu erklären und diese dann selbst eine informierte Entscheidung treffen zu lassen (was auch dem neuen Patientenrechtegesetz entspricht).

Indikationen für spezialisierte Sexualtherapie

Schließlich gibt es noch die *Indikations*frage *(weniger auf Sexualität fokussierte) Paar-/Einzeltherapie vs. Sexualtherapie*. Wir sind beide eher Vetreterinnen einer Sowohl-als-auch-Position, überweisen manchmal aber auch Klienten an eine spezialisierte Sexualtherapie, z. B. dann, wenn sexuelle Aktivität seit Jahren vermieden wurde, aber gewünscht wird. Allgemein informieren wir Patienten mit einer primär sexuellen Symptomatik über verschiedene Behandlungsoptionen und lassen diese dann selbst entscheiden (s. auch das Fallbeispiel in Kapitel 7.1).

Einbezug von Partnern in die Richtlinien-Einzelpsychotherapie

Die *Psychotherapierichtlinien* empfehlen (§ 9) den Einbezug von Bezugspersonen in die Richtlinien-Einzelpsychotherapie „zur Erreichung eines ausreichenden Behandlungserfolges". Bei Erwachsenen kann das zu etwa jeder vierten Stunde erfolgen, auch als Doppelstunde (100 Minuten;

§ 23.B.2). Die *Bezugspersonenstunden* werden auf das Gesamtstundenkontingent angerechnet, es gibt dafür keine zusätzlichen Stunden. Diese Stunden müssen zu Beginn mit beantragt werden.

Das Einbeziehen von Partnern – also ergänzende paartherapeutische Gespräche – bei tiefenpsychologischen oder verhaltenstherapeutischen Einzeltherapien (s. Sydow, 2013) ist *indiziert* zur *Informationssammlung*, zum *Besprechen aktueller Partnerschaftskonflikte*, zum *Klären etwaiger Wechselwirkungen zwischen Symptomen und partnerschaftlichen und familiären Beziehungen*. Oder auch, wenn Partner *einer Einzeltherapie sehr kritisch oder ängstlich gegenüberstehen* und der Patient auf diesem Hintergrund Probleme hat, sich auf die Einzeltherapie einzulassen oder sogar aufgrund von Loyalitätskonflikten ein Abbruch droht.

Kontraindikationen bestehen bei *Gewalttätigkeit*, sofern diese durch den Täter verleugnet oder bagatellisiert wird, bei Paaren mit sehr destruktiver Kommunikation, dann, wenn vom Patienten und/oder Angehörigen Paargespräche nicht gewünscht werden (was immer kritisch hinterfragt, dann aber auch akzeptiert werden sollte), z. B. weil der eigene Raum der Einzeltherapie geschützt werden soll, bei einer möglichen Überlastung der Familie oder drohenden Überforderung des Therapeuten oder wenn der Arbeitskontext des Therapeuten dieses Vorgehen nicht unterstützt.

Die *Vorbedingungen* für den Einbezug von Bezugspersonen werden geschaffen, bevor diese in der Therapie auftauchen. Wesentlich ist ein aktives Bemühen um *das Kennenlernen multipler Perspektiven und den Aufbau kooperativer Beziehungen, auch gegenüber Abwesenden*. Systemische Fragen (z. B. „Wie würde Ihr Mann das Problem schildern?") sind nützlich, da sie helfen Informationen zu gewinnen (und die Mentalisierung fördern) und implizit die Botschaft senden, dass dem Therapeuten das Wohlergehen aller am Herzen liegt. Hilfreich ist auch *Ressourcenorientierung*.

Der Therapeut kann und sollte ein *Paargespräch dann vorschlagen*, wenn eine der oben genannten Indikationen relevant ist. Da viele Patienten Partnerschaftsprobleme haben, ist das oft der Fall. Das kann z. B. folgendermaßen erfolgen: „Da für Sie Probleme mit Ihrer Frau eine große Rolle spielen, könnte es hilfreich sein, sie mit einzuladen. Was meinen Sie dazu?". Die Reaktion der Klienten variiert. Viele sind sofort motiviert und oft erleichtert über das Angebot. Wenn der Vorschlag abgelehnt wird, reagiere ich (KvS) folgendermaßen: „Ich respektiere Ihre Entscheidung, würde sie aber gerne besser verstehen. Was spricht dagegen? … Weiß Ihr Partner von der Therapie? … Wenn nicht, was würde er bzw. sie darüber denken? … Was würde ihr Partner denken, wenn Sie ihm bzw. ihr vorschlagen würden, mitzukommen?" Wenn ein Klient bleibend nicht will, so muss das natürlich respektiert (und verstanden) werden. Sowohl bei motivierten als auch bei unmotivierten Klienten frage ich immer: *„Falls er bzw. sie tatsächlich kommen würde, was könnte schlimmstenfalls* *passieren? … Und was könnte bestenfalls passieren?“* Bereits die Exploration dieser Fragen ist interessant und enthüllt viel über die partnerschaftliche Probleme und Ressourcen.

Vor dem ersten Angehörigengespräch muss geklärt werden, was in Hinblick auf die *Schweigepflicht* beachtet werden muss: „Gibt es Informationen, die ich vor Ihrem Partner nicht erwähnen darf?“ (dies muss dann ggf. natürlich beachtet werden). Falls diese Informationen für den Partner wahrscheinlich bedeutsam sind (z. B. Außenbeziehung, Erkrankung, Kindheitstauma) sollten die Implikationen der Geheimhaltung erkundet werden (z. B. „Was würde es für Ihre Frau bedeuten, wenn sie das erfahren würde?“).

Beim *ersten Paar-/Angehörigengespräch* ist es empfehlenswert, dass sich die Therapeutin beim Partner zunächst für seine Bereitschaft, mitzukommen, *bedankt*. Dann wird *erkundet, was der Partner über den Vorschlag mitzukommen denkt* (Befürchtungen und Hoffnungen). Der *Fokus des Therapeuten bei der Einladung wird explizit benannt* um Verunsicherung zu vermeiden (z. B. die Sicht des Partners auf die Partnerschaftsprobleme kennenzulernen oder Aufklärung des Partners über die psychische Störung des Indexpatienten und Diskussion der Auswirkung der Störung, auch im Sexuellen), und es wird erfragt, ob Klient und Angehörige *weitere Anliegen* haben, die heute oder später gemeinsam besprochen werden sollen. Wenn es heikle Punkte im Leben des Partners gibt (z. B. sexuelle Traumata), sollte danach gefragt werden, ob er gestattet, dass darüber gesprochen wird. Ein „Nein“ muss respektiert werden. Dann erfolgt das Gespräch zum Fokus der Stunde. Abschließend erkundigt sich die Therapeutin bei beiden Beteiligten, wie das Paargespräch für sie war. Gegebenenfalls werden weitere Paargespräche angeboten.

In der *nächsten Einzelstunde sollte das Paargespräch nachbereitet* werden. Empfehlenswert ist es, den Klienten nochmals zu fragen wie das Gespräch für ihn bzw. sie und mutmaßlich den Partner bzw. die Partnerin war. Nützliche Fragen sind auch „Was war neu/interessant/bewegend?“ und „Was war problematisch/belastend/ungut?“ sowie „Wie hat sich das Gespräch auf die Beziehung und das Problem ausgewirkt?“.

6.2 Grundsätzliche Aspekte

Übersteigerte (sexuelle und nichtsexuelle) Erwartungen sind ein sicherer Weg ins partnerschaftliche Unglück

Es gibt auch gesunde und erfüllte Leben ohne Sex

Die meisten Menschen/Paare sind sexuell interessiert und aktiv, doch eine Teilgruppe von Menschen ist kaum oder gar nicht sexuell interessiert und lebt z. T. gut ohne sexuelle Aktivität – auch in einer Partnerschaft. Obwohl die Medien suggerieren, Sex sei gleichzusetzen mit Vitalität und Gesundheit, so trifft das nicht ganz zu. Zwar besteht bei Männern ein relativ enger Zusammenhang zwischen sexueller Aktivität und Gesundheit. Bei Frauen dagegen besteht dieser Zusammenhang nicht oder nur in schwacher Form. Bemerkenswert ist, dass Mönche, die ja sexuell abstinent leben sollen, eine signifikant höhere Lebenserwartung haben als Männer im allgemeinen (Luy & Wegner, 2011). Es kann insofern eine sinnvolle, ernstzunehmende und durchaus nicht ungesunde Entscheidung sein, zeitweise oder sogar während des gesamten Lebens die eigene Sexualität zurückzustellen zugunsten anderer Ziele und Bedürfnisse (sei es z. B. die nichtsexuelle Bindung zum Partner, zu Kindern, der Hinwendung zu Arbeit, zu Gott etc.). Während diese Haltung als bewusste Wahl für das gesamte Leben selten ist, ist sie doch phasenweise weit verbreitet unter Dauerpartnern (und Singles).

Die Häufigkeit sexueller Kontakte nimmt mit steigender Beziehungsdauer durchschnittlich ab und alle Menschen haben irgendwann mal sexuelle Probleme

Sex ist in neuen Beziehungen und beim Sich-Verlieben meistens (sehr) wichtig. Das kann sich anfühlen wie eine Naturgewalt, der sich Betroffene nur schwer entziehen können – das ist für 70-Jährige nicht viel anders als für 17-Jährige. Durchschnittlich nimmt die Sexualität dann aber mit zunehmender Beziehungsdauer ab – dies beginnt bereits im ersten Jahr einer Beziehung („honeymoon effect"). Die Sexualität wird vertrauter, aber oft auch weniger aufregend. Über Jahrzehnte nimmt die durchschnittliche Häufigkeit sexueller Kontakte und die Intensität des wechselseitigen sexuellen Interesses weiter ab, wobei sich der Grad der Abnahme im weiteren Verlauf sehr abmildert. Insofern erlebt kein Paar über längere Zeit hinweg unverändert sexuelle Extase miteinander, genauso wie auch kein Paar emotional über längere Zeiträume miteinander völlig glücklich ist. Emotionale und sexuelle Probleme sind Bestandteile des Lebens und lassen sich nicht vermeiden. In Paul Watzlawicks Worten ausgedrückt: „Wenn man nur tief genug exploriert, wird man in jeder Ehe tiefsitzende Schwierigkeiten entdecken".

Unrealistisch hohe Ansprüche machen unglücklich

Gemessen an den kulturellen Liebes- und Sexidealen, mit denen wir alle genährt wurden und die wir uns auch als Erwachsene aktiv „reinziehen" – Märchen, Liebesromane, Liebesfilme, Pornos – sind wir alle Versager (Dym & Glenn, 1993/1997). Weitere „Nährböden" für die Entwicklung unrealistischer Vorstellungen über Sexualität und Körperlichkeit sind die aus westlichen Kulturen in die ganze Welt ausstrahlenden perfektionistischen Schönheitsideale. Wenn wir von uns selbst und unseren Partnern erwarten, dass ein Penis aussieht und funktioniert wie ein Penis im Porno und eine Frau überhaupt und dann auch noch lebenslang wie ein „Topmodel", dann sind Selbstzweifel und Versagensgefühle vorprogrammiert: „Das Scheitern wird umso wahrscheinlicher – auch in der Ehe –, je unbescheidener das Ziel gewählt ist. Das Paradies ist sicher ein guter Kandidat für ein solches Ziel." (Retzer, 2009, S. 57). „Jeder Partner (geht) besorgt davon aus …, die Ehe sei als Reinfall zu betrachten, sobald der Sex zu etwas weniger als einem Wunder verkümmert" (Miller, 1995, S. 107).

Implikationen für die Psychotherapie

Die *„Pro-Sex"-Haltung*, die die meisten Bücher über den Umgang mit sexuellen Partnerproblemen leitet (z. B. Clement, 2004, 2006; Perel, 2006; Schnarch, 1997/2006, 2009/2011; Welter-Enderlin, 1994), ist *empirisch nicht zu halten*. Angesichts der unrealistischen Erwartungen, die oft in den Medien „gezüchtet" werden und die alle westlichen Menschen mehr oder minder verinnerlicht haben, ist es wesentlich, dass Therapeuten hier aktiv gegensteuern. Insofern ist das *Normalisieren unrealistischer Erwartungen* ein zentrales Element von Paar- und Einzeltherapien. Abnahmen von sexueller Aktivität und Interesse und Phasen des Desinteresses und der sexuellen Inaktivität sind statistisch normal. Darüber sollten Klienten aufgeklärt werden. Desinteresse und Inaktivität sind ein Problem, wenn mindestens eine Person darunter leidet – wenn jedoch keiner (ernsthaft) leidet, ist alles in Ordnung. Bei Paaren mit Konflikten über die Häufigkeit sexueller Aktivität sollte der Therapeut sich um Allparteilichkeit bemühen: Hier die *„Pro-Sex"-Haltung einzunehmen wäre bereits eine einseitige Parteinahme*. Da Sexualität nicht konstant stattfindet und nicht immer toll ist, ist die *Fähigkeit, nach einer sexuellen Flaute wieder sexuell in Kontakt zu kommen*, besonders bedeutsam und sollte in Therapien gestärkt werden.

Es wäre wünschenswert, dass auch die Medien die empirische Realität realistischer abbilden. Sex kann geil und leidenschaftlich oder auch innig und intim sein – aber nicht ständig und immer. Menschen sind auch nicht immer gesund und sehen auch nicht lebenslang perfekt aus. Auch dieser Aspekt sollte Klienten vermittelt werden:

> „Sie sollten lernen, Ihren Körper auch einmal sich selbst zu überlassen. Und sie sollten lächeln. Lächeln über diesen absurden Druck von außen. Und lernen, ihren Körper zu bewohnen wie ein bequemes Sofa oder ein gemütliches Haus. Und ihn nicht ständig mit dem unbequemen Designersofa oder dem perfekten Stararchitektenhaus zu vergleichen." (die britische Psychotherapeutin Susie Orbach, zitiert nach Gerstenberger, 2011, S. 137)

Menschen/Paare unterscheiden sich in ihrer Sexualität

Die inter- und intraindividuelle Variabilität bzgl. Sexualität ist hoch

Zunächst lässt sich festhalten, dass in Bezug auf Sexualität eine *hohe inter- und intraindividuelle und inter- und „intrapaarige" Variabilität* existiert. Es gibt Frauen, Männer und Paare, für die Sex durchgängig (fast) keine Rolle spielt, solche, für die Sex mehr oder minder oder sehr bedeutsam ist, solche, die die gemeinsame Sexualität irgendwann aufgeben und solche, die im hohen Alter immer noch oder wieder sexuell aktiv sind. Sexuelle Aktivität oder Inaktivität wird auch höchst unterschiedlich erlebt – beglückend und/oder bedrückend. Sexuelle Aktivität und sexuelles Erleben werden von einer Vielzahl von *Einflussfaktoren* geprägt. Bei der *Entstehung, Aufrechterhaltung und Überwindung sexueller Probleme* sind *biologische Aspekte* wie Genetik, Soziobiologie, Neuropsychologie und hormonelle Aspekte und – auch biologisch verankerte – Sättigungseffekte sowie *gesellschaftliche, individualpsychologische und partnerschaftlich Faktoren* bedeutsam. Wichtig sind das Geschlecht, die Beziehungsdauer und das Alter der Beteiligten, das psychische Wohlbefinden und die somatische Gesundheit (besonders bei Männern). Geburten und Kinder haben oft einen zeitlich begrenzten negativen Einfluß auf die elterliche Sexualität, Kinder sind aber gleichzeitig für die meisten Eltern eine Quelle von Glück und Lebenssinn. Auch beruflicher Stress, die Wechseljahre, die Pensionierung und chronische Erkrankungen können (müssen aber nicht) negative und/oder positive Effekte auf die Sexualität haben, so wie sich auch soziale, kulturelle und religiöse Kontexte positiv oder negativ auswirken können.

Trotz quantitativen Abnahmen sind die meisten Dauerpaare zufrieden mit ihrer Sexualität

Die bei allen Paaren mehr oder minder stattfindende Abnahme sexueller Aktivität in Dauerbeziehungen ist für manche Menschen ein Problem – für die Mehrheit eher nicht: Obwohl 60 % der 30- bis 35-jährigen liierten Männer und Frauen berichten, dass sie selbst oder ihr Partner zumindest gelegentlich zu wenig Lust auf Sex hatten, litten nur ca. 10 % darunter. Die meisten nehmen es gelassen hin (Schmidt & Matthiesen, 2009). Die *Zufriedenheit mit der Sexualität* in der Partnerschaft steht in engem Zusammenhang mit der allgemeinen Partnerschaftszufriedenheit und der (partnerbezogenen) Bindungssicherheit, ist jedoch relativ unabhängig vom Grad der sexuellen Aktivität.

Implikationen für die Psychotherapie

Wesentlich ist *Respekt für die Unterschiedlichkeit von Klienten* – hohes sexuelles Interesse ist ebenso bedeutsam wie geringes oder nicht vorhandenes Interesse. Des Weiteren ist die *genaue Diagnostik der Problematik* (sexuelle Funktionen, Interaktionen/Verhalten, Gefühle und Motive) *und ihrer Hintergründe* (biologischer/gesundheitlicher, individualpsychologischer, partnerschaftlicher, sozioökonomischer und kulturell/religiöser Kontext) *sowie der aktuellen Lebensbedingungen* (z. B. Leben mit kleinen Kindern, beruflicher Stress) bedeutsam.

So kann sexuelles Desinteresse Ausdruck der Persönlichkeit eines Menschen sein, für den bleibend andere Interessen vorrangig sind, Ausdruck einer Lebenssituation (z. B. Ausgelastetsein mit der Fürsorge für ein neu geborenes Baby) oder auch ein Marker für tiefergehende Probleme auf Paarebene wie weggeschobene Kränkungen und emotionale „Bindungsverletzungen" („attachment injuries") und/oder individuelle Probleme (z. B. Depressionen, somatische Erkrankungen). Ebenso kann besonders großes sexuelles Interesse Ausdruck der Persönlichkeit, der

Lebenssituation (z. B. frische Verliebtheit) – aber auch Ausdruck von Bindungs- und Selbstwertproblemen (z. B. sexuelle Bestätigung soll Selbstwertprobleme kompensieren) oder psychischen Störungen (z. B. Manie) sein.

Für Paare ist es wesentlich, zu lernen, konstruktiv, freundlich und humorvoll mit ihrer – immer! – früher oder später zu Tage tretenden, auch sexuellen Unterschiedlichkeit umzugehen. In Therapien ist es hilfreich, *„Verfolger-Ausweicher-Tänze"* zu identifizieren, die dahinterliegenden Gefühle herauszuarbeiten und andere Umgangsformen z. B. mit Enttäuschungswut zu entwickeln.

Erotische Ressourcen

Menschen in Dauerbeziehungen sind häufiger sexuell aktiv als Singles

Wie in dem diesem Buch vorangestellten Schopenhauer-Zitat beschrieben, sehen Menschen häufig nur das Fehlende und die Defizite – auch in ihrer Partnerschaft und Sexualität. Insofern ist es angesichts des Klischees vom sexuell aktiven Sexualleben von Singles und der angeblichen Asexualität von Dauerpaaren bemerkenswert, dass Menschen in Partnerschaften durchschnittlich häufiger sexuell aktiv sind als Alleinstehende. Der Unterschied ist gering bei jungen Erwachsenen, doch die Diskrepanz wird mit zunehmendem Alter immer größer. Besonders ausgeprägt ist dieser Trend bei älteren Frauen (Beutel et al., 2008): „60-jährige Frauen, die Jahrzehnte verheiratet sind, sind sexuell aktiver als 30-jährige Single-Männer" (Schmidt et al., 2004, S. 132). Sex findet fast immer in festen Beziehungen statt (93 % der Geschlechtsverkehre von 30-jährigen, 94 % von 45-jährigen und 97 % von 60-jährigen) – nur selten in Außenbeziehungen (1 bis 2 %) oder zwischen Singles/Kurzzeitpartnern (2 bis 6 %; Schmidt, 2003).

Zärtlichkeit und weiblicher Orgasmus

Dauerpartner erleben ihre Zärtlichkeit oft sehr positiv und für manche führt größere Nähe und Intimität auch zu größerer sexueller Offenheit und Selbstbestimmung. Manche Frauen erreichen erst in einer längeren vertrauten Partnerschaft Orgasmen.

Implikationen für die Psychotherapie

Neben der Problemdiagnostik ist die *Diagnostik sexueller und nichtsexueller Ressourcen* eines Paares wesentlich. Was ist bereits gut? Was ist ausbaufähig? Was war früher gut? (vgl. die ressourcenorientierten Fragen und Übungen im Kasten auf S. 71). Allgemein ist *positive Umdeutung* eine der wirksamsten Interventionen in der Psychotherapie (Sydow et al., 2007; Sydow, im Druck).

Sexuelle (und nichtsexuelle) Konflikte und Krisen sind unvermeidbar

Zur Liebe gehört – wie die Weltliteratur zeigt – untrennbar auch der Liebeskummer dazu. Sexuelle und partnerschaftliche Entwicklungen sind keine linearen Prozesse, sondern eine *Entwicklung mit vielen Schwankungen*. Allgemein verläuft die sexuelle Aktivität in Beziehungen in Wellen. *Große und kleine Krisen sind unvermeidbar*. Häufig stehen Krisen in Zusammenhang mit „kritischen Lebensereignissen". Auch positive Ereignisse wie Sich-Verlieben, Zusammenziehen, Heirat und die Geburt von Kindern können Krisen auslösen (z. B. weil neue Anforderungen an die Nähe- und Distanzregulation in Beziehungen gestellt werden). In der Familientherapie geht man davon aus, dass, immer wenn ein Familienmitglied neu hinzukommt oder die Partnerschaft/Familie verlässt (durch Tod oder Trennung), Anpassungsleistungen notwendig werden und das Krisenrisiko steigt.

In jeder Langzeit-Partnerschaft gibt es chronische Konflikte

Daneben bringt jede Partnerschaft interpersonelle Konflikte mit sich – die in der großen Mehrheit der Fälle nie gelöst werden: „Sich einen dauerhaften Partner auszusuchen heißt, sich ein paar dauerhafte Probleme auszusuchen" (Retzer, 2009, S. 77). Entscheidend ist nicht die Art oder Intensität der Konflikte, sondern die Art, wie mit Konflikten umgegangen wird. Auch glückliche Paare können die meisten Konflikte nicht lösen – sie gehen aber konstruktiver mit ihrer Unterschiedlichkeit um, verzichten auf Verletzungen und Verächtlichmachung und reagieren eher mit *Humor, Zuneigung und Respekt* (Gottman & Levenson, 1999a, 1999b). Retzer spricht *von „resignativer Reife"*, der Akzeptanz der Tatsache, dass man den anderen nicht wird ändern können. In sexueller Hinsicht gibt es oft Konflikte über das „wie oft". In früheren patriarchalen Zeiten setzten sich häufiger die Männer mit ihrem z. T. höheren sexuellen Interesse durch. Heute, mit dem Ideal der reziproken Sexualität, wonach Sex nur akzeptabel ist, wenn beide es wollen und beide etwas davon haben, setzt sich in der Regel derjenige mit dem geringeren Verlangen durch (Schmidt & Matthiesen, 2009).

Sexuelle Probleme gehören zum Leben dazu

Sexuelle Probleme gehören zum Leben dazu – nicht nur sexuelle Funktionsstörungen wie z. B. Impotenz oder ausbleibender Orgasmus, sondern auch sexuelle Alltagsprobleme wie Konflikte über Sexualität und erotische Langeweile. Statistisch erwartbar ist, dass alle Menschen mindestens einmal und eher häufiger sexuelle Probleme haben werden. „Anfängerprobleme" sind z. B. die vorzeitige Ejakulation oder der (bei Frauen) ausbleibende Orgasmus. Bei älteren Menschen stehen Probleme wie Erektionsstörungen oder zu schwacher Lubrikation häufiger im Zusammenhang mit körperlichen Alternsveränderungen.

Außenbeziehungen sind nicht selten

Außenbeziehungen sind nicht selten und lösen manchmal, aber nicht immer, schwere Paar- und Lebenskrisen aus. Sie sind ein häufiger Anlass für eine Paar- oder Einzeltherapie, aber therapeutisch auch ein Feld voller Tretminen.

Implikationen für die Psychotherapie

Auch wenn manche Therapeuten postulieren, sie könnten Paaren zu immerwährendem sexuellen Glück verhelfen, so spricht alles dafür, dass das ein unrealistisches Versprechen ist. Zeiten sexueller Flaute gehören zum Leben von Dauerpaaren. Und auch Außenbeziehungen sind nicht selten. Im besten Fall gelingt es den Partnern ihre Flauten und Krisen immer wieder zu überwinden. Auch unsere Fallbeispiele illustrieren, dass Krisen überwunden werden können – aber auch, dass nach Abschluss von erfolgreichen Therapien nicht alles rosa ist, sondern die Betroffenen weiterhin mit Belastungen zurechtkommen müssen.

Sowohl zur Bewältigung von sexuellen und nichtsexuellen Krisen als auch zu ihrer Verhinderung bzw. für das „Kleinhalten" von Partnerschaftskrisen ist eine möglichst *gute emotionale Selbstregulation oder Differenzierung* (es scheint sich hier um verwandte Konzepte zu handeln) zentral. Dieses Ziel lässt sich auf unterschiedlichen Wegen erreichen, paar- oder einzeltherapeutisch, fokussiert auf die sexuelle oder die allgemeine sozioemotionale Entwicklung mithilfe von Therapieansätzen, die sich unterschiedlich nennen, aber doch auf Ähnliches abzuzielen scheinen (s. Rudolf, 2005; Schnarch, 1997/2006, 2009/2011).

Schließlich möchten wir drei Themen betonen, die uns besonders wichtig für die Therapie sexueller Probleme scheinen.

Lust, Verliebtheit und Partnerbindung – drei unterschiedliche neuropsychologische Systeme

Drei neuropsychologische Systeme, die sich wechselseitig verstärken und hemmen können

Aus neurobiologischer Sicht sind im Menschen *drei relevante Systeme* angelegt, die in Zusammenhang mit unterschiedlichen Hormonen und Emotionen stehen (Fisher, 2004): *Sexuelle Lust* kann im Prinzip von jedem (physisch und olfaktorisch) attraktiven Menschen des passenden Geschlechts ausgelöst werden und steht in Zusammenhang mit den Sexualhormonen (insbesondere *Testosteron*). *Verliebtheit* steht in Zusammenhang mit *Dopamin, Noradrenalin* und *Serotonin* und erzeugt etwas Ähnliches wie eine „Sucht" nach einem bestimmten geliebten Menschen. Die dritte Dimension, die *partnerbezogene Bindung*, hängt eng mit den *„Bindungshormonen" Oxytocin* und *Vasopressin* zusammen, die z. B. beim Orgasmus – aber auch beim Stillen eines Babys oder beim Streicheln oder Gestreicheltwerden – ausgeschüttet werden. Während Lust und Verliebtheit kurzlebiger sind, kann die Bindung lebenslang anhalten. Wahrscheinlich ist hier auch *Körperkontakt* zwischen den Partnern wichtig, aber nicht notwendig sind wahrscheinlich Geschlechtsverkehr, Erregung oder Orgasmus. Körperkontakt hat für sich genommen sehr positive Auswirkungen auf die physische und psychische Gesundheit von Menschen in jedem Lebensalter – zumindest wenn er gewollt wird (vgl. den Kasten zum nichtsexuellen Körperkontakt in Kapitel 4.5.1). Insofern lassen sich die *„Sexualität der Verführung"* und die *„Sexualität der Zugehörigkeit"* unterscheiden (Willi, 2001, S. 269).

Implikation für die Psychotherapie

Während die *Bindungssicherheit der Partner* durch psychotherapeutische Interventionen wie z. B. in der *Emotion Focused Couple Therapy (EFT)* beeinflusst und verbessert werden kann und damit z. B. auch das Gelingen von für beide Seiten erfreulichem Körperkontakt wahrscheinlicher wird, sind die Einflussmöglichkeiten bezüglich Lust und Verliebtheit begrenzter.

Sexuelle Lust wird getriggert durch sinnliche Reize wie Aussehen und Geruch. Diese Reize nehmen bei beiden Geschlechtern mit zunehmendem Alter und gesundheitlichen Problemen mehr oder minder ab. Zusätzlich steht die von Männern wahrgenommene sexuelle Attraktivität von Frauen auch in besonders engem Zusammenhang mit jungem, „östrogenigem" Aussehen. Insofern ist es einleuchtend, dass beide Geschlechter sich meist um den Erhalt ihrer Attraktivität bemühen (z. B. durch gesunde Ernährung, Sport, Nichtrauchen, Mode, Kosmetik bis hin zu medizinischen Eingriffen), Frauen oft noch stärker als Männer. Aber trotz aller Bemühungen werden wir älter – und man sieht das auch früher oder später. Therapeutisch wichtig ist hier einerseits, darauf hinzuarbeiten, *körperliche Einschränkungen, unter denen Betroffene leiden, zu verändern* (z. B. Übergewicht abzubauen), andererseits auch *an der Akzeptanz von Grenzen zu arbeiten* und der *Trauer um Verluste (z. B. auch der eigenen physischen Attraktivität oder Potenz) Raum zu geben.*

Sexuelle Lust wird aber auch durch *Gewöhnungseffekte* gebremst. Früher waren in allen Weltreligionen auch in der Ehe *religiöse Sexualverbote* wirksam, die Christen, Juden und Moslems sexuelle Beziehungen während der Menstruation, Schwangerschaft und Stillzeit und nach den Wechseljahren sowie auch bestimmte Praktiken und Gefühle (bei Christen: Erregung/Lust) untersagten. Diese Verbote ermöglichten es beiden Partnern, sich jeden Monat für ein paar Tage voneinander zurückzuziehen – und wirkten wahrscheinlich auch stimulierend, da der Reiz des Verbotenen sogar noch *in* der Ehe gefunden werden konnte. Heute dagegen ist fast gar nichts mehr verboten – damit aber ist das Ehe- und Beziehungsleben auch langweiliger geworden. Darüber hinaus war früher die Hauptangst vieler die vor ungeplanter Schwangerschaft – heute dagegen verschieben gut ausgebildete Frauen und Männer ihre Elternschaft zeitlich so lange, dass viele Paare mit einem *unerfüllten Kinderwunsch* leben und der angestrengte Versuch, Kinder zu zeugen, zu problematischem Zwangssex nach Kalender führen kann. Allgemein ist für viele Menschen das *Recht auf erotische Selbstverwirklichung inzwischen zur Pflicht geworden*:

> Leid erwächst nicht mehr länger aus dem Übermaß an Verboten, aus der Repression, sondern aus dem Übermaß der gebotenen Möglichkeiten. Die Unzulänglichkeit, sich selbst etwas schuldig geblieben zu sein, setzt den Einzelnen ununterbrochener Anstrengung und erniedrigenden Sebstvorwürfen aus. (Retzer, 2009, S. 241)

Insofern ist es wichtig, dass *Partner eigene Lebensbereiche für sich entwickeln und – sowohl getrennt voneinander, als auch gemeinsam, – interessante Erlebnisse haben, die sie herausfordern*. Bei Paaren, bei denen die *Sexualität* eingeschlafen zu sein scheint, kann sie oft, aber nicht immer, wieder *„wachgeküsst"* werden. Das passiert manchmal ungeplant und spontan durch existenzielle Partnerschaftskrisen oder auch durch die Konfrontation mit der Endlichkeit des Daseins (z. B. Todesfälle in der Umgebung, eigene Erkrankungen oder Krankheitsängste) oder durch mutige Bekenntnisse eines Partners zu den eigenen sexuellen Wünschen. Das *Eingehen von Risiken* kann dabei helfen – auch *(ein wenig) Ungewissheit, Verlustangst oder Eifersucht ist manchmal stimulierend*. Aber es ist interindividuell höchst unterschiedlich, wie viel Unsicherheit als stimulierend oder aber als unerträglich erlebt wird.

Wie die in bereits in Kapitel 4.1.4 erwähnte Studie mit Rhesusaffen zeigt, werden weibliche Affen in engen Käfigen sexuell komplett passiv (während die Männchen aktiv sind) – sie zeigen in großen Käfigen aber deutlich sexuelle Initiative (Bergner, 2013; Wallen, 1982). Es scheint, dass *erzwungene physische Nähe* speziell für das weibliche Geschlecht (oder zumindest Rhesusäffinnen) „abturnend" ist. Insofern kann es – jedenfalls für manche Frauen (und Männer) – wesentlich sein, *an der Entwicklung von mehr Abgrenzung und „eigenem Raum" zu arbeiten*, der z. B. bei Müttern bzw. Vätern kleiner Kinder oft kaum vorhanden ist. Das kann auch zu Steigerungen des sexuellen Interesses führen.

6.3 Theoretische Kontroversen um Sexualität, Bindung, Differenzierung und Traumatisierung

Widersprüchliche theoretische Positionen

Bemerkenswert ist, dass im Feld der Theoriebildung über Sexualität und der therapeutischen Arbeit mit sexuellen Problemen z. T. *widersprüchliche theoretische Positionen* dominieren, die bisher kaum empirisch geprüft wurden. Zwei Kontroversen werden näher dargestellt, weitere Kontroversen wurden bereits im Kapitel 5.8.2 „Probleme mit der Außenbeziehung eines Partners“ beschrieben.

Bindungssicherheit versus Differenzierung

So kontrastiert die bindungstheoretische Position, die z. B. von *Johnson* (2009) in der *Emotion Focused Couple Therapy (EFT)* vertreten wird, partiell mit *Schnarchs* (1997/2006, 2009/2011) *differenzierungsorientiertem Ansatz*, der betont, wie wichtig Selbstregulation und Autonomie für gelingende partnerschaftliche Sexualität sind.

Die Bindungstheorie thematisiert interpersonelle Unterstützung *und* Autonomie

Dazu ist festzuhalten, dass der Terminus *„Bindungstheorie“* zwar den Aspekt „Bindung“ betont, dass Bowlbys (1988) Bindungstheorie aber eigentlich eine Theorie darüber ist, dass wir lebenslang die elementaren Grundbedürfnisse nach Bindung einerseits und nach Autonomie und Abenteuer andererseits balancieren müssen. In der Entwicklung kleiner Kinder ist ein gewisses Maß an positiven Bindungserfahrungen unabdingbar: Das Kind braucht liebevolle Erwachsene, die das Kind beschützen und es beruhigen und trösten können. Und solch eine *interpersonelle Unterstützung bei der Regulation schwieriger Gefühle brauchen Erwachsene auch* – aber nicht ständig, sondern primär in Krisen, Krankheits- und anderen ängstigenden Situationen.

Schnarchs Fokus auf Differenzierung und Selbstregulation lässt sich auch bindungstheoretisch einordnen als Betonung der „anderen Seite“

Gleichzeitig belegt die Säuglingsforschung, dass bereits Neugeborene zu begrenzter *Selbstregulation* fähig sind und dass es positiv für die Entwicklung von Babys ist, wenn diese nicht perfekt bemuttert werden, sondern „nur“ hinreichend gut. Mit ein wenig Frustration lernen Babys nämlich mehr Selbstregulation (Beebe & Lachmann, 2002/2004). Und das alles verstärkt sich in der weiteren Entwicklung. *Sichere Bindung* heißt dann, dass das Kind zu einem flexiblen Wechsel von Bindungsorientierung und Autonomieorientierung fähig ist (also z. B. auch zu spielen, zu lernen, zu arbeiten, später auch sich Freunde und Sexualpartner zu suchen). *Unsicher-vermeidende Bindung* bedeutet, dass die Person gelernt hat, ihre Bindungsbedürfnisse besser nicht zu zeigen, sie aber einigermaßen gut darin ist, sich über Exploration und autonome Aktivitäten selbst zu regulieren. *Unsicher-ängstliche Bindung* zeigt sich in ständiger Fokussierung auf den Bindungspartner, die keinen Raum für Exploration lässt. *Desorganisierte Bindung* wird sichtbar darin, dass kein konsistentes Muster dominiert und z. B. gleichzeitig widersprüchliche Muster aktiviert sind (z. B. Hinwendung und ängstliche Abwendung). Insofern lässt sich Schnarchs Fokus auf Differenzierung und Selbstregulation bindungstheoretisch einordnen – als notwendige Betonung der „anderen Seite“. Letztlich ist es für das Gelingen von Partnerschaften und die sexuelle Entwicklung günstig, wenn beide Partner in der Lage sind, *belastende Gefühle in ihrer Beziehung zu regulieren* (z. B. Trostbedürfnis signalisieren zu können, trösten zu können) – aber auch damit klar kommen, wenn sie vom Partner keine positive Antwort bekommen und auch selbst ihre Ängste und Nöte regulieren können (*Selbstregulation*, *Differenzierung*).

Bindungssichere beschreiben sich als sexuell selbstbewusster und partnerorientierter als Bindungsunsichere

Die empirische Forschung zeigt, dass früh erworbene *Bindungsmuster* auch in Zusammenhang mit der Sexualität stehen. Allerdings scheinen Erfahrungen im nichtklinischen Normalbereich nur wenig prognostische Kraft zu haben, während *schwerwiegende negative Kindheitserfahrungen („adverse childhood experiences")* und insbesondere *Bindungstraumata* sehr lange nachwirken können. Erwachsene, die – meist per Selbstbeurteilungs-Fragebogen – als *bindungssicher* diagnostiziert wurden, beschreiben sich als sexuell beziehungsorientierter und zugewandter als *Bindungsunsichere*, berichten von mehr Zurückhaltung bezüglich nicht- und außerpartnerschaftlicher sexueller Kontakte, häufigerer Verliebtheit und höherer subjektiver Attraktivität. Partner von Bindungssicheren sind sexuell zufriedener als Partner von Unsicher-Vermeidenden.

Menschen mit desorganisiertem Bindungsmuster zeigen unterschiedliche sexuelle Muster: Komplette Vermeidung von Sex und Beziehungen oder hohe, z. T. mit Grenzverletzungen verbundene oder unpersönliche sexuelle Aktivität

Unter den Menschen mit *Kindheits-Bindungstraumata* und unsicherem oder sogar desorganisiertem Bindungsmuster scheint es Gruppen mit unterschiedlichen sexuellen Stilen oder Mustern zu geben. Manche sind sexuell besonders wenig aktiv – andere besonders häufig. Ungewollten oder erzwungenen Sex haben Bindungsunsichere häufiger erlebt als Bindungssichere. Bindungsängstliche lassen hier mehr zu als andere, da sie besonders viel Angst haben, ein „Nein" könne zum Verlust des Partners führen. Bindungsunsichere Männer berichten auch häufiger als bindungssichere Männer davon, schon einmal Sex erzwungen zu haben. Es kann aber nicht ausgeschlossen werden, dass diese Befunde auch durch verzerrtes Antwortverhalten in Fragebögen beeinflusst sind.

Implikationen für die Psychotherapie

In Hinblick auf Paare und Psychotherapie heißt das, dass ein Problem besteht, wenn das *Bindungsverhalten eines Paares* beeinträchtigt ist – also das *Geben von Zuwendung („caregiving")* und das *Annehmen von Zuwendung („caretaking")* blockiert sind (hier können bindungsfördernde therapeutische Maßnahmen helfen). Dadurch (mit)erzeugte sexuelle Probleme können durch bindungsfördernde Maßnahmen gelöst oder gemildert werden.

Es heißt aber auch, dass Paare oder einzelne Menschen ebenfalls ein Problem haben, wenn ihre *Selbstregulation* (insbesondere Selbstberuhigung) und *Differenzierung* zu schwach entwickelt ist und sie z. B. ständig ängstlich bemüht sind, es ihrem Partner sexuell oder auch sonst „recht zu machen" – im Extremfall so sehr, dass sie gar keine eigenen Impulse mehr spüren oder sich von belastenden Gefühlen des Partners (z. B. Angst) sehr schnell „anstecken" lassen. Dann entsteht die von Schnarch (1997/2006,

2009/2011) beschriebene Dynamik, für die wahrscheinlich Menschen mit unsicherem oder desorganisiertem Bindungsmuster besonders anfällig sind. Aus bindungsorientierter Sicht beschreibt Schnarch Paare, die beide bindungsunsicher zu sein scheinen und eine Paardynamik entwickelt haben, bei der ein Partner ängstlich-fordernd-kontrollierend und ein Partner zurückgezogen, abwehrend und bindungsvermeidend agiert. In diesen Fällen ist auch die *Stärkung der eigenen Selbstwahrnehmung, Selbstregulation und Differenzierung* wesentlich (vgl. die Fallbeispiele in Kapitel 7).

Bindungssicherheit ist wichtig – impliziert aber nicht, dass Menschen allein auf eine interaktionelle Regulation ihrer schlechten Gefühle in der Partnerschaft setzen dürfen, sondern im Gegenteil auf die Fähigkeit zu *flexiblem Wechsel zwischen Selbstregulation* (und der Fähigkeit autonom zu handeln, zu explorieren und sich dabei selbst zu beruhigen) *und interaktioneller Gefühlsregulation durch Bindungsverhalten.*

Insofern ist hier eine genaue Diagnostik der Paardynamik und der Bindungsmuster hilfreich und – je nach Einzelfall in unterschiedlicher Gewichtung – eine Arbeit an der partnerschaftlichen Bindungssicherheit und/oder der Selbstregulation bzw. Differenzierung beider Partner.

Bindungssicherheit versus „Erregung entsteht aus der Transformation traumatischer Erfahrungen“

Konflikt zwischen Erotik und emotionaler Sicherheit?

Therapeuten vertreten auch konträre Positionen in Hinblick auf die Frage, ob es einen grundlegenden Konflikt zwischen Erotik und emotionaler Sicherheit gibt mit dem Paare lernen müssen zu leben – im besten Fall spielerisch, experimentell und humorvoll – oder aber ob diese Problematik irgendwie gelöst werden könne.

Erregung und Lust (auch) aus der Transformation traumatischer Erfahrungen

Eine Sicht, die davon ausgeht, dass bindungssichere Paare auch den besten Sex haben, steht im Widerspruch zu der Sichtweise, die postuliert, dass *Erregung und Lust (auch) aus der Transformation traumatischer Erfahrungen entstehen kann.* Empirisch belegt ist, dass *sexuelle Fantasien* und auch literarische und visuelle *Pornografie*, die sich am besten verkauft, oft derbe und z. T. politisch unkorrekte Inhalte (z. B. Dominanz und Submission) hat. Dabei ist – zumindest Frauen – offenbar auch nicht immer bewusst, wie sie sexuell reagieren. So berichteten Probandinnen, denen ein erotischer Film gezeigt wurde, dann, wenn sie zu stärkeren sexuellen Schuldgefühlen („sex guilt“) neigten, von weniger sexueller Erregung – während sie gleichzeitig eine höhere (!) physiologische sexuelle Erregung zeigten als Frauen mit geringer „sex guilt“ (gemessen mit einem Photoplethysmographen; Morokoff, 1985).

„attraction + obstacles = excitement"?!

Der US-amerikanische Sexualtherapeut Morin (1996) postuliert die schlichte Gleichung *„attraction + obstacles = excitement"* (S. 50) und betont, dass leidenschaftliche sexuelle Begegnungen meist nicht ruhig, statisch und vorhersehbar sind. Stattdessen seien erotische Erfahrungen immer geprägt vom Schub und Zug („push and pull") widersprüchlicher Faktoren und deshalb energetisch, interaktiv und potenziell gefährlich. Der englische Begriff *„guilty pleasure" (Laster)* illustriert diese Ambivalenz. Sex scheint dann am lustvollsten zu sein, wenn gewisse Restrisiken bestehen – darüber ob sexuelle Aktivität überhaupt religiös-moralisch erlaubt ist, darüber ob eine Schwangerschaft eintreten darf/soll und auch dann, wenn der Partner oder die Partnerin auch noch für andere Menschen erotisch attraktiv zu sein scheint. Manche Berichte sprechen sogar dafür, dass der intensivste Sex im Kontext von Extremtraumatisierung zu finden sein kann. So antwortete Marek Edelman, Überlebender des Aufstands im Warschauer Ghetto, auf die Frage, ob man sich im Ghetto auch geliebt habe:

> Weißt du, mit jemandem zusammen zu sein war im Ghetto die einzige Möglichkeit zu leben. … Ein Mensch hat sich in einem anderen Menschen verkrochen – in einem Bett, in einem Keller, irgendwo, und so war er nicht allein bis zur nächsten Aktion. … War einer wie durch ein Wunder davongekommen und noch am Leben, so musste er sich an einen anderen klammern, an einen lebendigen Menschen. Sie klammerten sich aneinander wie nie zuvor, wie es im normalen Leben undenkbar ist. (Edelman, zitiert nach Bota, 2013, S. 48)

Implikationen für die Psychotherapie

Unsicherheit, Angst und vielleicht auch eine traumatische Vorgeschichte können für manche Menschen ihre Sexualität intensivieren – andere aber auch komplett „abturnen". Therapeuten sollten, wenn es um sexuelle Probleme geht, offen erkunden, was die Klienten sexuell besonders stimulierend finden (z. B. Fragen nach sexuellen Phantasien und besonders aufregenden sexuellen Erlebnisse und Ressourcen; s. Kapitel 3.5 und Kasten dort). Ein bedeutsames Thema können auch Zusammenhänge zwischen *Kindheitstraumatisierungen* und aktuellen *sexuellen Phantasien* und Impulsen sein. Und schließlich ist es wichtig, hier das für beide Partner (noch) erträgliche/bekömmliche *Quentchen Unsicherheit zu kultivieren*. Das ist nicht frei von Risiken:

> In glücklichen Partnerschaften herrscht meist nicht das absolute Vertrauen, sondern es bleibt eine Spur von Unsicherheit. Wer sich der Treue, Loyalität und Zuneigung des Partners allzu sicher ist, betrachtet den anderen bald als Selbstverständlichkeit. … Das „Quentchen Unsicherheit" hält die Ehe lebendig und sorgt dafür, dass sie für beide bedeutungsvoll und anregend bleibt. (Lazarus, 1985/2000, S. 60 f.)

Fazit

Lust, Verliebtheit, Bindung und Traumatisierung – verstärkende und antagonistische Prozesse

Da neuropsychologisch drei für die Sexualität relevante unterschiedliche Systeme existieren *(Lust, Verliebtheit, Bindung)*, die sich gegenseitig verstärken, aber auch hemmen können und deren Zusammenspiel komplex und z.T. antagonistisch ist und deren Gewichtung und Zusammenspiel wahrscheinlich auch nicht bei allen Menschen in allen Lebensphasen gleich ist, könnten die unterschiedlichen Haltungen von Therapeuten eine Reflexion unterschiedlicher Erfahrungen mit diesen drei Systemen sein („Intimacy begets sexuality – sometimes and for some"; Perel, 25. 10. 2014, pers. Mitteilung) – und/oder der Neigung, bestimmte „dunkle" Seiten der Sexualität mehr oder weniger stark wahrzunehmen und zu respektieren. Sexualität ist immer konflikthaft und bewegt sich im Spannungsfeld von romantischer Liebe vs. Ehe/verbindlicher Beziehung, Bindung vs. Autonomie, Sicherheit und Erotik, politischer Korrektheit und unkorrekt-derberen Fantasien. Jeder Mensch muss sich da „durchwurschteln".

Implikationen für die Psychotherapie

Es sollte erkundet werden, wie die individuelle Sexualität jeden einzelnen Klienten „gestrickt" ist, wie die Passung der Partner ist, wie mit Unterschieden umgegangen wird und auch wie die Passung der therapeutischen Orientierung und der persönlichen Haltung der Therapeutin und der Klienten ist.

Sexualität und Bindung scheinen sich z.T. gegenseitig zu verstärken, z.T. aber auch Antagonisten zu sein (Sydow, 1998, 2012a). Das ist schmerzlich, aber auch eine Voraussetzung unserer psychischen Stabilität (Schmidt, 1993) – sonst würden wir unser ganzes Leben hindurch in glücklicher Verschmelzung mit einem Partner oder einer Partnerin verharren und wären zu nichts anderem mehr zu gebrauchen. Liebevolle, harmonische Zweierbeziehungen, die gleichzeitig über Jahrzehnte hinweg gekrönt sind von ständiger, intensiver, leidenschaftlicher Sexualität, so wie sie in Phasen der Verliebtheit erlebt wird, gibt es nicht (Schmidt, 1993). Stattdessen stellt sich jedem Menschen und jedem Paar immer wieder aufs Neue die schwierige Aufgabe, einen Kompromiss zwischen dem Wunsch nach Vertrautheit, Sicherheit und Bindung einerseits und dem Verlangen nach Sexualität zu finden, das besonders in einer Atmosphäre von Fremdheit, Gefahr und Abenteuer leben kann, und erstickt wird von zu viel daunenweicher Sicherheit. Diese (meist implizite) Sichtweise wird auch in den Ratschlägen prominenter Paartherapeuten deutlich (vgl. Tab. 2 auf S. 154), die bei sexuellen Problemen einerseits „bindungsfördende Maßnahmen" (z.B. Abgrenzung des Paares von Eltern, Kindern, Berufen etc.), andererseits auch „autonomiefördernde Maßnahmen" wie z.B. die Entflechtung beider Partner als Voraussetzung von „Neu-Gier" empfehlen.

Wesentlich erscheint uns, dass sexuelle Entwicklung – ohne oder mit Beratung/Psychotherapie – auf *individueller Weiterentwicklung* beruht, auf zunehmender *Differenzierung* (Schnarch, 2009/2011), darauf, mehr auf sich selbst zu hören und es zu riskieren, diese Impulse zu zeigen. Diese Entwicklung verläuft bei Paaren meist asymmetrisch und asynchron, was einige Verunsicherung auslösen kann.

6.4 Weitere wichtige Aspekte für die Psychotherapie und den Alltag

Zum Abschluss wollen wir auf einige zentrale Punkte hinweisen, die sowohl für die Psychotherapie, als auch für das Alltagsleben bedeutsam sind.

„Try a little tenderness"

Berührung und Zärtlichkeit

Geforscht und geschrieben wird meist über Sex (so auch der Titel dieses Buches) – aber mindestens ebenso wichtig oder sogar noch wichtiger als Sex ist *Berührung* für die psychische und somatische Gesundheit sowie das Wohlbefinden von Menschen. *Zärtlichkeit* bzw. freundlicher Körperkontakt zu anderen Lebewesen hat positive Effekte – sei es zu Partner oder Partnerin, Kindern, Enkeln, weiteren Verwandten, Freundinnen und Freunden. Sogar das Leben mit einem Haustier fördert die Gesundheit nachweislich (s. Kasten „Nichtsexueller Körperkontakt" in Kapitel 4.5.1). Weibliche Singles vermissen am allermeisten „in den Arm genommen werden" (97 %), gefolgt von „Sex und Zärtlichkeit" (89 %) oder „nebeneinander einschlafen" (75 %). Männliche Singles vermissen „Sex und Zärtlichkeit" (93 %) am meisten, dicht gefolgt vom „in den Arm genommen werden" (89 %) und „nebeneinander einschlafen" (85 %; LiebesTrendMonitor 2008, zitiert nach ohne Namen, 2012a, S. 13). Gerade für länger verheiratete Männer ist Zärtlichkeit sehr bedeutsam für ihre Partnerschaftzufriedenheit (Kapitel 2.4).

„Talkra", „Anniversa", „Flattra", „Respectra" und „Lovra"

Die US-amerikanische Frauenzeitschrift „MS" (10/11, 1999) kreierte (als Antwort auf „Viagra") fünf neue „Medikamente" zur Behandlung weiblicher Sexualstörungen – die alle von Männern einzunehmen seien. Vielleicht können diese sexuell mehr verändern als manches pharmakologische Mittel (zitiert nach Redaktion, 2000, S. 64 f.). Sie alle implizieren, dass für viele Frauen (und einige Männer) der nichtsexuelle Beziehungskontext, in dem Sex stattfindet, von hoher Bedeutung ist:

- *„Talkra"* (belebt das Interesse an ihren Worten),
- *„Anniversa"* (aktiviert die rechtzeitige Erinnerung an Jahrestage),
- *„Flattra"* (steigert den Drang, Komplimente zu machen),
- *„Respectra"* (fördert die Achtung),
- *„Lovra"* (aktiviert die „wichtigste Sache").

Implikationen für die Psychotherapie

Erotik funktioniert am besten, wenn man es nicht „drauf anlegt", sondern eher mit einer *spielerischen Grundhaltung* lebt, was dann vielleicht zu Sex führt oder auch nicht. Neben Sexualität ist *Zärtlichkeit* und Zuwendung (s. „Talkra" usw.) für Dauerpaare ein wesentliches Thema, das auch in Therapien entsprechend berücksichtigt werden sollte.

„No risk, no fun"

Erotische Entwicklung ist nicht ohne *Risiko* zu haben. Das kann durch eine Therapie gefördert werden, aber auch spontan geschehen, wie in der Schilderung einer Frau Anfang 60 zu erkennen ist:

Manchmal hilft ein „So nicht!"

> In den ersten Jahren [der Krankheit] ist wenig zu merken [gewesen], aber danach doch. – <schluckt> Ich hab's meinen Mann zunächst nicht spüren lassen, dass ich etwas [Sexualität] vermisste. Und dann kam ein Punkt, wo er mal auf einer Reise sagte „Na ja, Alte." – Da hab' ich aber [geschrien] „So nicht!" … ich bin bereit, Dinge in Kauf zu nehmen, die nicht zu ändern sind, aber – das geht mir nicht so ohne weiteres so …! Da war er ganz erschüttert drüber und sagte „Du hast mich's ja nie spüren lassen. Lass mich das doch mal spüren, dass Du was möchtest." – Dann haben wir also noch glückliche Jahre gehabt. … Na ja, mein Mann merkte nicht, dass ich Bedürfnisse hatte und ich wollte ihn nicht in Bedrängnis bringen … Und es zeigte sich dann, dass meine Wünsche seine Möglichkeiten wieder weckten. (zitiert nach Sydow, 1994, S. 26)

Implikationen für die Psychotherapie

Gut für die sexuelle Entwicklung sind *Selbstbewusstsein und Gelassenheit, Humor und der Mut, Risiken einzugehen und die Fähigkeit „Körbe zu kassieren"*. Insbesondere Frauen sollten statt über unerfüllte Wünsche zu reden (was Männer schnell als nerviges Problemgespräch erleben) lieber *selbst etwas machen* (s. auch George, 2010).

7 Fallbeispiele

Es werden drei Fallbeispiele dargestellt. In den beiden ersten Fällen wurde – orientiert am Prinzip, dass die *eigene* Selbstregulation entscheidend ist (s. auch Kapitel 5.7.2), – überwiegend einzeltherapeutisch gearbeitet (tiefenpsychologisch und systemisch, ergänzt durch Elemente der verhaltenstherapeutischen Sexualtherapie). Als dritter Fall wird eine Paartherapie berichtet, in der unterschiedliche Wünsche nach Nähe und Sexualität im Zentrum der Gespräche standen.[8]

7.1 Herr A. (Einzeltherapie mit Einbezug der Partnerin)

Problem: Psychogene Erektionsstörungen, Partnerschafts- und familiäre Probleme

Herr A., Mitte 30, stellte sich wegen einer seit drei bis vier Jahren bestehenden Erektionsstörung beim Sex mit seiner Partnerin vor. Im Erstgespräch wurde deutlich, dass die Störung psychogen verursacht zu sein schien, da bei der Selbstbefriedigung keine Probleme auftraten und morgendliche Erektionen unverändert vorhanden waren. In vorherigen Beziehungen traten keine Erektionsprobleme auf. Seine bisherigen Lösungsversuche waren Entspannungs- und Tantra-Übungen. Beides war kurzfristig hilfreich, bei Wiederholungen trat aber erneut Impotenz auf, was den Patienten emotional schwer belastete. Er beschloss deshalb, Hilfe zu suchen. Ebenfalls bereits im Erstgespräch – bei der Genogramm-Erhebung – wurde deutlich, dass besondere familiäre Belastungen die Entwicklung von Herrn A. geprägt haben.

Art der Behandlung, Diagnosen und Ressourcen

Darüber aufgeklärt, dass bei psychogenen Erektionsproblemen eine verhaltenstherapeutische Sexualtherapie u. U. am schnellsten helfen könnte, äußerte der Patient, dass er keine „reine" Sexualtherapie wünscht, sondern auch seine nichtsexuellen Beziehungsprobleme und seine belastete Familiengeschichte bearbeiten möchte. Auf diesem Hintergrund wurde eine tiefenpsychologisch fundierte ambulante Einzeltherapie vereinbart, die auch sexualtherapeutische und systemische Aspekte integrierte (Therapeutin: KvS). Die Therapie wurde nach 39 Sitzungen abgeschlossen. Beim Erstgespräch erfüllte Herr A. die Kriterien für die *ICD-10-Diagnosen „Erektile Dysfunktion*, nicht verursacht durch eine organische Störung" (F52.2) und „Abhängige Persönlichkeitsstörung" (F60.7). Als Ressourcen zeigte sich, dass Herr A. bindungsfähig, intelligent, differenziert und sensibel war und eine hohe Therapiemotivation hatte. Er war beruflich erfolgreich in einem kreativen Beruf tätig.

Die *Partnerschaftsbeziehung* zu seiner Freundin bestand bei Therapiebeginn seit mehreren Jahren; beide lebten seit zwei Jahren zusammen. Seine Part-

8 Die Fallgeschichten wurden aus Datenschutzgründen anonymisiert. Die Klienten haben einer Publikation zugestimmt.

nerin sei seine „große Liebe“ und die erste Frau, mit der er sich auch Ehe und Kinder vorstellen könne. Herr A. hatte sie kennengelernt, als beide noch an andere Partner gebunden waren und sich auf den ersten Blick in sie verliebt, war aber zunächst nur erstaunt und erschrocken, dass er sich – während er sich anderweitig gebunden hatte – in eine andere Frau verlieben konnte. Zusätzlich hatte seine deutlich ältere frühere Freundin schon immer befürchtet, er würde sie wegen einer Jüngeren verlassen – was er ja dann tatsächlich tat und was ihm große Schuldgefühle bereitete. Die ersten Monate mit seiner neuen Freundin waren sehr glücklich, dann begannen aber ihre Ängste vor seiner Impotenz bzw. ihre Zweifel an ihrer Attraktivität eine immer größere Rolle zu spielen. Seine Freundin hatte ihm schon zu Beginn der Beziehung erzählt, dass ihr vorheriger Freund Erektionsprobleme hatte und sie darunter sehr gelitten habe. Nach einem halben Jahr Beziehung hat der Patient dann einmal beim Sex seine Erektion verloren, worauf die Freundin sehr geweint habe, was ihn schrecklich belastet habe. Danach entwickelte Herr A. Erwartungsängste und das Paar geriet mehr und mehr in einen Teufelskreis. Der Patient war schließlich völlig impotent beim Sex mit seiner Freundin.

Paargeschichte und gemeinsame Sexualität

Herr A. erinnerte sich kaum an seine *Kindheit* und die Beziehungen zu den Eltern damals. Er wuchs mit zwei älteren Halbgeschwistern und beiden Elternteilen auf. Die Ehe seiner Eltern war belastet und sie stritten sich häufig. Der Vater sei fremdgegangen. Der Patient erlebte seine Mutter als liebevoll, aber schwach. Er wollte von klein auf seine Mutter „beschützen“. Die Beziehung zum Vater blieb unklar. Es gab schöne Momente, aber der Vater war physisch und psychisch kaum präsent in der Familie. Er war in stationärer psychiatrischer Behandlung gewesen (Diagnose unklar) und nahm sich mit Ende 30 das Leben. Herr A. war damals im Grundschulalter. Ihm wurde gesagt, sein Vater habe einen Autounfall gehabt, und er erfuhr erst mit ca. 12 Jahren die Wahrheit, die er schon geahnt hatte. Seine älteren Geschwister verließen bald nach dem Tod des Vaters das Elternhaus, und der Patient entwickelte eine sehr enge Beziehung zu seiner Mutter, die sich danach „ganz auf die Kinder stürzte“ und offenbar eine Angststörung entwickelte. Herr A. musste seine Mutter über Jahre überallhin begleiten und es kam zu einer Rollenumkehr zwischen Mutter und Sohn *(Parentifizierung).* Er entwickelte auch selbst starke Trennungsängste. Nach einer Kur hatte die Mutter ihre Angststörung jedoch größtenteils überwunden und im selben Jahr zog Herr A, mit Anfang 20 aus. Die Mutter war aber weiterhin psychisch belastet. Bei seinen späteren Besuchen bei der Mutter habe diese häufig geweint. Das habe bei ihm immer ein schlechtes Gewissen ausgelöst („die Leine, an der man mich immer einfangen konnte“). Das hat sich im Lauf der Therapie etwas reduziert. Doch Herr A. fürchtet, dass seine Mutter auf seine Hochzeit erneut mit starken Depressionen reagieren könnte.

Kindheit und Herkunftsfamilie

Im Rahmen der *Genogrammarbeit* wurde deutlich, dass der Kontakt zur väterlichen Herkunftsfamilie vollkommen abgerissen war und der Patient fast

Genogrammarbeit

nichts über seinen Vater und dessen Hintergrund (einschließlich der Motive für den Suizid) wusste. Der Vater soll geheimnisvolle sexuelle Eskapaden unternommen haben, wobei unklar blieb, ob es sich dabei um „gewöhnliche" Außenbeziehungen handelte oder um ungewöhnlichere sexuelle Aktivitäten. Auch mütterlicherseits war die wichtigste männliche Bezugsperson – der Großvater – problembelastet: Laut der Aussage von Cousinen soll er mehrere Enkelinnen sexuell missbraucht haben. Der Großvater wurde nie mit diesem Vorwurf konfrontiert, der in der Familie vollkommen tabuisiert wurde. Außerdem scheint der Großvater im Krieg als Besatzungssoldat ein außereheliches Kind gezeugt zu haben, mit dem er nichts zu tun haben wollte. Diese abgründigen Seiten des Großvaters waren für Herrn A. mit enormen inneren und familiären Konflikten verknüpft, umso mehr, da er seinen Großvater als liebevollen und zugewandten Menschen kennengelernt hatte und dieser die wichtigste männliche Bezugsperson seiner Kindheit und Jugend war.

Psychodynamik

In Hinblick auf die *individuelle Psychodynamik* fiel auf, dass Herr A. sehr freundlich, sensibel und einfühlsam auftrat und seine aggressiven, sexuellen und maskulinen Seiten wenig integriert und eher abgespalten zu sein scheinen – vielleicht auf dem Hintergrund unbewusster Befürchtungen, dass das Ausleben dieser Seiten sehr gefährlich werden könnte und ihn zum „Bösen" machen könnte (wie er Vater und Großvater partiell erlebte). Er schien unter inneren und interpersonellen Konflikten bezüglich Nähe und Abgrenzung und der Integration von Aggression und Sexualität zu leiden. In struktureller Hinsicht bestanden Probleme, sein Selbst und seine engen Beziehungen im Sinn einer abhängigen Persönlichkeitsstörung zu regulieren. Diese strukturelle Schwäche wurde gut kompensiert – jedoch durch den Beginn seiner großen Liebe zur jetzigen Partnerin, die ihrerseits vermutlich auch problematische Anteile mitbrachte, wurde er destabilisiert: Gegenüber seiner ihm sehr wichtigen Partnerin hatte er – wie früher gegenüber der Mutter – Probleme, ein unabhängiges Selbstgefühl aufrechtzuerhalten. Das zeigte sich in der sexuellen Symptomatik und in chronischen Problemen, sich von der Freundin, der Mutter und anderen wichtigen Bezugspersonen abzugrenzen. So hatte er sich schnell mit den Impotenzängsten der Freundin „angesteckt". Im Kontakt mit Nahestehenden fühlte Herr A. sich oft „eingeengt", „mit dem Rücken zur Wand" und hatte „Angst, sich nicht durchsetzen zu können".

Therapieziele und therapeutische Haltung

Die tiefenpsychologisch-integrative *Einzeltherapie* orientierte sich an der *strukturbezogenen Psychotherapie* (Rudolf, 2005) sowie systemisch-integrativen Ansätzen (Schnarch, 1997/2006; 2009/2011; Sydow, 2007b; s. Kapitel 4.3.4, 5.7), die auch darauf abzielen, schwach ausgebildete strukturelle Funktionen (bes. Selbst-, Körperwahrnehmung, -steuerung) bzw. die eigene *„Differenzierung"* weiterzuentwickeln, den Patienten dabei zu unterstützen, eigene bisher abgespaltene Gefühle (z. B. sexuelle und aggressive Impulse) realistischer wahrzunehmen und ihn bei der Weiterentwicklung seiner Beziehungskompetenzen zu unterstützen, insbesondere bezüglich der Distanzregulation in engen Beziehungen. Die therapeutische Haltung war aktiv-unterstützend, ressourcenorientiert und wertschätzend.

Fokus auf Gefühlswahrnehmung, Selbstregulation und Beziehungsregulation

Das therapeutische Vorgehen bestand u. a. darin, kritische – nichtsexuelle und sexuelle – soziale Situationen, die Abgrenzung bzw. „Differenzierung" verlangten, genau durchzusprechen. Dabei erforscht wurden der genauen Interaktionsablauf und das Verhalten der Beteiligten, die beim Klienten dabei ausgelösten Gefühle (insbesondere auch Schuldgefühle und „schlechtes Gewissen") und Impulse und etwaige Risiken, wenn er stärker den eigenen Impulsen folgen würde. Verhalten und Erleben wurden in Zusammenhang mit seinen biografisch-familiengeschichtlichen Wurzeln gebracht, als sinnvolle Anpassungsleistung gewürdigt und alternative Verhaltensmöglichkeiten besprochen. Dieses Vorgehen führte zu einer deutlich verbesserten Selbstwahrnehmung, insbesondere zu einer differenzierteren Wahrnehmung eigener Gefühle und einer ganzheitlicheren Wahrnehmung wichtiger Bezugspersonen, zu klarerer Kommunikation und zu verbesserter innerer und äußerer Abgrenzung.

Psychoedukation und sexualtherapeutische Übungen

Ergänzend wurden auch *psychoedukative Elemente und solche aus der verhaltenstherapeutischen Sexualtherapie* (s. Kapitel 5.6) eingesetzt. So empfahl ich dem Patienten die Lektüre von „Die neue Sexualität der Männer" (Zilbergeld, 1997/2000), was von ihm selbst (und seiner Partnerin) begeistert aufgegriffen wurde. Beide arbeiteten „das rote Buch" von Zilbergeld durch. Sie einigen sich zunächst auf Koitus-Abstinenz und führten selbstständig die dort beschriebenen Übungen durch. Die Erfahrungen wurden in der Therapie besprochen. Außerdem regte ich an, dass der Patient einen *Brief aus Sicht seines Penis an sich selbst schreibt* (Fliegel & Kämmerer, 2006). Das tat er auch – und war verblüfft darüber, dass deutlich wurde, wie sehr er die eigenen sexuellen Gefühle und Wünsche ignorierte zugunsten einer extremen Orientierung an Leistung/Potenz und an seiner Partnerin. Dieser Brief regte ihn zu dem neuen (!) Gedanken an, dass es ja auch darum gehen könnte, „dass ich Spaß dabei habe".

Systemisch-paartherapeutische Elemente

Systemische/paartherapeutische Elemente waren:

- die grundlegende *Ressourcenorientierung* (die jedoch auch wesentlich bei dem von Rudolf, 2005, entwickelten psychodynamischen Vorgehen ist);
- das *Einbeziehen der Bezugspersonen* und *systemische Fragen* (die gleichzeitig auch die *Mentalisierung* fördern können): Während die Partnerin real nur am Ende der Therapie bei zwei Paargesprächen anwesend war, wurden alle relevanten Bezugspersonen (Partnerin, Mutter, verstorbener Vater usw.) durch Fragen zu ihrem mutmaßlichen Erleben, ihrem Verhalten und ihren Zielen einbezogen (z. B.: „Woran würde Ihre Freundin merken, dass Sie keine Therapie mehr brauchen?"). Die Partnerin hatte auch aktiv bei der therapeutischen Arbeit zu Hause mitgearbeitet (Übungen nach Zilbergeld, 1997/2000);

– *Genogrammarbeit*, die von der ersten Stunde an immer wieder aufgegriffen wurde: Dabei wurde der familiäre Hintergrund des Klienten (und ansatzweise auch seiner Partnerin) über mehrere Generationen erkundet – insbesondere, wie männliche Vorfahren ihre Sexualität gelebt haben und welche Folgen das real und vermutet/fantasiert hatte;
– *Positive Umdeutungen* wurden wiederholt und auf mehreren Ebenen eingesetzt, z. B. in Hinblick auf das Symptom „Erektionsstörung": Das Symptom „schützt" vor Ehe und Vaterschaft und schont damit die Mutter vor dem, was sie im Erleben des Sohnes als „Verlust" des Sohnes erleben könnte.

Therapieergebnis

Herr A. hatte sich im Lauf der Therapie emotional, beziehungsmäßig und sexuell zunehmend stabilisiert und fühlte sich bei Abschluss der Therapie wohl. Er war emotional unabhängiger geworden, konnte seine Emotionen besser regulieren und sich besser abgrenzen. Seine „Differenzierung" hatte zugenommen und er erfüllte bei Therapieende nicht mehr die Kriterien einer abhängigen Persönlichkeitsstörung. Er berichtete, dass er bis zu diesem Zeitpunkt wiederholt Geschlechtsverkehr mit seiner Partnerin hatte und seine Erektionsprobleme deutlich abgenommen haben. Er war diesbezüglich weitaus gelassener geworden, fürchtete aber immer noch Rückfälle. Seine Freundin und er verstanden sich bei Therapieende weiterhin gut und gingen sexuell entspannter und humorvoller miteinander um. Sie haben inzwischen geheiratet und planen eine Familie zu gründen – er hat aber noch etwas Angst, dass diese Lebensveränderungen ihn erneut verunsichern und erneut Ängste und sexuelle Symptome auslösen könnten.

Einzeltherapie sexueller Probleme und die Rolle von Partnern

Zusammenfassend lässt sich festhalten, dass die Behandlung sexueller Probleme in einer Partnerschaft erfolgreich im Rahmen einer Einzeltherapie erfolgen kann – sofern der Therapeut dem abwesenden Partner eine wertschätzende Grundhaltung entgegenbringt und dieser aktiv miteinbezogen wird (z. B. duch systemische Fragen; Paargespräche; hier auch durch sexualtherapeutische Partnerübungen). Erleichtert wird das, wenn sie bzw. er so motiviert und kooperationsbereit ist, wie in dieser Fallgeschichte.

Fazit für die Therapie

Die *Integration unterschiedlicher Therapierichtungen* ist bei der Therapie von sexuellen und Partnerschaftsproblemen notwendig (s. Kapitel 5.9 und die Zusammenfassung in Kapitel 5). Es wäre ein Kunstfehler bei einer psychogenen Erektionsstörung keine *sexualtherapeutischen Elemente* einzusetzen (hier als Bibliotherapie: Zilbergeld, 1997/2000) – in meinen Augen (KvS) wäre es aber auch ein Kunstfehler, die *psychodynamischen* (z. B. durch belastende Kindheits- und Jugenderfahrungen geprägte Probleme bei der Regulation aggressiver und sexueller Gefühle) und *systemischen Aspekte* (Zusammenspiel mit der Partnerin, Mehrgenerationsperspektive wie z. B. Probleme bei der Abgrenzung von der

Mutter auf dem Hintergrund von familiären Traumatisierungen, Familiengeheimnisse) nicht ebenso zu berücksichtigen. Dabei ist nicht allein die parallele Arbeit auf *drei Ebenen – Verhalten, Gefühle, Beziehungen* – entscheidend, sondern vor allem die Berücksichtigung des *Zusammenspiels dieser drei Ebenen.* Als Beispiel hierfür soll noch einmal kurz auf das oben vorgestellte Fallbeispiel zurückgegriffen werden.

Herr A. berichtete von einer Situation, in der er mit seiner Freundin über seine Herkunftsfamilie sprach. Bei Erwähnung des problematischen sexuellen Vorlebens seiner männlichen Vorfahren habe seine Partnerin erschreckt geguckt. Als diese Situation genauer erkundet wird, in Hinblick auf die mutmaßlichen Gefühle der Freundin und seine eigenen Gefühle, Impulse und Verhaltensweisen, berichtet er, dass er annahm, sie würde denken „Oh Gott, hoffentlich passiert dir das nicht auch" (dass dein Partner sich so verhält). Ihn selbst habe das erschreckte Gesicht der Freundin traurig gemacht und bei ihm den starken Impuls auslöst, ihr klar zu machen, „dass von mir keine Gefahr droht". Hier wurde die belastete Familiengeschichte, die Paardynamik und die individuelle Psychodynamik von Herrn A. verknüpft mit der positiven Umdeutung (und Symptomverschreibung): „Am besten können Sie ihr das klar machen durch Beibehalten Ihrer Erektionsprobleme", was Herrn A. emotional sehr berührte.

7.2 Frau B. (Einzeltherapie mit Einbezug des Partners)

Problem: „außerehelich verliebt" und „super-erschöpft"

Die 40-jährige Patientin hatte sich einige Monate vor dem Erstgespräch „außerehelich verliebt" in einen Jugendfreund und war dadurch in eine tiefe Krise geraten, die auch ihre Ehe gefährdete. Frau B. war schon lange, aktuell noch verstärkt, „super-erschöpft", fühlte sich durch ihre Arbeit total überfordert, berichtete von chronischen Bauchschmerzen, Übelkeit, Schlafstörungen, Ängsten, Herzrasen, Appetitlosigkeit, Ekel vor Essen, Angst, sie könne verrückt werden und „üblen Schuldgefühlen" gegenüber ihrem Mann. Sie war beim Erstgespräch bereits seit vier Wochen krankgeschrieben. Ihr Hausarzt hatte ihr geraten, sich von der Affäre zu trennen. Sie hatte Schuldgefühle, weil es ihr nicht gelang. Es wurden rezidivierende Depressionen und Burnout mit psychosomatischen Beschwerden und eine Anpassungsstörung mit Ängsten in Zusammenhang mit einer Partnerschaftskrise diagnostiziert (F33.1, F45.3, F43.22). Auf Rat des Hausarztes und der Therapeutin hat sie zunächst eine vierwöchige psychosomatische stationäre Therapie absolviert, danach erfolgte eine ambulante Einzeltherapie bei KvS.

Art der Behandlung und Therapieziele

Auch diese tiefenpsychologisch fundierte Einzeltherapie wurde ergänzt durch systemisch-integrative Ansätze (Schnarch, 1997/2006; 2009/2011; Sydow, 2008; im Druck; s. Kapitel 4.3.4, Kapitel 5.7.2) und Buchempfehlungen (Jellouschek, 1997; Lerner, 2011). Im Sinn einer *Mehrgenerationsperspektive* wurde auch hier die Familiengeschichte über Generationen hinweg beachtet. Die Therapie erstreckte sich über 88 Stunden. Ein zentrales *Therapieziel* von Frau B. war, die Situation mit ihrer Außenbeziehung zu klären. Aus Platzgründen kann nur der therapeutische *Umgang mit der Außenbeziehung und der Ehekrise* (s. auch Kapitel 5.8.2) dargestellt werden.

Kindheit und Herkunftsfamilie

Zur *Lebensgeschichte* berichtet Frau B., dass sie als ältestes Kind mit einem jüngeren Bruder und beiden Eltern aufwuchs. Der Vater war Physiker, die Mutter war Hausfrau. Beide Eltern sind *„Kriegskinder"*. Sie seien sehr streng, „spießig" und leistungsorientiert. Der *Vater* wird als extrem arbeitsam, ehrgeizig, sparsam und depressiv beschrieben. Die Klientin habe sich bereits als Kleinkind intensiv um ihn bemüht, und hatte sehr früh das Gefühl, ihm beistehen zu müssen. Sie war sein Lieblingskind und versuchte ihn zu „entlasten, indem ich alles so toll gemacht habe". Ab dem Jugendalter habe der Vater sie immer begehrlich angeguckt und übergriffige positive Äußerungen zu ihrem Körper gemacht, die bei ihr Ekel auslösten, sie aber nichtsexuell angefasst. Die *Mutter* sei ablehnend und abwertend gewesen („Mit deinen Haaren kann man den Boden feudeln!"), eifersüchtig auf ihre Freundinnen und habe den Sohn offen bevorzugt. Frau B. hat sehr unter „dieser Enge, diesem Kontrollierenden, diesem Missachtenden" gelitten. Sie betrieb bis zu ihrem 18. Lebensjahr Leistungssport (Tennis). Ihre Mutter sei fast immer ins Trainingslager mitgefahren, die Patientin habe sich dadurch schrecklich kontrolliert gefühlt. Dominant schien die Angst, „dass ich was Böses tue – dass ich mich auslebe" (erotisch). Sie hat ab dem Jugendalter versucht, sich von den Eltern abzugrenzen u. a. durch erotische Kleidung, sexuelle Kontakte und Freunde. Die Angaben zum *Childhood Trauma Questionnaire (CTQ)* belegen eine schwere Belastung durch emotionalen Missbrauch. Die *Genogrammarbeit* enthüllte schwere Belastungen im familiären Umfeld (z. B. Tod einer Cousine mit zwei Jahren, kurz vor der Geburt der Patientin).

Die Beziehung zum Jugendfreund und die Beziehung zum Ehemann

Mit 18 Jahren hatte die Klientin eine kürzere Beziehung mit einem Mann, den sie seit ihrer Kindheit aus dem Tennisverein kannte. Die Beziehung mit diesem *Jugendfreund* habe aber nicht funktioniert. Sobald sie offiziell zusammen waren, hätte er die Patientin „abgelehnt, nicht mit mir geschlafen, nicht mit mir getanzt". Sie war verzweifelt, hat sich dann aber von ihm abgewandt. Mit 19 Jahren ging Frau B. eine Beziehung zu einem älteren Mann ein – für sie ein „Befreiungsschlag", auf den der Vater mit Schlägen reagierte, was sich fortsetzte, bis sie ihren späteren Mann kennenlernte. Ihr Vater habe sie „verfolgt bis in die letzte Zelle". Sie suchte nach einem Partner, der „geistig frei, souverän und erhaben über meine Familie" war, und fand das in einem erneut wesentlich älteren *Mann* (von Beruf Fotograf), den sie heiratete und der andere Werte als ihre Eltern verkörpert: Er sei entspannt und gar nicht leistungsorientiert, ein liebevoller Partner und zugewandter Vater. Gleichzeitig überließ er ihr aber auch den Großteil der finanziellen

Verantwortung für die Familie. Das Paar hat zwei gemeinsame Kinder. Frau B. hat Musik studiert und arbeitet als Musiklehrerin.

Die wieder neu aufgeflammte Verliebtheit in den ehemaligen Jugendfreund

Bei einem Treffen der ehemaligen Tennismannschaft merkte Frau B., dass ihr ehemaliger *Jugendfreund* ihr „Traumtyp geblieben (sei) – körperlich". Ein halbes Jahr vor Therapiebeginn hatte sie sich erneut in ihn verliebt, was sie vollständig durcheinander gebracht hat („Dass ich den so gern hab, schockiert mich. So stark das Gefühl – ich musste mit ihm ins Bett!") und wofür sie sich schämt. Er sei aber als Partner keine ernsthafte Option, da er gar nicht bindungsfähig sei.

Psychodynamik

In Hinblick auf die *Psychodynamik* zeigte sich, dass auf dem Hintergrund von strukturellen Problemen der Herkunftsfamilie (emotionale Vernachlässigung durch die Mutter, kombiniert mit starker Kontrolle der Tochter; chronisch schwere depressive Probleme des Vaters; verstrickt-missbräuchliche Beziehung des Vaters mit der Patientin; Rollenumkehr/Parentifizierung) Frau B. Bindungsstörungen und strukturelle Defizite entwickelte (z. B. schwache Selbstwahrnehmung, chronische Selbstüberforderung) und ein „Helfer-Syndrom" mit massiven Problemen, sich abzugrenzen. Sie lebte aber auch im heimlichen Bewusstsein, die „bessere" Frau als die Mutter zu sein, weshalb sie Schuldgefühle hatte. Das Familienklima war offenbar geprägt von tiefer Depression (beim Vater), Angst (bei beiden Eltern), einem schwachen Selbstwertgefühl (bei der Mutter) und Scham – all das wurde abgewehrt durch extreme Leistungsorientierung und die missbräuchliche erotische Verstrickung des Vaters mit der Tochter.

Initialer Fokus der Therapie: Die Außenbeziehung

Zu Beginn der Therapie war Frau B.'s *außereheliche Verliebtheit* das zentrale Thema, das sie sehr beschäftigte – sie sowohl lebendiger und vitaler machte als auch zutiefst ängstigte und Bauchschmerzen erzeugte. Wie sie mir erst später enthüllte, war sie sehr irritiert dadurch, dass ich ihr (anders als ihr Hausarzt) nicht sofort nahelegte, ihre Affäre zu beenden. Sie fragte sich, ob sie das als Parteinahme der Therapeutin „gegen" ihren Mann verstehen musste (was sie nicht wollte und was von mir natürlich auch nicht so gemeint war). Gleichzeitig war sie aber auch erleichtert dadurch, dass sie in der Therapie offen über diese tabusierten Gefühle und Handlungen sprechen durfte und dafür nicht moralisch abgewertet wurde.

Partielle Geheimhaltung der Affaire dem Ehemann gegenüber

Es schien, dass Frau B. in ihrer Liebesaffäre mit dem Jugendfreund – erneut – eine heimliche (und mit Schuld- und Schamgefühlen besetzte) intensive erotische Nähe und Idealisierung („Ich bin seine Traumfrau") findet, gepaart mit Mitleid und Rettungsimpulsen gegenüber einem als emotional schwach erlebten Mann. Sie gerät durch die Affäre in einen emotionalen „Abgrund", da es ihr unerträglich erscheint, ihren Mann zu verletzen oder zu betrügen. Sie hatte ihrem Mann gleich von ihrer Affäre erzählt („Gib mir Zeit: Ich bin liebeskrank.") und sich sein (elterliches?!) Einverständnis dazu gewünscht, die sexuellen Kontakte aber zunächst verschwiegen. Gleichzeitig beschrieb sie ihre *Ehe* als „gut und lebendig" (auch sexuell), war sonst noch nie fremdgegangen, und wollte die Ehe keinesfalls aufs Spiel setzen – nicht nur wegen der gemeinsamen Kinder, sondern auch, weil sie sich ihrem Mann tief verbunden fühlte. Sie erlebte es als „Alptraum, in der Beziehung die Unschuld zu verlieren". Die Intensität ihrer sexuellen Gefühle ängstigte Frau B.: „Das ist richtig gefährlich – und deshalb ist mir immer wieder schlecht". Zum ersten Mal aber stehen ihre Gefühle – auch ihre Lust und Leidenschaft – im Mittelpunkt. Auf der Ebene der Paarbeziehung zum Ehemann tat sie erstmals etwas Geheimes, Egoistisches und Unmoralisches: Sie enthielt ihm die volle Wahrheit über die Affäre lange vor, was ihn nach der Enthüllung verständlicherweise wütend machte und verunsicherte – was aber vielleicht auch ein Element ihrer Differenzierung war, die ihre bisherige kindliche Abhängigkeit vom Ehemann in Frage stellte.

Das „Jellouschek-Buch", die Enthüllung und die Reaktion des Mannes

Frau B. hatte massive Ängste, ihren Mann mit der vollen Wahrheit über ihre Affäre, später auch mit ihrer Kritik und ihren Entlastungswünschen zu konfrontieren, weil sie meinte, ihn (wie ihren Vater) beschützen zu müssen und sich vorstellte, er sei ebenso emotional labil wie der Vater und könne komplett zusammenbrechen. Gleichzeitig schien sie zu Beginn der Therapie wenig Empathie dafür zu haben, was die Situation für ihren Mann bedeuten könnte. Doch nach der 21. Stunde entschied sie sich – „aufgrund des Jellouschek-Buches" –, ihrem Mann die ganze Wahrheit über ihre Affäre zu sagen. Er reagierte verständlicherweise geschockt und sie bat um ein *Paargespräch* bei mir. Hier zeigte sich Herr B. darüber verletzt, dass er mehr als ein Jahr mit einer Lüge leben musste. Frau B. fühlte sich schuldig und hatte große Angst, ihr Mann könne sich das Leben nehmen, sie verlassen oder „gar nicht mehr auf die Füße kommen". Er selbst erlebte die Situation zwar als belastend und aufwühlend, hatte auch eine Woche Schlafstörungen, sei aber „schon wieder auf den Beinen". Suizidgedanken habe er nicht. Ihre Katastrophenfantasien erwiesen sich als übertrieben – auch wenn die Zukunft der Ehe ungewiß blieb. Herr B. hatte primär Angst, seine Frau „dreht durch", machte aber auch deutlich, dass er sich trennen wird „wenn das noch mal passiert".

Große Ehekrise und verstärkte Selbstwahrnehmung

Nach der Offenlegung der Affäre geriet das Paar in eine tiefe Krise mit heftigen Auseinandersetzungen. Gleichzeitig wagte Frau B. erstmals, ihren Mann mit grundlegenen Problemen zu konfrontieren. Sie nimmt ihre eigenen Gefühle, die Defizite und Ressourcen ihres Mannes und die Eigenheiten ihrer Herkunftsfamilie zunehmend genauer wahr. Die Unterschiede zwischen den Partnern werden zum Thema. Sein „Anderssein" erlebt sie als beängstigend. Ihr wird bewusst, dass ihre größte Angst immer war, „mich in Beziehungen zu verlieren und nicht mehr ich selber zu sein" und sie entwickelt erstmals ein auf sie selbst bezogenes Therapieziel („stabil sein, nicht mehr abrutschen"). Es wird deutlich, dass Frau B. ihren Mann seit Jahren geschont (z. B. finanziell) und sich selbst extrem überfordert hat und dass das so nicht weiter gehen kann. Auch die Kehrseite ihrer Selbstaufopferung wird deutlich: Sie hat sich z. T. über ihren Mann gestellt, ihn auch grob attackiert und herabgesetzt. Nur zögerlich enthüllt sie, dass sie sich ihres Mannes schäme und ihn in der Öffentlichkeit mit Argusaugen überwache. Ihr Mann litt darunter und empfand sie als illoyal.

Die Ehekrise eskaliert weiter. Der sich anbahnende Abschied vom Geliebten ist für Frau B. sehr schmerzlich. Sie beginnt aber auch zu bemerken, dass es ein großer Schmerz für ihren Mann ist, das zu erleben und dass seine Bereitschaft, das alles mitzumachen Grenzen hat. Die Patientin ist zutiefst verunsichert, ob sie den Kontakt zum Geliebten abbrechen soll und steht unter enormem *Druck, „das Richtige" zu machen*. Ich verweise darauf, dass es auch ein Recht auf Fehler gibt und vermute, dass es „das Richtige" in dieser Situation gar nicht gibt. Daraufhin berichtet Frau B., wie sehr sie schon Mann und Kinder verfolgt hat, aus Sorge, sie machten nicht „das Richtige" – so wie es beide Eltern mit ihr taten. In ihrer Ehe gibt es nun offene Auseinandersetzungen, bei denen es ihr zunehmend gelingt, „dass ich mir treu bleibe und ihn nicht aus der Verantwortung entlasse", auch gestärkt durch das Buch von Lerner (2011). Das Paar entwickelt schließlich eine Regelung in Bezug auf finanzielle Fragen, die für beide akzeptabel scheint. Sie sagt sich nun selbst: „Jetzt lass doch mal das Beschützen (des Mannes). Das erleichtert mich."

Ein genauerer Blick auf die Affaire

Frau B. trifft noch einmal den Liebhaber, der keine Regung zeigt, ist sehr enttäuscht und erkennt schließlich, dass es mit ihm ist, „als würde ich einen Toten umarmen". Zwar gab es Momente großer Intimität, bei denen er sich kurz öffnete, aber diese Beziehung sei auch „in jeder Form verkappt und nicht lebbar". Erneut beschäftigt sie sich damit, ob sie es wagen kann, mit ihrem Mann offen darüber zu sprechen, was sie wirklich an ihm stört und was sie vermisst, nämlich, „dass er nicht der Retter ist, dass er einen blinden Fleck hat und nicht alles im Griff hat". Sie reflektiert diese Gefühle und Wünsche und kann erkennen, wie sehr sie ihren Mann auch idealisiert hat.

Der Mann trennt sich fast, beide bekommen Angst – die Wende

Etwa in der Mitte der Therapie entstehen heftige Auseinandersetzungen. Ihr Mann will sich trennen, sie ist verzweifelt, merkt aber auch, dass der Boden nicht komplett weg bricht. Ihr Mann „hat verstanden dass ich drei Jahre geistig fremdgegangen bin". „Wir beide haben fürchterliche Angst bekommen". Langsam erarbeiten sich beide eine bessere Beziehung. Sie sieht wieder mehr das Positive in ihrem Mann („Ich bin nicht mehr so hochnäsig"). Er organisiert eine Eheberatung, zu der sie beide gehen.

Arbeit an den Grenzen und mehr Respekt dem Mann gegenüber

In der Einzeltherapie geht es nun stark um die Grenzen der Klientin und der Paarbeziehung. Sie hat mit ihrem Mann vereinbart, bezüglich ihrer Affäre „nichts mehr hinter seinem Rücken" zu unternehmen. Das führt aber auch zu Turbulenzen, da sie sich nun verpflichtet fühlt, ihrem Mann alles zu sagen, woran sie denkt. Ihr Mann ist dadurch chronisch alarmiert, sie fühlt sich ständig schuldig („Jetzt war ich wieder unehrlich"). Langsam grenzt sie sich von der Affäre ab („Es ist vorbei mit der Affäre, aber ich habe noch schöne Gedanken daran“). Beide Ehepartner entflechten sich innerlich mehr. Frau B. beginnt ihre inneren Grenzen besser zu wahren („Wie wenig Raum ich habe! Jetzt möchtest du auch noch versuchen, meine Gedanken zu kontrollieren!“), was ihr Mann zunehmend respektiert. Sie wird respektvoller ihrem Mann gegenüber. Die Therapeutin weist darauf hin, dass dessen scheinbar problematische „Dickfälligkeit“ auch eine beziehungserhaltende Stärke ist, da es ihm immer wieder gelingt, inmitten der Dramatik seiner Frau relativ gelassen zu bleiben (was auch ihn wahrscheinlich einige Kraft kostet). Sobald er sensibler reagiert, hat sie gleich das Gefühl, er sei schwach, worauf sie lange sehr negativ reagiert hat.

Individuelle Psychodynamik als Anpassungsleitung an eine belastete Herkunftsfamilie

Während der gesamten Therapie werden immer wieder mögliche Zusammenhänge zwischen aktuellen Beziehungsmustern und Gefühlen und den *Beziehungsmustern der Kindheit* sowie auch über mehrere Generationen tradierten Mustern und Traumata der Herkunftsfamilie erkundet und die Eigenheiten der Klientin auf diesem Hintergrund als Anpassungsleistung gewürdigt.

Mehrgenerationsperspektive

Frau B. wurde bewusst, wie sehr sie mit ihrem Vater verstrickt war und wie schroff sie sich gegen ihren Mann abgrenzte, während sie ihrem Vater jede Kritik und Abgrenzung zu ersparen suchte. Es wurde deutlich, wie *belastet die Familie seit Generationen* ist: Der Vater des Vaters war im Zweiten Weltkrieg in Russland verschollen und ließ seine Frau sehr arm mit zwei Kleinkindern zurück. Mit immensem Einsatz gelang es der Großmutter, alleine einen heruntergekommen Bauernhof in Gang zu bringen und eine Tradition „beinharten Schaffens“ und extremer Sparsamkeit zu begründen, die von Depressionen überschattet gewesen zu sein scheint. Der *Vater* der Patientin wurde geprägt durch das extrem strenge Regiment und die Leistungsorientierung seiner Mutter. Er war offenbar lebenslang depressiv und dekompensierte, nachdem die bisherige Bewältigung durch Leistung ihm als Rentner nicht mehr zur Verfügung stand. Die Patientin stand ihm sehr nahe: Als parentifiziertes Kind, das schon früh den Schmerz des Vaters spürte und versuchte ihn zu lindern, als missbrauchtes, aber auch idealisiertes erotisches Objekt des Vaters und als „perfektes und ideales Produkt“, das strengstens kontrolliert und überwacht wurde (vermutlich aufgrund elterlicher Ängste, aber auch zur Stützung des väterlichen Narzissmus).

Abgrenzung vom Vater und Abgrenzung vom Ehemann

Während es ihr äußerst schwer fiel, sich vom Vater abzugrenzen, reagierte sie auf erotische Avancen oder Blicke ihres Mannes (obwohl sie berichtet, ihn zu lieben und körperlich anziehend zu finden) mit „Bedrängungsängsten“, Wut, Ekel und barscher Abweisung. Ihre Reaktion, „Glotz nicht so“ gilt eigentlich zu 70 % „Vaters Glotzen“ (dem Sie das bis heute nicht sagt) und nur zu 30 % ihrem Mann, der es abbekommt. Ihr war zunächst nicht klar, dass sie ihren Mann damit verletzt – es wurde ihr aber zunehmend bewusster: „Ich vermische meinen Mann und meinen Vater – das habe ich jetzt verstanden“. Es schien, dass die Abgrenzung, die sie bisher kaum gewagt hatte, ihrem Vater zu zeigen, bisher ihr Mann abbekommen hat (der real auch nur wenige Jahre jünger als ihr Vater ist). Gleichzeitig schien ihre Empathie überstrapaziert gegenüber dem Vater, z. T. abgeschaltet gegenüber ihrem Mann.

Sexualität, Grenzverletzungen und Parentifizierung

Ihre *widersprüchliche Haltung zu Sex* wurde deutlicher: Sie ist sexuell leicht entflammbar, was sie ängstigt, wertet ihre Sexualität stark ab („Diese ganze Gier!"), fühlt sich schuldig (angefangen dabei, dass ihr Vater sie schon immer „so toll fand") – aber sie fühlt sich auch schnell bedrängt und missbraucht auf dem Hintergrund der väterlichen Grenzverletzungen. Es wurde deutlich, dass sie auf erotische Wünsche ihres Mannes aversiv reagiert wenn sie ihn als schwach erlebt, da sie das Gefühl hat, sie dürfe zu ihm dann nicht „nein" sagen, dürfe eine „hilflose Person nicht allein lassen". Während ihrer Therapie begibt sich auch ihr Vater in Therapie. Sie hat lange das Gefühl, nur sie halte den Vater am Leben und fragt sich, ob sie sich von unglücklichen Männern abgrenzen darf. Sie nimmt wahr, dass ihr Vater „pausenlos bemuttert werden" musste, auf sie „ängstlich, krank, eklig" wirkte und sie unablässig beobachtete. Sie bemerkt, dass sie dem Vater gegenüber „die ganze Zeit so folgsam", „ganz klein und ängstlich" war, dass sie ihm aber nicht länger „die ganze Zeit dienen" will. Sie betrauert die ungeheure Kraft, die sie seit frühester Kindheit in das Bemühen gesteckt hat, den Vater zu stabilisieren.

Offenlegung eines Familiengeheimnisses, das mit erklärt, warum Sex immer als Böse galt

Im späteren Verlauf der Therapie gerät Frau B.'s *Mutter* mehr in den Fokus. Sie betrauert die emotionale Vernachlässigung durch die Mutter. Angesprochen darauf, dass sie oft spontan die Mutter im Gespräch nachmacht und dabei einen Gesichtsausdruck zeigt, der „angewidert" wirkt, bestätigt sie, dass sie die Mutter auch z. T. so erlebe und diese einen eigentümlichen Wortgebrauch bezüglich Sexualität und der weiblichen Anatomie habe, was die Tochter mit angeekeltem Gesicht berichtet. Diese mütterliche Eigentümlichkeit regt sie zu Nachforschungen an und so erfährt Frau B. schließlich von einer Tante ein *Familiengeheimnis*: Die Schwester des mütterlichen Großvaters sei mit 16 Jahren an den Folgen einer illegalen Abtreibung verblutet. Die Mutter meinte dazu, davon wisse sie gar nichts. Doch der Opa habe „immer geheult". Offenbar war die Familie davon schwer traumatisiert und die extreme sexuelle Überwachung der Patientin durch die Mutter wird damit verständlicher, da sie womöglich unbewusst Angst hatte, die erwachende Sexualität der Tochter sei lebensgefährlich. Die Klientin ist sehr erleichtert durch die Aufdeckung der Abtreibungsgeschichte: „Ich verstehe jetzt, warum Sex immer etwas Böses, Schreckliches, Schlechtes und Schmutziges hatte. Mir fällt da ganz viel von den Schultern. … Etwas, woran ich keine Schuld habe – das ist so wunderbar. Ein ganz schreckliches Familiengeheimnis, was uns beherrscht hat". Danach beginnt die Patientin sich langsam besser zu fühlen („Ich habe meinen Zustand verstanden"), da sie ihr „unheimliches Gruselgefühl im Bauch – Weltuntergang – richtiger Horror" stärker auf die Traumatisierungen ihrer Eltern zurückführt und langsam mehr

Abstand dazu gewinnt, auch von verinnerlichten negativen Gefühlen und Überzeugungen („Letzte Stunde habe ich gemerkt, dass ich nicht so eklig bin").

„Hunger" nach weiblicher Zuwendung und die Auswirkungen traumatischer Todesfälle

Frau B. versteht nun mehr, in welch belastetes Beziehungsumfeld sie geboren wurde. Ihre Mutter war von der eigenen Mutter zugunsten ihrer Schwester benachteiligt worden und reagierte dann auf enge Jugendfreundschaften der Tochter mit anderen Mädchen extrem eifersüchtig und mit Herzbeschwerden, was die Tochter in einen schlimmen Konflikt brachte: „Ich hab mich gefügt und gedacht, das tut man nicht. Mit mir ist was falsch." Die Klientin bemerkt, wie „hungrig" sie nach weiblicher Zuwendung ist, und es ist wichtig, dass ich – entgegen der Befürchtungen von Frau B. – ihre Zuwendung zur mitbehandelnden Akupunktur-Ärztin freundlich respektiere. Frau B. berichtet auch, dass die Mutter auf Krankheit der Tochter „wie auf einen Angriff" reagiere. Ich vermute, dass das mit Krankheitsängsten in Zusammenhang mit der ganz jung verstorbenen Cousine zusammenhängen könnte. Frau B. validiert das dadurch, indem sie erzählt, dass sie auf Mitgefühl anderer wegen ihres „schlechtem Aussehens" aversiv reagiert, da sie „Angst [hat], ich könnte 'ne Leiche werden".

Die Affäre ist beendet – die Ehe lebt mit offenen Konflikten

Gegen Ende der Therapie sagt die Klientin, ihre *Ehe* sei nun in eine andere Phase eingetreten: „Ich habe vorher vieles nicht wahrgenommen. Meine Affäre war schrecklich für meinen Mann. Jetzt ist die Affäre beendet. Es ist ganz klar, dass ich mit meinem Mann zusammen bin. Jetzt kommt alles andere hoch". Das geht allerdings auch mit nun offenen Konflikten einher – über Alltagsprobleme sowie Probleme in Zusammenhang damit, dass zwischen beiden Partnern ein beträchtlicher Altersunterschied besteht. Sie hat noch immer Angst vor ihrer Wut, „davor, dass er zusammenbrechen könnte, eher körperlich als seelisch".

Der therapeutische Umgang mit der Außenbeziehung

In der Mitte der Therapie äußert Frau B. sich deutlicher zu unserer *therapeutischen Beziehung*: Die Therapeutin habe „zuviel meine Droge unterstützt" (ihre Außenbeziehung bzw. ihre Fantasien davon). Sie habe gedacht, „es geht alles", die Therapeutin habe sie darin unterstützt, dass sie sich etwas Gutes tut und jetzt habe sie den „Schlamassel". Eine Sitzung weiter äußert sie sich „dankbar, dass Sie mit mir über die Affäre reden, aber Sie sollen die Blase nicht weiter aufblasen". Noch später konstatiert Frau B.: „Wenn Sie (KvS) moralisch geworden wären, wäre ich unglücklich gewesen. Es wird mir nun klar, was es für meinen Mann bedeutet hat: Ich war drei Jahre in einen anderen Mann verliebt. Ich neige dazu, nicht so hinzugucken. Allein, dass jemand nichts dagegen sagte, habe ich als Bestätigung empfunden". Sie benennt nun als wichtiges Thema: „Dieses Realitätsflüchtige".

Frau B. hat sich im Lauf der Therapie zunächst emotional und beziehungsmäßig, später auch somatisch stabilisiert. Sie hat mehr Einsicht in ihre Gefühle gewonnen und gelernt, fürsorglicher mit sich selbst zu sein und sich stärker von ihren Eltern, ihrem Mann und ihren Kindern abzugrenzen und ihrem Mann gegenüber ihre Wünsche und Bedürfnisse klarer zu artikulieren. Sie beginnt früher, die Grenzen ihrer Belastbarkeit wahrzunehmen, neigt aber immer noch dazu sich zu überlasten. Ihre Einsicht und die Genauigkeit ihrer Selbstwahrnehmung sowie ihre Einfühlung in Bezugspersonen haben sich deutlich verbessert. In der 87. Stunde berichtet sie erstmals körperliches Wohlbefinden und meint, jetzt „bin ich eigentlich zufrieden". Sie ist sich bewusst, wie ängstlich, angespannt und „ganz schnell in Alarmstimmung" sie ist: „Meine Mutter hat diese unglaubliche Aufregung und Unruhe in mir – in sich." Der Vater auch: „Das ist Gift. Die haben mich in extremer, ständiger Lebensangst aufgezogen."

Therapieergebnis: Befinden der Patientin

Die Klientin hat sich im Lauf der Therapie entschieden, ihre *Affäre* zu beenden, war danach aber noch einige Zeit emotional stark damit beschäftigt. Frau B. ist „nach wie vor froh, dass ich die gehabt habe". Nachdem sie ihrem Mann enthüllt hatte, dass sie eine sexuelle Beziehung mit ihrem Jugendfreund habe, waren heftige Turbulenzen in ihrer Ehe entstanden. Nach und nach gelang es Frau B., sich auch emotional von der Affäre zu verabschieden und sie hat sich wieder mehr ihrem Mann zugewandt. In diesem Zusammenhang wurde aber auch deutlich, dass schon lange chronische Eheprobleme schwelten, die dann deutlicher „hochgekommen" sind und z. T. bearbeitet und gelöst wurden.

Therapieergebnis: Ehe und Affaire

Frau B. schätzt in der 82. Stunde, dass sie in Bezug auf ihr initiales Therapieziel „Klärung bezüglich Außenbeziehung" drei Viertel des Wegs zum Ziel erreicht habe und in Bezug auf ihr neues Ziel „Beziehung zu meinem Mann bearbeiten" den halben Weg (gemessen mit der *„Goal Attainment Scale"*, *GAS*; Kiresuk & Sherman, 1968). Die Therapie scheint erfolgreich, aber auch bei Therapieende bestehen noch Probleme, die z. T. vermutlich *„eternal problems"* (Gottman) sind. Wichtig war, dass sich Frau B. und ihr Mann auf eine intensive Auseinandersetzung eingelassen haben, die durch zwei Paargespräche bei mir sowie eine kurze externe Paarberatung unterstützt wurde. Auch Literatur war hilfreich (z. B. Jellouschek, 1997). Wichtig war auch die kooperativ-respektvolle Haltung der Therapeutin zu den Mitbehandlern (Hausarzt, psychosomatische Klinik, Paarberaterin, Akupunktur-Ärztin). Der Einbezug des Partners ist in dieser Situation eine schwierige Entscheidung – aber vielleicht gibt es für Therapeuten, ähnlich wie für Menschen in konfliktreichen Lebenslagen, auch nicht immer „das Richtige", sondern nur den Versuch etwas Nützliches zu tun, der nicht ohne Risiko existiert.

Goal Attainment Scale (GAS) und „ewige Probleme"

7.3 Frau L. und Herr D. (Paartherapie)

Ein langjähriges Paar, zum Zeitpunkt des Erstgespräches Mitte 40, bemühte sich bei mir (AS) um eine Paartherapie und erzählt zunächst seine *Paargeschichte*: Sie hatten sich am Ende ihres Studiums kennengelernt. Sie war auf

Paargeschichte

ihn zugegangen, weil sie ihn „beständig, zuverlässig, vertrauenserweckend und verantwortungsvoll" fand, er ließ sich gern darauf ein, weil ihm ihre „ruhige freundliche Art gleich sympathisch" war, zumal er sie „hübsch und intelligent" fand. Da er nie gelernt habe, „sich um das Wohlergehen einer Frau zu kümmern", war er froh, dass sie ein selbstständiger Typ war und im gemeinsamen Freizeitbereich viel initiierte. Im zweiten und dritten Beziehungsjahr kam es zu ersten Krisen. Sie fand ihn nun zu passiv und wollte „mehr von ihm ausgeführt werden". Er wollte gerne, dass sie ihr äußeres Erscheinungsbild verändere und „habe da eine gewisse Dominanz gehabt". Zunächst habe sie sich angepasst und auch an ihm geklammert, dann habe sie sich mehr und mehr zurückgezogen, geradezu eine Mauer aufgebaut gegen körperliche Nähe und sexuelle Intimität. Heute wie damals „verstehe er diese Mauer nicht", aber er habe gelernt, dass er sie mit „Liebe und Geduld" öffnen könne, zumindest zeitweilig. Das Paar etablierte sich und bekam zwei Kinder. Er machte Karriere, sie kümmerte sich um die beiden Kinder und steckte deshalb beruflich zurück. Sie fing an, ihn um seinen beruflichen Aufstieg zu beneiden – umso mehr, je länger ihre berufliche Situation provisorisch blieb. Über die Jahre nahm die Nähe zwischen Herrn D. und Frau L. ab, die Spannungen nahmen zu. Schließlich sei es zu einem heftigen emotionalen Ausbruch zwischen ihnen gekommen, das habe sie beide erschrocken. Ihre Mauer sei danach wieder dagewesen und er wollte wie damals „mehr" (Nähe und sexuelle Intimität). Als sie ein paar Tage Zeit für sich hatten, war es vorübergehend nah und sexuell erfüllend, er habe „mit Liebe und Geduld" ihre Mauer bearbeitet. Dann habe sie aber wieder den „Abstandhalter" herausgeholt, gefolgt von weiteren Streits, deren Intensität beiden Angst um den Bestand der Beziehung machte.

Problembereiche im Paarfragebogen

Im *Paarfragebogen* gaben die Herr D. und Frau L. zu Beginn der Behandlung in ähnlicher Stärke folgende *Problembereiche* an:
- mangelnde Nähe (Intimität/Geborgenheit),
- zu wenig Zeit füreinander,
- zu wenig Spaß und Genuss miteinander,
- mangelnder Ausdruck von Gefühlen,
- Unzufriedenheit in der Sexualität,
- starke Machtkämpfe,
- Kindererziehung,
- Zeitplanung und Vereinbarungen sowie Ordnung,
- keine gemeinsame Zukunftsplanung (nur von ihm),
- Unzufriedenheit mit der Beteiligung bei Haushalt/Kinderbetreuung (nur von ihr).

Größte Befürchtung

Als *größte Befürchtung* berichteten beide, „dass die Beziehung auseinandergeht" oder dass es „so angespannt und hoffnungslos" mit ihnen weitergehe. Sie versprachen sich von der Therapie Wege zu finden, sich einander wieder annähern zu können, um ein „ein zufriedenes Paar" zu werden, „das auf eine gemeinsame Zukunft vertraut". Es wurden in einem Zeitraum von etwas mehr als einem Jahr 18 Gespräche geführt, davon drei Einzelgespräche mit ihr und zwei Einzelgespräche mit ihm.

Verhaltenskreisläufe (Teufelskreise)

Zu Beginn der Behandlung standen die eingefahrenen *Verhaltenskreisläufe (Teufelskreise)* des Paares, die sich zunächst um Macht, Neid und Konkurrenz drehten und die damit einhergehenden Gefühle von Groll, Verletzung, Enttäuschung, Verlust- und Näheangst und Vorsicht, aber auch Sehnsucht, im Zentrum der Gespräche. Herr D. war dabei in der Rolle des drängelnden Angreifers, Frau L. reagierte mit stummem Rückzug. Dieses Muster wurde zunächst an einem konkreten Interaktionsbeispiel aus dem Alltag des Paares herausgearbeitet. Dabei wurde die Frau unterstützt, ihre Gründe dafür, sich zurückzuziehen, offenzulegen. Es stellte sich heraus, dass sie sich von ihm häufig unfreundlich gedrängelt und geschoben fühlte, und es zeigte sich, dass er in der Regel auf ihren sprachlosen Rückzug verletzt und mit Kränkungswut reagierte. Sie fühlte sich durch seine Reaktionen darin bestärkt, ihn als stur und dominant zu erleben und sich gegen seine Einflussnahme weiter zu verschließen.

Skulpturaufstellung

Eine *Skulpturaufstellung*, in der jeder Partner sein Erleben der Beziehung räumlich darstellen konnte, wurde unterstützend eingesetzt um Verhalten und Gefühle weiter zu erschließen und auszudrücken. Beide konnten dadurch erste Schritte zur Reorganisation ihres Musters ausprobieren:
- In ihrer Skulptur drückte sie ihr Erleben von Enge und Bedrängnis aus, indem sie sich hinter einen Stuhl stellt, auf dem ihr Mann kniet und nach ihr greift, was sie abwehrt. Er geht daraufhin seinem Impuls nach, die für ihn als demütigend erlebte Position zu verlassen und stellt sich mit etwas Abstand vor den Stuhl. Nun erlebt seine Frau einen positiven Freiraum, der es ihr ermöglichen könnte, auf ihn zuzugehen.
- In seiner Skulptur stellt Herr D. sein Erleben der nun entstandenen Schwellensituation szenisch dar. Er hatte den Wunsch seiner Frau nach getrennten Schlafzimmern akzeptiert. Seine Frau kommt nun an „seine" Türschwelle, betritt den Raum aber nicht. Er findet in der therapeutischen Bearbeitung dieser Situation Unterstützung sich mit seiner Sehnsucht und Verlustangst auseinanderzusetzen, ohne seine Frau verbal zu verfolgen.

Genogramm

Die Erhebung des *Genogramms* des Paares zur Aufklärung des biografischen Hintergrundes der Herkunftsfamilien nahmen beide Partner zum Anlass, sich intensiv mit der Ehe ihrer Eltern, deren Machtverhältnissen und dem emotionalen Klima der Herkunftsfamilien auseinanderzusetzen und darüber Gespräche mit ihren Geschwistern zu führen:
- Er stand als Ältester unter starkem Leistungsdruck und sollte das Geschäft des Vaters übernehmen. Der Vater sorgte verlässlich für seine Familie, zeigte aber wenig Gefühle, Interesse und Verständnis für die Familienmitglieder. Herr D. stand der Mutter nahe, die sich unterordnete. Es fehlten Nestwärme, Vergnügen und Genuss.

– Sie war ebenfalls die Älteste und stand dem Vater nahe, den sie gleichzeitig als respektlos und verachtend gegenüber der Mutter erlebte und der sie in diese Dynamik mit hineinzog. Die Mutter bediente den Vater und ordnete sich unter. Als Jugendliche flüchtete die Klientin aus der Familie zu ihrem damaligen Freund.

Zentraler Konflikt

Als *zentralen Konflikt* erlebte das Paar in dieser Phase der Therapie eine Entscheidungssituation bezüglich der weiteren beruflichen Entwicklung von Herrn D.. Hier konnte die gemeinsame Leistungsorientierung des Paares, in der bislang seine berufliche Entwicklung immer über die persönlichen Bedürfnisse gestellt wurden, sowie die Machtkonstellation, in der Frau L. sich aufopfernd zurücknahm und dabei emotional erkaltete, weiter bearbeitet werden und neue Lösungen gefunden werden: Sollte er ein attraktives berufliches Angebot in Süddeutschland annehmen? Und würde die Familie ihm folgen? Die Frau fand im Paargespräch den Mut, ihm klar und deutlich zu sagen, dass sie sich dort vermutlich wie in einem Gefängnis fühlen würde und nicht bereit war mitzukommen und dafür vieles aufzugeben, wohl wissend um seine Angst, in Folge dessen zu riskieren beruflich ins Abseits zu geraten. Sie war sehr aufgewühlt am Ende dieses Gespräches. Der Mann zeigte sich nach der Bearbeitung dieses Konfliktes in den folgenden Sitzungen sichtlich entspannter. Er entschied sich, auch andere attraktive Jobangebote auszuschlagen, die zur Folge gehabt hätten, unter der Woche von der Familie getrennt zu leben.

Reflexionen zu Nähe, Intimität und Sexualität

Im Folgenden werden weitere *Reflexionen* über die unterschiedlich starken Wünsche nach Nähe, Intimität und Sexualität des Paares beschrieben.

Im Einzelgespräch mit Frau L. wurde deutlich, wie sie im Laufe der zementierten Rollenverteilung an Selbstwert verloren hatte. Sie habe sich „ausgenutzt gefühlt“, nicht ausreichend gewürdigt und unterstützt. Sie sah sich ähnlich wie ihre Mutter, als die, die bedient, und sie hatte erwartet, er müsse doch wahrnehmen, dass sie die Nähe zu ihm verliere. Im Gespräch wurde sie in ihren Bedürfnissen nach Genuss, Vergnügen und mehr Zeit für sich zu haben, „abzuhängen und Freunde zu treffen“, statt für die Familie zu funktionieren, unterstützt. Sie teilte nun mit, dass sie Vertrauen zu ihm verloren hatte und das Paar überlegte im folgenden gemeinsamen Gespräch, wie sie es zusammen wieder zurückgewinnen könnten.

Bedeutung der Sexualität für den Mann

Herr D. begann um seine Frau zu werben, lud sie zu gemeinsamen genussvollen Aktivitäten ein, organisierte ein zweisames Wochenende am Meer. Ihm wurde bewusst, dass er wenig Lob und Bestätigung ausdrücken konnte, und dass er auch selbst wenig in seiner Familie erfahren hatte. Er bemühte sich darum, sich mehr in seine Frau einzufühlen und sie weniger druckvoll bezüglich Sex zu bedrängen („ich nehm’ mir sonst eine Freundin, dem musst du zustimmen“). Auf die Frage, warum er eigentlich „mehr“ wolle, wurde ihm klar, wie sehr er vor einiger Zeit die Tage mit ihr ohne die Kinder genossen hatte, wie viel Spaß sie plötzlich miteinander wieder hatten und wie schön die Sexualität war. Er sah aber auch, dass er Sex als Bestätigung suchte, nun, da er beruflich bereits einiges erreicht hatte, sich ein beruflicher Aufstieg aber vielleicht nicht fortsetzen würde.

Kindererziehung und Haushalt

Ein weiteres wichtiges Thema für die Frau war Kindererziehung und Haushalt. Im gemeinsamen Gespräch machte sie ihm deutlich, dass sie hier mehr Engagement von ihm wünsche, auch einen liebevolleren Blick auf die Kinder. Er hingegen hatte den Eindruck, es ihr in diesem Bereich nicht recht machen zu können und dass sie zu ängstlich mit den Kindern sei.

Therapieergebnis

Nach einem Jahr therapeutischer Arbeit berichtete das Paar, „zwischen ihnen" gehe es „entspannter und weniger drängend" zu, was beide gut fanden. Herr D. hatte durchaus, auch mit resignativen Gefühlen verknüpft, losgelassen. Es sei nun weniger intensiv mit ihr. Frau L. schloss bestätigend an, dass sie weiterhin wenig Nähe zu ihrem Mann erlebe, und auch aufgrund der Betreuung ihrer schwer krank gewordenen Mutter keine Zeit und kaum Raum für sich habe. Beruflich war es ihr gelungen sich zu konsolidieren, eine interessante berufliche Möglichkeit stand in Aussicht. Frau L. meinte, dass sie die Paargespräche nun nicht mehr brauche. Das Paar entschied, die Therapie „zunächst" zu beenden mit der Möglichkeit sich bei Bedarf erneut anzumelden.

Nachgespräch ein Jahr später

In einem *Nachgespräch etwa ein Jahr später* zeigte sich das Paar zufrieden mit der weiteren Beziehungsentwicklung im Allgemeinen und ihrer Sexualität im Speziellen. Der Mann bilanzierte, dass „die Veränderungen in der Therapie und danach in einem Prozess vieler kleiner Schritte" geschehen seien. Er „habe verstanden, dass Sexualität sich an Nähe anschließe und von ihr abhänge". Beide Partner fanden, dass es inzwischen mehr „Alltagsnähe" zwischen ihnen gäbe. Er „greife nicht mehr so", das mache es einfacher für sie, weiteres zuzulassen. Ihr tue es gut, dass seine Erwartungen zurückgegangen seien, dass sie sich akzeptierter fühle und eine gewisse Abgrenzung habe. Das gäbe ihr die Möglichkeit, Initiative zu ergreifen. Gemeinsame Aktivitäten, körperliche Nähe und sexuelle Intimität seien einfacher und spannungsfreier geworden. Wenn er die sexuelle Initiative ergreife, sei es noch schwer für sie, sich darauf einzulassen. Aber wenn es „ein Vorgeplänkel gebe, gehe es schon besser."

Stellenwert der Skulptur

Ihr habe die intensive Auseinandersetzung mit ihm um die Partnerschaft gut getan, wiederholt habe sie sich an die Skulptur erinnert, die sie „gebaut" hatte. Es habe ihr geholfen, ihrem Mann dadurch zeigen zu können, was er bei ihr bewirkt. In der Kindererziehung verhalte sie sich weniger ängstlich und kontrollierend, ihre hohen Ansprüche an sich habe sie lockern können und einiges sei nun leichter, da die Kinder größer und selbstständiger seien. Auch beruflich hat sich für beide eine positive Entwicklung ergeben, beide haben nun eine interessante und befriedigende Tätigkeit.

Zufriedenheit mit Beziehung und Sexualität

Auf einer *Skala zwischen 0 (= „gar nicht zufrieden") und 10 (= „sehr zufrieden")*, hatte der Mann die *Zufriedenheit mit der Beziehung* zu Beginn der Therapie mit 4 und die *Zufriedenheit mit der Sexualität* mit 2 bewertet. Inzwischen bewertet er die Beziehung mit 7 und die sexuelle Zufriedenheit mit 6. Sie hatte die Beziehung zu Beginn mit 6 bewertet, danach mit 8, die sexuelle Zufriedenheit mit 5 und danach mit 7.

Systemisch-bindungsorientierte Paartherapie

Das Fallbeispiel illustriert eine integrative paartherapeutische Vorgehensweise, bei der das Thema Sexualität und die intime Beziehung des Paares nicht ständig im Zentrum der Bearbeitung standen, doch wie eine Art roter Faden, mal allein und mal im Wechsel mit anderen Konfliktbereichen des Paares, zum Vorschein kam. Grundlage der Therapie waren systemische (z. B. Erzählen der Paargeschichte, Genogramm, Paarskulptur, Herausarbeiten des typischen Interaktionsmusters), erlebnisorientierte und bindungsbezogene paartherapeutische Interventionen auf dem Hintergrund eines psychodynamischen Verständnisses. Neben der Bearbeitung der Konflikte um Macht, Nähe und Intimität, erscheint bemerkenswert, dass vermutlich gerade die Akzeptanz des Nichtliebens und des Nicht-nach-Sexualität-Suchens der Frau eine paradoxe Wirkung entfaltete und der Klientin half, sich weiter zu differenzieren und schließlich doch auf ihren Mann zuzugehen. Das Paar hat nach Beendigung der Behandlung wieder mehr Sicherheit und Hoffnung miteinander gewonnen. Auch die sexuelle Beziehungszufriedenheit hat sich bei beiden Partnern verbessert.

Literatur

Abdo, C.H., Afif-Abdo, J., Otani, F. & Machado, A.C. (2008). Sexual satisfaction among patients with erectile dysfunction treated with counseling, sildenafil, or both. *Journal of Sexual Medicine, 5* (7), 1720–1726. doi: 10.1111/j.1743-6109.2008.00841.x

Addis, I.B., van den Eeden, S.K., Wassel-Fyr, C.L., Vittinghoff, E., Brown, J.S. & Thom, D.H. (Reproductive Risk Factors for Incontinence Study at Kaiser Study Group). (2006). Sexual activity and function in middle-aged and older women. *Obstetrics & Gynecology, 107* (4), 755–764.

Ahlers, C.J., Neutze, J., Mundt, I., Hupp, E., Konrad, A., Beier, K.M. & Schaefer, G.A. (2008). Erhebungsinstrumente in der klinischen Sexualforschung und sexualmedizinischen Praxis. Teil II. *Sexuologie, 15* (3/4), 82–103.

Ahlers, C.J., Schaefer, G.A. & Beier, K.M. (2004). Erhebungsinstrumente in der klinischen Sexualforschung und sexualmedizinischen Praxis. Ein Überblick über die Fragebogenentwicklung in Sexualwissenschaft und Sexualmedizin. *Sexuologie, 11* (3/4), 74–97.

Ahlers, C.J., Schaefer, G.A. & Beier, K.M. (2006). Das Spektrum der Sexualstörungen und ihre Klassifizierbarkeit im ICD-10 und DSM-IV. *Sexuologie, 12* (3/4), 120–152.

Ahr, N. (2012, 31. Oktober). Schöner, als die Natur erlaubt. *Die Zeit,* S. 15–17.

Ali, M.M. & Cleland, J.G. (2001). The link between postnatal sexual abstinence and extramarital sex in Cote d'Ivoire. *Studies in Family Planning, 32* (2), 214–219. doi: 10.1111/j.1728-4465.2001.00214.x

Alther, L. (1986). *Als das Paradies verlorenging*. Frankfurt am Main: Ullstein.

Alther, L. (1994). *Eine besondere Frau.* Reinbek: Rowohlt. (Original erschienen 1990: Bedrock)

American Psychiatric Association (APA). (2013). *Diagnostic and statistical manual of mental disorders* (5th ed.). Arlington, VA: American Psychiatric Publishing.

Archer, J. (2000). Sex differences in aggression between heterosexual partners: A meta-analytic review. *Psychological Bulletin, 126,* 651–680. doi: 10.1037/0033-2909.126.5.651

Arentewicz, G. & Schmidt, G. (1986). *Sexuell gestörte Beziehungen* (2. Aufl.). Berlin: Springer.

Arentewicz, G. & Schmidt, G. (Hrsg.). (1993). *Sexuell gestörte Beziehungen. Konzept und Technik der Paartherapie* (3., bearb. Aufl.). Stuttgart: Enke.

Asendorpf, J.B. (2006). Bindungsstil und Sexualität. *Sexuologie, 13* (2–4), 130–138.

Atkins, D.C., Baucom, D.H. & Jacobson, N.S. (2001). Understanding infidelity. Correlates in a national random sample. *Journal of Family Psychology, 15* (4), 735–749.

Atkins, D.C., Elridge, K., Baucom, D. & Christensen, A. (2005). Infidelity and behavioral couple therapy. Optimism in the face of betrayal. *Journal of Consulting & Clinical Psychology, 1,* 144–150. doi: 10.1037/0022-006X.73.1.144

Atkins, D.C., Marin, R.A., Lo, T.T., Klann, N. & Hahlweg, K. (2010). Outcomes of couples with infidelity in a community-based sample of couple therapy. *Journal of Family Psychology, 24* (2), 212–216. doi: 10.1037/a0018789

Bailey, J.M., Kirk, K.M., Zhu, G., Dunne, M.P. & Martin, N.G. (2000). Do individual differences in sociosexuality represent genetic or environmentally contingent strategies? Evidence from the Australian twin registry. *Journal of Personality & Social Psychology, 78* (3), 537–545.

Bajos, N. & Bozon, M. (2008). *Enquete sur la sexualité en France. Practiques, genre et santé.* Paris: Editions La Découverte.

Bancroft, J., Loftus, J. & Long, J. S. (2003). Distress about sex. A national survey of women in heterosexual relationships. *Archives of Sexual Behavior, 32,* 193–208. doi: 10.1023/A:1023420431760

Banfield, S. & McCabe, M. P. (2001). Extra relationship involvement among women. Are they different from men? *Archives of Sexual Behavior, 30* (2), 119–142.

Banks, E., Joshy, G., Abhayaratna, W. P., Kritharides, L., Macdonald, P. S., Korda, R. J. & Chalmers, J. P. (2013) Erectile dysfunction severity as a risk marker for cardiovascular disease hospitalisation and all-cause mortality. A prospective cohort study. *PLoS Med, 10* (1), e1001372. doi: 10.1371/journal.pmed.1001372

Barash, D. P. & Lipton, J. E. (2002). *The myth of monogamy.* New York: W. H. Freeman.

Barbach, L. (1990). *Mehr Lust. Gemeinsame Freude an der Liebe.* Reinbek: Rowohlt. (Original erschienen 1982: For each other. Sharing sexual intimacy)

Barbach, L. (1997). *For yourself. Die Erfüllung weiblicher Sexualität.* Berlin: Ullstein. (Original erschienen 1975: For yourself. The fulfillment of female sexuality)

Bar-Hava, M., Azam, F., Yovel, I., Lessing, J. B., Amit, A., Abramov, L. et al. (2001). The interrelationship between coping strategies and sexual functioning in in vitro fertilization patients. *Journal of Sex & Marital Therapy, 27* (5), 389–394. doi: 10.1080/713846818

Barillé, E. (1992). *Maskierte Venus. Das Leben der Anäis Nin.* München: Goldmann.

Bartels, A. (2006). Neurobiologische Grundlagen der Partnerwahl und Liebe. *Sexuologie, 13* (2–4), 118–129.

Becker, S. (2009, 14. Mai). Wie aufgeklärt sind die Erwachsenen? *Hamburger Morgenpost,* S. 6–7.

Beebe, B. & Lachmann, F. (2004). *Säuglingsforschung und Psychotherapie Erwachsener. Wie interaktive Prozesse entstehen und zu Veränderungen führen.* Stuttgart: Klett-Cotta. (Original erschienen 2002: Infant research and adult treatment)

Beier, K. M. & Loewit, K. (2004). *Lust in Beziehungen. Einführung in die Syndyastische Sexualtherapie.* Berlin: Springer. doi: 10.1007/978-3-642-18693-6

Belous, C. K., Timm, T. M., Chee, G. & Whitehead, M. R. (2012). Revisiting the sexual genogram. *American Journal of Family Therapy, 40* (4), 281–296. doi: 10.1080/01926187.2011.627317

Bergner, D. (2013). *What do women want? Adventures in the science of female desire.* New York: Ecco/HarperCollins.

Berlin, K. & Grünlich, P. (2012). *Was wir tun wenn der Aufzug nicht kommt. Die Welt in überwiegend lustigen Grafiken.* München: Heyne.

Berman, J. R., Berman, L. A., Lin, H., Flaherty, E., Lahey, N., Goldstein, I. & Cantey-Kiser, J. (2001). Effect of sildenafil on subjective and physiologic parameters of the female sexual response in women with sexual arousal disorder. *Journal of Sex & Marital Therapy, 27* (5), 411–420.

Berner, M. & Günzler, C. (2012). Efficacy of psychosocial interventions in men and women with sexual dysfunctions. A systematic review of controlled clinical trials. Part 1. The efficacy of psychosocial interventions for male sexual dysfunction. *Journal of Sexual Medicine, 9* (12), 3089–30107.

Beutel, M. E., Stöbel-Richter, Y. & Brähler, E. (2008). Sexual desire and sexual activity of men and women accross their lifespans. Results from a representative German community survey. *BJU International, 101* (1), 76–82.

Bischof, N. (1997). *Das Rätsel Ödipus. Die biologischen Wurzeln des Urkonfliktes von Intimität und Autonomie* (4. Aufl.). München: Piper.

Blanchard, R., Barbaree, H. E., Bogaert, A. F., Dickey, R., Klassen, P., Kuban, M. E. & Zucker, K. J. (2000). Fraternal birth order and sexual orientation in pedophiles. *Archives of Sexual Behavior, 29,* 463–478. doi: 10.1023/A:1001943719964

Bochow, M., Schmidt, A. J. & Grote, S. (2007). Wie leben schwule Männer heute? Kurzfassung der Ergebnisse der Befragung 2007 im Auftrag des BZgA, Köln. *Epidemiologisches Bulletin, 47,* 433–438.

Bodenmann, G. (2001). Neuere Entwicklungen in der kognitiv-verhaltenstherapeutischen Paartherapie. *Psychotherapeut, 46,* 161–168. doi: 10.1007/s002780100153

Böning, V. & Wüsthof, A. (2006). *Sexpedition. Mehr Lust entdecken.* Berlin: Ullstein.

Bopp, A. (2002). *Eine un-verwechselbare Zeit. Wie Frauen ihren Weg durch die Wechseljahre finden.* Reinbek: Rowohlt.

Bota, A. (2013, 29. Mai). Weil es um Liebe ging. Marek Edelman, Überlebender des Aufstands im Warschauer Ghetto, hat kurz vor seinem Tod ein Buch der Erinnerung geschrieben. *Die Zeit,* S. 48.

Botwin, M. D., Buss, D. M. & Shackelford, T. K. (1997). Personality and mate preferences. Five factors in mate selection and marital satisfaction. *Journal of Personality, 65* (1), 107–136.

Bowlby, J. (1979). *The making and breaking of affectional bonds.* London: Tavistock.

Bowlby, J. (1988). *A secure base. Clinical applications of attachment theory.* London: Routledge.

Brähler, E. & Unger, U. (1994). Sexuelle Aktivität im höheren Lebensalter im Kontext von Geschlecht, Familienstand und Persönlichkeitsaspekten. Ergebnisse einer repräsentativen Befragung. *Zeitschrift für Gerontologie, 27,* 110–115.

Brandenburg, U. (1998). Systemisch-verhaltenstherapeutisches Paargruppenkonzept zur Behandlung des Vaginismus. In B. Strauß (Hrsg.), *Psychotherapie der Sexualstörungen* (S. 100–110). Stuttgart: Thieme.

Brassard, A., Shaver, P. R. & Lussier, Y. (2007). Attachment, sexual experience, and sexual pressure in romantic relationships. A dyadic approach. *Personal Relationships, 14,* 475–493. doi: 10.1111/j.1475-6811.2007.00166.x

Braun, M., Wassmer, G., Klotz, T., Reifenrath, B., Mathers, M. & Engelmann, U. (2000). Epidemiology of erectile dysfunction: results of the „Cologne Male Survey". *International Journal of Impotence Research, 12* (6), 305–311. doi: 10.1038/sj.ijir.3900622

Bräutigam, W. (1991). Bindung und Sexualität in psychoanalytischen Theorien und in der Praxis. *Psychotherapie, Psychosomatik & Medizinische Psychologie, 41,* 295–305.

Brenk-Franz, K. & Strauß, B. (2011). Der Multidimensionale Fragebogen zur Sexualität (MFS). Erste Evaluation der deutschsprachigen Version des Multidimensional Sexuality Questionnaire (MSQ). *Zeitschrift für Sexualforschung, 24,* 256–271. doi: 10.1055/s-0031-128706

Brennan, K. A., Shaver, P. R. & Tobey, A. E. (1991). Attachment styles, gender, and parental problem drinking. *Journal of Social & Personal Relationships, 8,* 451–466. doi: 10.1177/026540759184001

Brezsnyak, M. & Whisman, M. A. (2004). Sexual desire and relationship functioning. The effects of marital satisfaction and power. *Journal of Sexual & Marital Therapy, 30* (3), 199–217. doi: 10.1080/00926230490262393

Briggs, F. & Hawkins, R. M. F. (1996). A comparison of the childhood experiences of convicted male child molesters and men who were sexually abused in childhood and claimed to be nonoffenders. *Child Abuse & Neglect, 20* (3), 221–233. doi: 10.1016/S0145-2134(95)00145-X

Brody, S., Costa, R. M., Hess, U. & Weiss, P. (2011). Vaginal orgasm is related to better mental health and is relevant to evolutionary psychology. A response to Zietsch et al. *Journal of Sexual Medicine, 8,* 3523–3525. doi: 10.1111/j.1743-6109.2011.02444.x

Brown, D. & Brown, A. (2008). *Just do it. How one couple turned off the TV and turned on their sex lives for 101 days (no excuses!).* New York: Crown.

Bucher, T., Hornung, R. & Buddeberg, C. (2003). Sexualität in der zweiten Lebenshälfte: Ergebnisse einer empirischen Untersuchung. *Zeitschrift für Sexualforschung, 16,* 249–270. doi: 10.1055/s-2003-43537

Bucher, T., Hornung, R., Gutzwiller, F. & Buddeberg, C. (2001). Sexualität in der zweiten Lebenshälfte. Erste Ergebnisse einer Studie aus der deutschsprachigen Schweiz. In H. Berberich & E. Brähler (Hrsg.), *Sexualität und Partnerschaft in der zweiten Lebenshälfte* (S. 31–59). Gießen: Psychosozial.

Buddeberg, C. (2005). *Sexualberatung. Eine Einführung für Ärzte, Psychotherapeuten und Familienberater* (4., überarb. und erw. Auflage). Stuttgart: Enke.

Buddeberg, C. & Bass, B. (1994). Die lustlose Frau, der impotente Mann: Zur sexuellen Beziehungsdynamik in ehelichen Zweierbeziehungen. *Familiendynamik, 19* (3), 266–280.

Bundeszentrale für gesundheitliche Aufklärung (BZgA). (2011). *Verhütungsverhalten Erwachsener.* Köln: BZgA.

Burri, A. V., Cherkas, L. M. & Spector, T. D. (in press). Emotional intelligence and its association with orgasmic frequency in women. *Journal of Sexual Medicine.*

Busby, D. M. & Compton, S. V. (1997). Patterns of sexual coercion in adult heterosexual relationships. An exploration of male victimization. *Family Process, 36* (1), 81–94.

Buss, D. M. & Schmitt, D. P. (1993). Sexual strategies theory: An evolutionary perspective on human mating. *Psychological Review, 100* (2), 204–232. doi: 10.1037/0033-295X.100.2.204

Byers, E. S. (2005). Relationship satisfaction and sexual satisfaction. A longitudinal study of individuals in long-term relationships. *Journal of Sex Research, 42* (2), 113–118.

Call, V., Sprecher, S. & Schwartz, P. (1995). The incidence and frequency of marital sex in a national sample. *Journal of Marriage and the Family, 57,* 639–652. doi: 10.2307/353919

Carlstedt, M., Bood, S. a. & Norlander, T. (2011). The affective personality and its relation to sexual fantasies in regard to the Wilson Sex Fantasy Questionnaire. *Psychology, 2* (8), 792–796.

Carroll, J. L. & Bagley, D. H. (1990). Evaluation of sexual satisfaction in partners of men experiencing erectile failure. *Journal of Sex and Marital Therapy, 16* (2), 70–78. doi: 10.1080/00926239008405253

Chapman, D. P., Dube, S. R. & Anda, R. F. (2007). Adverse childhood events as risk factors for negative mental health outcomes. *Psychiatric Annals, 37* (5), 359–364.

Chivers, M. L., Seto, M. C. & Blanchard, R. (2007). Gender and sexual orientation differences in sexual response to the sexual activities versus the gender of actors in sexual films. *Journal of Personality and Social Psychology, 93,* 1108–1121. doi: 10.1037/0022-3514.93.6.1108

Clement, U. (1998). Sexualität in der systemischen Therapie. *Familiendynamik, 23* (4), 366–376.

Clement, U. (2004). *Systemische Sexualtherapie.* Stuttgart: Klett-Cotta.

Clement, U. (2006). *Guter Sex trotz Liebe.* Berlin: Ullstein.

Clement, U. (2009). *Wenn Liebe fremdgeht. Vom richtigen Umgang mit Affären.* Berlin: Marion von Schröder/Ullstein.

Clulow, C. (2009). *Sex, attachment and couple psychotherapy. Psychoanalytic perspectives.* London: Karnac.

Clulow, C. & Boerma, M. (2009). Dynamics and disorders of sexual desire. In C. Clulow, *Sex, Attachment and Couple Psychotherapy: Psychoanalytic Perspectives* (pp. 75–101). London: Karnac.

Coan, J.A., Schaefer, H.S. & Davidson, R.J. (2006). Lending a hand. Social regulation of the neural response to threat. *Psychological Science, 17* (12), 1032–1040.

Cohen, D.L. & Belsky, J. (2008). Avoidant romantic attachment and female orgasm. Testing an emotion-regulation hypothesis. *Attachment & Human Development, 10* (1), 1–10.

Colman, R.A. & Widom, C.S. (2004). Childhood abuse and neglect and adult intimate relationships. A prospective study. *Child Abuse & Neglect, 28* (11), 1133–1151. doi: 10.1016/j.chiabu.2004.02.005

Colson, M.H., Lemaire, A., Pinton, P., Hamidi, K. & Klein, P. (2006). Sexual behaviors and mental perception, satisfaction and expectations of men and women in France. *Journal of Sexual Medicine, 3* (1), 121–131. doi: 10.1111/j.1743-6109.2005.00166.x

Costa, R.M. & Brody, S. (2011). Anxious and avoidant attachment, vibrator use, anal sex, and impaired vaginal orgasm. *Journal of Sexual Medicine, 8,* 2493–2500. doi: 10.1111/j.1743-6109.2011.02332.x

Critelli, J.W. & Bivona, J.M. (2008). Women's erotic rape fantasies. An evaluation of theory and research. *Journal of Sex Research, 45* (1), 57–70.

Das, A. (2007). Masturbation in the United States. *Journal of Sex & Marital Therapy, 33* (4), 301–317. doi: 10.1080/00926230701385514

David, M. & Ebert, A.D. (2012). Berühmte Gynäkologen. Der Gynäkologe Ernst Gräfenberg – (missverstandener) Entdecker des G-Punktes. *Geburtshilfe Frauenheilkunde, 72* (9), 795–797. doi: 10.1055/s-0032-1315294

Davies, S., Katz, J. & Jackson, J.L. (1999). Sexual desire discrepancies. Effects on sexual and relationship satisfaction in heterosexual dating couples. *Archives of Sexual Behavior, 28* (6), 553–567.

Davison, G.C. & Neale, J.M. (1998). *Klinische Psychologie*. München: Urban & Schwarzenberg. (6. Auflage des Originals erschienen 1996: Abnormal psychology)

DeBruine, L.M. (2005). Trustworthy but not lust-worthy. Context-specific effects of facial resemblance. *Proceedings of the Royal Society B, 272,* 919–922. doi: 10.1098/rspb.2004.3003

DeBruine, L.M., Jones, B.C., Crawford, J.R., Welling, L.L.M. & Little, A.C. (2010). The health of a nation predicts their mate preferences. Cross-cultural variation in women's preferences for masculinized male faces. *Proceedings of the Royal Society B, 277* (1692), 2405–2410. doi: 10.1098/rspb.2009.2184.

Degen, R. (1998, 4. Juni). Das Rätsel der erlahmenden Libido. Warum verlieren Männchen oft rasch die Lust an ihrer Sexualpartnerin? Ein biochemischer Erklärungsansatz. *Die Zeit,* S. 33.

DeLamater, J., Hyde, J.S. & Fong, M.C. (2008). Sexual satisfaction in the seventh decade of life. *Journal of Sex & Marital Therapy, 34,* 439–454. doi: 10.1080/00926230802156251

Delizonna, L.L.,Wincze, J.P., Litz, B.T., Brown, T.A. & Barlow, D.H. (2001). A comparison of subjective and physiological measures of mechanically produced and erotically produced erections (or, is an erection an erection?). *Journal of Sex & Marital Therapy, 27* (1), 21–31.

DeMaris, A. (1997). Elevated sexual activity in violent marriages. Hypersexuality or sexual extortion. *Journal of Sex Research, 34* (4), 361–373.

DeMaris, A. (1998). Elevated sexual activity in violent marriages. Hypersexuality or sexual extortion. Erratum. *Journal of Sex Research, 35* (3), 243.

Dennerstein, L., Guthrie, J.R. & Alford, S. (2004). Childhood abuse and its association with mid-aged women's sexual functioning. *Journal of Sex & Marital Therapy, 30* (4), 225–234. doi: 10.1080/00926230490422331

Dennerstein, L., Koochaki, P., Barton, I. & Graziottin, A. (2006). Hypoactive sexual desire disorder in menopausal women. A survey of Western Europe women. *Journal of Sexual Medicine, 3* (2), 212–222.

Denney, N.W., Field, J.K. & Quadagno, D. (1984). Sex differences in sexual needs and desires. *Archives of Sexual Behavior, 13,* 233–245. doi: 10.1007/BF01541650

Deutsche Gesellschaft für Neurologie. (2012). *Diagnostik und Therapie der erektilen Dysfunktion.* Zugriff am 24.03.2014. Verfügbar unter http://www.awmf.org/uploads/tx_szleitlinien/030–112l_S1_Diagnostik_Therapie_erektile_Dysfunktion_2012.pdf

Ditzen, B., Neumann, I.D., Bodenmann, G., Dawans, B. von, Turner, R.A., Ehlert, U. & Heinrichs, M. (2007). Effects of different kinds of couple interaction on cortisol and heart rate responses to stress in women. *Psychoneuroendocrinology, 32* (5), 565–574. doi: 10.1016/j.psyneuen.2007.03.011

Döring, N. (2008). Liebe per Mausklick? Chancen und Risiken der Partnerschaft im Internet. *BZgA Forum, 2,* 8–14.

Dörrzopf, R. (1995). *Ehe, Eros, Hosenteufel. Eine Kulturgeschichte der Geschlechterbeziehungen.* Frankfurt am Main: Eichborn-Verlag.

Drory, Y., Kravetz, S., Florian, V. & Weingarten, M. (1998). Sexual activity after first acute myocardial infarction in middle-aged men. Demographic, psychological and medical predictors. *Cardiology, 90* (3), 207–211.

Dunn, K.M., Cherkas, L.F. & Spector, T.D. (2005). Genetic influences on variation in female orgasmic function: a twin study. *Biology Letters, FirstCite Early Online Publishing,* doi: 10.1098/rsbl.2005.0308; BBC News online vom 7. Juni 2005.

Dunn, K.M., Croft, P.R. & Hackett, G.I. (1998). Sexual problems. A study of the prevalence and need for health care in the general population. *Family Practice, 15* (6), 519–524.

Dunn, K.M., Croft, P.R. & Hackett, G.I. (1999). Association of sexual problems with social, psychological, and physical problems in men and women. A cross sectional population survey. *Journal of Epidemiology & Community Health, 53,* 144–148. doi: 10.1136/jech.53.3.144

Dunn, K.M., Croft, P.R. & Hackett, G.I. (2000). Satisfaction in the sex life of a general population sample. *Journal of Sex and Marital Therapy, 26* (2), 141–151.

Dunn, K.M., Jordan, K., Croft, P.R. & Assendelft, W.J.J. (2002). Systematic review of sexual problems. Epidemiology and methodology. *Journal of Sex and Marital Therapy, 28,* 399–422. doi: 10.1080/00926230290001529

Durex (1998). *Global Sex Survey 1998. Deutsche Version.* www.durex.com

Durex (2001a). *Global Survey 2001. Weltweite Studie zu sexuellen Einstellungen und Verhaltensweisen.* Knutsford, UK: Durex.

Durex (2001b). *Report 2001 Deutschland. Studie zu sexuellen Einstellungen und Verhaltensweisen.* Knutsford, UK: Durex.

Durex (2004). *Durex Local Report 2004. Studie zu sexuellen Einstellungen und Verhaltensweisen in Deutschland.* Knutsford, UK: Durex.

Dym, B. & Glenn, M. (1997). *Liebe, Lust und Langeweile. Die Zyklen intimer Paarbeziehungen.* München: dtv. (Original erschienen 1993: Couples. Exploring and understanding the cycles of intimate relationships)

Eichenberg, C. (2007). Online-Sexualberatung. *Zeitschrift für Sexualforschung, 20* (3), 247–262. doi: 10.1055/s-2007-981238

EMNID-Institut. (2011). Was lassen Sie in Ihrer Partnerschaft nicht durchgehen? *Chrismon, 5,* 9.

Fahrner, E. M. & Kockott, G. (2003). *Sexualtherapie. Ein Manual zur Behandlung sexueller Funktionsstörungen bei Männern.* Göttingen: Hogrefe.

Fawcett, D. & Crane, D. R. (2013). The influence of profession and therapy type for sexual dysfunction. *Journal of Sex and Marital Therapy, 39* (5), 453–465. doi: 10.1080/0092623X.2012.665814.

Feldman, H. A., Goldstein, I., Hatzichristou, D. G., Krane, R. J. & McKinlay, J. (1994). Impotence and its medical and psychosocial correlates. Results of the Massachusetts male aging study. *Journal of Urology, 151,* 54–61.

Fiedler, P. (2004). *Sexuelle Orientierung und sexuelle Abweichung.* Weinheim: Beltz.

Fisher, H. (2004). *Why we love. The nature and chemistry of romantic love.* New York: Henry Holt & Comp.

Fisher, T. D. & McNulty, J. K. (2008). Neuroticism and marital satisfaction. The mediating role played by the sexual relationship. *Journal of Family Psychology, 22* (1), 112–122. doi: 10.1037/0893-3200.22.1.112

Fisher, W. A., Rosen, R. C., Eardley, I., Sand, M. & Goldstein, I. (2005). Sexual experience of female partners of men with erectile dysfunction. The female experience of men's attitudes to life events and sexuality (FEMALES) study. *Journal of Sexual Medicine, 2* (5), 675–684.

Fliegel, S. & Kämmerer, A. (2006). *Psychotherapeutische Schätze. 101 bewährte Übungen und Methoden für die Praxis.* Tübingen: DGVT-Verlag.

Fliegel, S., Neumann, H. & Paar, F. (1984). Kommunikation, Zufriedenheit und Verstehen in der sexuellen Partnerbeziehung. *Partnerberatung, 1,* 1–9.

Fliegel, S. & Veith, A. (2010). *Was jeder Mann über Sexualität und sexuelle Probleme wissen will. Ein Ratgeber für Männer und ihre Partnerinnen.* Göttingen: Hogrefe.

Fonagy, P. (2008). A genuinely developmental theory of sexual enjoyment and its implications for psychoanalytic technique. *Journal of the American Psychoanalytic Association, 56* (1), 11–36. doi: 10.1177/0003065107313025

Fonagy, P. & Target, M. (1997). Attachment and reflective function. Their role in self-organization. *Development and Psychopathology, 9,* 679–700. doi: 10.1017/S0954579497001399

Fontanel, S. (2012). *Wie ich mir eine sexuelle Auszeit nahm – und die Lust neu entdeckte.* München: Kailiash. (Original erschienen 2011: L'envie)

Fooken, I. & Lind, I. (1996). *Scheidung nach langjähriger Ehe im mittleren und höheren Erwachsenenalter. Expertise im Auftrag des BMFSFJ.* Stuttgart: Kohlhammer.

Forste, R. & Tanfer, K. (1996). Sexual exclusivity among dating, cohabiting, and married women. *Journal of Marriage & the Family, 58* (1), 33–47. doi: 10.2307/353375

Freud, S. (1972). *Über die allgemeinste Erniedrigung des Liebeslebens. In Studienausgabe, Bd. V: Sexualleben, Beiträge zur Psychologie des Liebeslebens* (S. 197–210). Frankfurt am Main: S. Fischer. (Original erschienen 1912)

Frisch, M. & Hviid, A. (2006). Childhood family correlates of heterosexual and homosexual marriages. A national cohort study of two million Danes. *Archives of Sexual Behavior, 35* (5), 533–547.

Fugl-Meyer, A. R. & Fugl-Meyer, K. S. (1999). Sexual disabilities, problems, and satisfaction in 18–74 year old Swedes. *Scandinavian Journal of Sexology, 3,* 79–105.

Fugl-Meyer, K. S., Oberg, K., Lundberg, P. O., Lewin, B. & Fugl-Meyer, A. R. (2006). On orgasm, sexual techniques, and erotic perceptions in 18–74-year-old Swedish women. *Journal of Sexual Medicine, 3* (1), 56–68. doi: 10.1111/j.1743-6109.2005.00170.x

Gager, C.T. & Yabiku, S.T. (2010). Who has the time? Relationship between household labor time and sexual frequency. *Journal of Family Issues, 31* (2), 135–163. doi: 10.1177/0192513X09348753

George, N. (2010). *Absolut Sex. Wie Sie jeden Mann um den Verstand bringen.* München: Knaur.

Gerber, J.R., Johnson, J.V., Bunn, J.Y. & O'Brian, S.L. (2005). A longitudinal study of the effects of free testosterone and other psychological variables on sexual function during the natural traverse of menopause. *Fertility & Sterility, 83* (3), 643–648. doi: 10.1016/j.fertnstert.2004.08.028

Gerstenberger, B. (2011). „Wir akzeptieren Körper nicht mehr wie sie sind" [Interview mit der britischen Psychotherapeutin Susie Orbach]. *Brigitte, 3,* 136–137.

Goebel, P. (1996). Kontrazeption und Konzeption als Konfliktlösung. In Bundeszentrale für gesundheitliche Aufklärung (BzgA). (Hrsg.), *Kontrazeption, Konzeption, Kinder oder keine* (S. 142–147). Köln: BzgA.

Goldstein, I., Fisher, W.A., Sand, M., Rosen, R.C., Mollen, M., Brock, G. et al. for the Vardenafil Study Group. (2005). Artikeltitel laut Recherche: Women's sexual function improves when partners are administered vardenafil for erectile dysfunction. A prospective, randomized, double-blind, placebo-controlled trial. *Journal of Sexual Medicine, 2* (6), 819.

Gordon, K.C., Baucom, D.H. & Snyder, D.K. (2005). Treating couples recovering from infidelity. An integrative approach. *Journal of Clinical Psychology: In Session, 11,* 1393–1405.

Gottman, J.M. & Levenson, R.W. (1999a). How stable is marital interaction over time? *Family Process, 38* (2), 159–165.

Gottman. J.M. & Levenson, R.W. (1999b). What predicts change in marital interaction over time? A study of alternative models. *Family Process, 38* (2), 143–158.

Granot, M., Zisman-Ilani, Y., Ram, E., Goldstick, O. & Yovell, Y. (2011). Characteristics of attachment style in women with dyspareunia. *Journal of Sex & Marital Therapy, 37* (1), 1–16.

Green, J.G., McLaughlin, K.A., Berglund, P.A., Gruber, M.J., Sampson, N.A., Zaslavsky, A.M. & Kessler, R.C. (2010). Childhood adversities and adult psychiatric disorders in the national comorbidity survey replication I. Associations with first onset of DSM-IV disorders. *Archives of General Psychiatry, 67* (2), 113–123.

Grogan, K. (2013, June 27). Sprout resubmits „female Viagra" to FDA. *PharmaTimes – Online.* Retrieved November 29, 2013, from http://www.pharmatimes.com/Article/13-06-27/Sprout_resubmits_female_Viagra_to_FDA.aspx

Gromus, B. (2002). *Sexualstörungen der Frau.* Göttingen: Hogrefe.

Gromus, B. (2005). *Was jede Frau über weibliche Sexualität wissen will. Ein Ratgeber zu sexuellen Problemen für Frauen und ihre Partner.* Göttingen: Hogrefe.

Günzler, C. & Berner, M. (2012). Efficacy of psychosocial interventions in men and women with sexual dysfunctions. A systematic review of controlled clinical trials. Part 2. The efficacy of psychosocial interventions for female sexual dysfunction. *Journal of Sexual Medicine, 9* (12), 3108–3125.

Haavio-Mannila, E., Kontula, O. & Rotkirch, A. (2003). Sexuelle Lebensstile in drei Generationen. Eine Analyse autobiographischer Geschichten über Sexualität und Beziehung. *Zeitschrift für Sexualforschung, 16,* 143–159. doi: 10.1055/s-2003-40684

Hahlweg, K. (1995). Störung und Auflösung von Beziehungen. Determinanten der Ehequalität und -stabilität. In M. Amelang, H.J. Ahrens & H.W. Bierhoff (Hrsg.), *Partnerwahl und Partnerschaft* (S. 117–152). Göttingen: Hogrefe.

Hahlweg, K. (1996). *Fragebogen zur Partnerschaftsdiagnostik. Handanweisung.* Göttingen: Hogrefe.

Hahlweg, K., Markman, H. J., Thurmaier, F., Engl, J. & Eckert, V. (1998). Prevention of marital distress. Results of a German prospective longitudinal study. *Journal of Family Psychology, 12,* 543–556. doi: 10.1037/0893-3200.12.4.543

Hahlweg, K. & Richter, D. (2010). Prevention of marital instability and distress. Results of an 11-year longitudinal follow-up study. *Behavioral Research & Therapy, 48* (5), 377–383.

Hanel, M. J. (1998). *Ejaculatio Praecox. Therapiemanual.* Stuttgart: Enke.

Haning, R. V., O'Keefe, S. L., Randall, E. J., Kommor, M. J., Baker, E. & Wilson, R. (2007). Intimacy, orgasm likelihood, and conflict predict sexual satisfaction in heterosexual male and female respondents. *Journal of Sex and Marital Therapy, 33* (2), 93–113. doi: 10.1080/00926230601098449

Harlow, H. & Harlow, M. K. (1962). The effects of rearing conditions on behaviour. *Bulletin of the Menninger Clinic, 26,* 213–224.

Harlow, H. & Harlow, M. K. (1965). The affectional systems. In A. M. Schrier, H. F. Harlow & F. Stollnitz (Eds.), *Behavior of nonhuman primates* (Vol. 2, pp. 287–334). New York: Academic Press.

Hartmann, U., Philippsohn, S., Heiser, K. & Rüffer-Hesse, C. (2004). Low sexual desire in midlife and older women. Personality factors, psychosocial development, present sexuality. *Menopause, 11* (6, Pt. 2), 726–740.

Hatfield, E., Sprecher, S., Pillemer, J. T., Greenberger, D. & Wexler, P. (1988). Gender differences in what is desired in the sexual relationship. *Journal of Psychology & Human Sexuality, 1* (2), 39–52.

Hauch, M. (Hrsg.). (2006). *Paartherapie bei sexuellen Störungen. Das Hamburger Modell. Konzept und Technik.* Stuttgart: Thieme.

Häuser, W., Schmutzer, G., Brähler, E. & Glaesmer, H. (2011). Misshandlungen in Kindheit und Jugend. Ergebnisse einer Umfrage einer repräsentativen Stichprobe der deutschen Bevölkerung. *Deutsches Ärzteblatt, 108* (17), 287–294.

Hawton, K., Gath, D. & Day, A. (1994). Sexual function in a community sample of middle-aged women with partners – effects of age, marital, socio-economic, psychiatric, gynaecological and menopausal factors. *Archives of Sexual Behavior, 23* (4), 375–395. doi: 10.1007/BF01541404

Hazan, C. & Zeifman, D. (1994). Sex and the psychological tether. In K. Bartholomew (Ed.), *Attachment processes in adulthood* (pp. 151–178). London: Kingsley.

Heidelberger Forschungsinstitut A & B. (2000). Junge Paare. Was sie träumen, was sie fühlen, was sie denken, wie sie leben. *Brigitte, 12,* 89–99.

Heil, F. E. (1995). Ehe und Partnerschaft als Gegenstand psychologischer Forschung. In M. Amelang, H. J. Ahrens & H. W. Bierhoff (Hrsg.), *Partnerwahl und Partnerschaft* (S. 1–30). Göttingen: Hogrefe.

Heiman, J. R., Gladue, B. A., Roberts, C. W. & LoPiccolo, J. (1986). Historical and current factors discriminating sexually functional from sexually dysfunctional couples. *Journal of Marital & Family Therapy, 12* (2), 163–174. doi: 10.1111/j.1752-0606.1986.tb01633.x

Heiman, J. R., Long, J. S., Smith, S. N., Fisher, W. A., Sand, M. S. & Rosen, R. C. (2011). Sexual satisfaction and relationship happiness in midlife and older couples in five countries. *Archives of Sexual Behavior, 40,* 741–753. doi: 10.1007/s10508-010-9703-3

Heinrichs, N. (2006). Partnerschaftsdiagnostik. In W. Lutz (Hrsg.), *Lehrbuch der Paartherapie* (S. 36–55). München: Ernst Reinhardt.

Helfferich, C., Dässler, U. & Karmaus, W. (1996). Verarbeitung von und Umgang mit Schwangerschaftsabbrüchen. In Bundeszentrale für gesundheitliche Aufklärung (BzgA) (Hrsg.), *Kontrazeption, Konzeption, Kinder oder keine* (S. 148–161). Köln: BzgA.

Helfferich, C. & Kandt, I. (1996). Wie kommen Frauen zu Kindern – die Rolle von Planung, Wünschen und Zufall im Lebenslauf. In Bundeszentrale für gesundheitliche Aufklärung (BzgA) (Hrsg.), *Kontrazeption, Konzeption, Kinder oder keine* (S. 51–78). Köln: BzgA.

Helfferich, C., Klindworth, H. & Wunderlich, H. (2004). *Männer leben. Studie zu Lebensläufen und Familienplanung. Basisbericht.* Köln: Bundeszentrale für gesundheitliche Aufklärung (BZgA).

Helfferich, C. & Küppers-Chinnow, M. (1996). Verarbeitung von und Umgang mit Fruchtbarkeitsstörungen. In Bundeszentrale für gesundheitliche Aufklärung (BzgA) (Hrsg.), *Kontrazeption, Konzeption, Kinder oder keine* (S. 113–136). Köln: BzgA.

Hellinger, B. & ten Hövel, G. (1996). *Anerkennen was ist. Gespräche über Verstrickung und Lösung.* München: Kösel.

Herbenick, D., Reece, M., Sanders, S., Dodge, B., Ghassemi, A. & Fortenberry, J. D. (2009). Prevalence and characteristics of vibrator use by women in the United States. Results from a nationally representative study. *Journal of Sexual Medicine, 6,* 1857–1866.

Herberich, E., Hothorn, T., Nettle, D. & Pollet, T. V. (2010). A re-evaluation of the statistical model in Pollet and Nettle 2009. *Evolution & Human Behavior, 31,* 150–151. doi: 10.1016/j.evolhumbehav.2009.12.003

Hess, T. (2003). *Lehrbuch für die systemische Arbeit mit Paaren.* Heidelberg: Carl-Auer-Systeme.

Heyman, R. E. & Schlee, K. A. (2003). Stopping wife abuse via physical aggression couples treatment. *Journal of Aggression, Maltreatment and Trauma, 7,* 135–157. doi: 10.1300/J146v07n01_07

Hilkens, M. (2010). *McSex. Die Pornofizierung unserer Gesellschaft.* Frankfurt: Orlanda.

Hofmann, W., Baumeister, R. F., Foerster, G. & Vohs, K. D. (2012). Everyday temptations. An experience sampling study of desire, conflict, and self-control. *Journal of Personality and Social Psychology, 102,* 1318–1335.

Holden, C. A., McLachlan, R. I., Cumming, R., Wittert, G., Handelsman, D. J., de Kretser, D. M. & Pitts, M. (2005). Sexual activity, fertility and contraceptive use in middle-aged and older men. Men in Australia, Telephone Survey (MATeS). *Human Reproduction, 20* (12), 3429–3434.

Holzberg, O. (2013). Wie Pornos aus dem Internet Beziehungen verändern. *Brigitte Woman, 8,* 122–125.

Honarparvaran, N., Tabrizy, M. & Navabinejad, S. (2010). The efficacy of Emotionally Focused Couple Therapy (EFT-C) training with regard to reducing sexual dissatisfaction in couples. *European Journal of Scientific Research, 43* (4), 538–545.

Hosley, R., Canfield, K., O'Donnell, S. L. & Roid, G. (2008). Father closeness. Its effect on married men's sexual behaviors, marital, and family satisfaction. *Sexual Addiction & Compulsivity, 15* (1), 59–76.

Howard, J. R., O'Neill, S. & Travers, C. (2006). Factors affecting sexuality in older Australian women. *Climacteric, 9* (5), 355–356. doi: 10.1080/13697130600961870

Hoyer, J. (2012). Sexuelle Funktionsstörungen und ambulante Psychotherapie. *Psychotherapeut – online.* DOI: 10.1007/s00278–012–0919–7.

Hoyer, J. & Jahnke, S. (2014). KFS. Kurzfragebogen für sexuelle Funktionsstörungen. In D. Richter, E. Brähler & B. Strauß (Hrsg.), *Diagnostische Verfahren in der Sexualwissenschaft* (S. 113–116). Göttingen: Hogrefe.

Hoyer, J., Uhmann, S., Rambow, J. & Jacobi, F. (2009). Reduction of sexual dysfunction. By-product of cognitive behavioral therapy for psychological problems? *Sexual & Relationship Therapy, 24* (1), 64–73.

Hudson, W. W., Harrison, D. F. & Crosscup, P. C. (1981). A short-form scale to measure sexual discord in dyadic relationships. *Journal of Sex Research, 17,* 157–174. doi: 10.1080/00224498109551110

Hudson, P. & O'Hanlon, W. (1997). *Liebesgeschichten neu erzählen. Ein Lehrbuch für Paare und Therapeuten.* Heidelberg: Carl-Auer-Systeme. (Original erschienen 1991: Rewriting love stories. Brief marital therapy)

Hurlbert, D. F., Apt, C. & Rabehl, S. (1993). Key variables to understanding female sexual satisfaction. An examination of women in nondistressed marriages. *Journal of Sex & Marital Therapy, 19* (2), 154–165. doi: 10.1080/00926239308404899

Huston, T. L. & Vangelisti, A. L. (1991). Socioemotional behavior and satisfaction in marital relationships: A longitudinal study. *Journal of Personality and Social Psychology, 61,* 721–733.

Hyde, J. S. & DeLamater, J. D. (2000). *Understanding human sexuality* (7th ed.). Boston, MA: McGraw-Hill.

Illouz, E. (2011). *Warum Liebe weh tut.* Berlin: Suhrkamp.

Imber-Black, E. (1999). *Die Macht des Schweigens. Geheimnisse in der Familie.* Stuttgart: Klett-Cotta. (Original erschienen 1998: The secret life of families. Making decisions about secrets: When keeping secrets can harm you, when keeping secrets can heal you – and how to know the difference)

Jaeggi, E. & Hollstein, W. (1986). „Hölzernes Eisen"? – Kann eheliche Sexualität routinierter Langeweile entgehen? *Pro Familia Magazin, 14* (3), 1–2.

James, W. H. (1981). The honeymoon effect on marital coitus. *Journal of Sex Research, 17* (2), 114–123. doi: 10.1080/00224498109551106

Jasso, G. (1985). Marital coital frequency and the passage of time. Estimating the seperate effects of spouses' ages and marital duration, birth and marriage cohorts, and period influences. *American Sociological Review, 50* (2), 224–241.

Jellouschek, H. (1997). *„Warum hast du mir das angetan?" Untreue als Chance.* München: Piper.

Johnson, A. M., Mercer, C. H., Erens, B., Copas, A. J., McManus, S., Wellings, K. et al. (2001). Sexual behaviour in Britain. Partnerships, practices, and HIV risk behaviours. *Lancet, 358* (9296), 1835–1842.

Johnson, A. M., Wadsworth, J., Wellings, K. & Field, J. (1994). *Sexual attitudes and lifestyles.* Oxford: Blackwell.

Johnson, D. R., Amolzola, T. O. & Booth, A. (1992). Stability and developmental change in marital quality. A three-wave panel analysis. *Journal of Marriage and the Family, 54,* 582–594. doi: 10.2307/353244

Johnson, S. M. (2009). *Praxis der Emotionsfokussierten Paartherapie.* Paderborn: Junfermann.

Johnson, S. M., Hunsley, J., Greenberg, L. & Schindler, D. (1999). Emotionally focused couples therapy. Status and challenges. *Clinical Psychology: Science and Practice, 6,* 67–79.

Johnson, S. & Zuccarini, D. (2010). Integrating sex and attachment in Emotionally Focused Couple Therapy. *Journal of Marital and Family Therapy, 36,* 431–445. doi: 10.1111/j.1752-0606.2009.00155.x

Johnson, S. M. & Zuccarini, D. (2011). EFT for sexual issues. An integrated model of couple and sex therapy. In J. L. Furrow, S. M. Johnson & B. A. Bradley (Eds.), *The emotionally focused casebook* (pp. 219–224). New York: Brunner/Routledge.

Kahr, B. (2008). *Sex im Kopf. Alles über unsere geheimsten Phantasien.* Berlin: Ullstein. (Original erschienen 2008: Who's been sleeping in your head? The secret world of sexual fantasies)

Kaighobadi, F., Shackelford, T. K. & Weekes-Shackelford, V. A. (2012). Do women pretend orgasm to retain a mate? *Archives of Sexual Behavior, 41,* 1121–1125.

Kaiser, A., Hahlweg, K., Fehm-Wolfsdorf, G. & Groth, T. (1998). The efficacy of a compact psychoeducational group training program for married couples. *Journal of Consulting & Clinical Psychology, 66* (5), 753–760. doi: 10.1037/0022-006X.66.5.753

Kaplan, H. S. (1974). *The new sex therapy*. New York: Brunner & Mazel.

Katz, J. & von der Kloet, E. (2010). The first man in her life. Father emotional responsiveness during adolescence and college women's sexual refusal behaviors. *American Journal of Family Therapy, 38* (4), 344–356.

Kedde, H., Van de Wiel, H. B. M., Weijmar Schultz, W. C. M., Vanwesenbeek, W. M. A. & Bender, J. L. (2010). Efficacy of sexological healthcare for people with chronic diseases and physical disabilities. *Journal of Sex & Marital Therapy, 36* (3), 282–294. doi: 10.1080/00926231003719798

Keen, S. (1984). *Die Lust an der Liebe*. Weinheim: Beltz.

Kelly, E. L. & Conley, J. J. (1987). Personality and compatibility. A prospective analysis of marital stability and marital satisfaction. *Journal of Personality and Social Psychology, 52* (1), 27–40.

Kentenich, H. & Utz-Billing, I. (2006). Weibliche Genitalverstümmelung. Lebenslanges Leiden. *Deutsches Ärzteblatt PP, 5,* 213–215.

Kerr, M. & Bowen, M. (1988). *Family evaluation*. New York: Norton.

Kirbach, R. & Molitor, A. (1999, 28. Januar). Lauwarmer Aufbruch. Der Versuch, die bunte Beziehungswelt von Homosexuellen mit der traditionellen Ehe zu versöhnen. *Die Zeit,* S. 11–14.

Kiresuk, T. J. & Sherman, R. E. (1968). Goal attainment scaling: A general method for evaluating comprehensive community mental health programs. *Community Mental Health Journal, 4,* 443–453. doi: 10.1007/BF01530764

Kitchenham-Pec, S. & Bopp, A. (1995). *Beckenbodentraining. Die weibliche Basis erspüren, schützen, kräftigen*. Stuttgart: Thieme.

Klaiberg, A., Würz, J., Brähler, E. & Schumacher, J. (2001). Was beeinflusst die Zufriedenheit von Frauen mit ihrer Sexualität und ihrer Partnerschaft? *Gynäkologe, 34,* 259– 269.

Klann, N., Hahlweg, K., Frank-Hermann, P., Sottong, U. & Hank, G. (1988). Natürlich verhüten – gibt es Kriterien für den Erfolg des Paares? *Sexualmedizin, 17* (11), 636–640.

Kluge, N. & Sonnenmoser, M. (Hrsg.). (2002). *Sexualleben der Deutschen. Eine repräsentative Momentaufnahme zu Beginn des neuen Jahrtausends.* Frankfurt: Peter Lang.

Kockott, G. & Fahrner, E. M. (2000). *Sexualstörungen des Mannes*. Göttingen: Hogrefe

Kockott, G. & Fahrner, E. M. (2004). *Sexualstörungen*. Stuttgart: Thieme.

Kornrich, S., Brines, J. & Leupp, K. (2013). Egalitarianism, housework, and sexual frequency in marriage. *American Sociological Review 78* (1), 26–50. doi: 10.1177/0003122412472340

Kröger, C. (2006). Bereicherung der Sexualität in der Paartherapie. In W. Lutz (Hrsg.), *Lehrbuch der Paartherapie* (S. 212–238). München: Ernst Reinhardt.

Kröger, C. (2010). Sexuelle Außenkontakte und -beziehungen in heterosexuellen Partnerschaften. Ein Überblick. *Psychologische Rundschau, 61* (3), 123–143. doi: 10.1026/0033-3042/a000027

Kröger, C., Hahlweg, K. & Klann, N. (2007). Welche Auswirkungen hat Ehe- und Paarberatung auf die Sexualität und die sexuelle Zufriedenheit? *Zeitschrift für Klinische Psychologie & Psychotherapie, 36* (2), 121–127.

Kröger, C. & Lutz, W. (2006). Der paartherapeutische Umgang mit Untreue und Affären in nahen Partnerschaften. In W. Lutz (Hrsg.), *Lehrbuch der Paartherapie* (S. 144–161). München: Ernst Reinhardt.

Krüll, M. (1995). *Im Netz der Zauberer. Eine andere Geschichte der Familie Mann.* Frankfurt am Main: Fischer.

Kumar, P. & Makwana, S. M. (1991). Factors affecting sexual satisfaction in married life. *Journal of the Indian Academy of Applied Psychology, 17* (1–2), 31–34.

Kurdek, L. A. (1995). Lesbian and gay couples. *Lesbian, gay, and bisexual identities over the lifespan: Psychological perspectives,* 243–261.

Laan, E. & van Lunsen, R. H. W. (1997). Hormones and sexuality in postmenopausal women. A psychophysiological study. *Journal of Psychosomatic Obstetrics and Gynecology, 18,* 126–133. doi: 10.3109/01674829709085579

Langström, N. & Hanson, R. K. (2006). High rates of sexual behavior in the general population. Correlates and predictors. *Archives of Sexual Behavior, 35* (1), 37–52. doi: 10.1007/s10508-006-8993-y

Larson, J. H., Anderson, S. M., Holman, T. B. & Niemann, B. K. (1998). A longitudinal study on the effects of premarital communication, relationship stability, and self-esteem on sexual satisfaction in the first year of marriage. *Journal of Sex & Marital Therapy, 24* (3), 193–206.

Laschinger, B. (2007). Attachment theory and The John Bowlby Memorial Lecture. A short history. In K. White & J. Schwartz (Eds.), *Sexuality and attachment in clinical practice* (pp. 5–9). London: Karnac.

Laschinger, B., Purnell, C., Schwartz, J., White, K. & Wingfield, R. (2004). Sexuality and attachment from a clinical point of view. *Attachment & Human Development, 6* (2), 151–164.

Laumann, E. O., Gagnon, J. H., Michael, R. T. & Michaels, S. (1994). *The social organisation of sexuality. Sexual practices in the United States.* Chicago, IL: University of Chicago Press.

Laumann, E. O., Nicolosi, A., Glasser, D. B., Paik, A., Gingell, C., Moreira, E. & Wang, T. (GSSAB Investigator's group). (2005). Sexual problems among women and men aged 40–80 years. Prevalence and correlates identified in the Global Study of Sexual Attitudes and Behaviors. *International Journal of Impotence Research, 17,* 39–57.

Laumann, E. O., Paik, A. & Rosen, R. C. (1999). Sexual dysfunction in the United States. Prevalence and predictors. *Journal of the American Medical Association (JAMA), 281,* 537–544. doi: 10.1001/jama.281.6.537

Laumann, E. O., West, S., Glasser, D., Carson, C., Rosen, R. & Kang, J. (2006). Prevalence and correlates of erectile dysfunction by race and ethnicity among men aged 40 or older in the United States. From the Male Attitudes Regarding Sexual Health Survey. *Journal of Sexual Medicine, 4* (1), 57–65.

Lawrance, K. & Byers, E. S. (1995). Sexual satisfaction in long-term heterosexual relationships. The interpersonal exchange model of sexual satisfaction. *Personal Relationships, 2,* 267–285. doi: 10.1111/j.1475-6811.1995.tb00092.x

Lazarus, A. (2000). *Fallstricke der Liebe. Vierundzwanzig Irrtümer über das Leben zu zweit.* München: dtv/Klett-Cotta. (Original erschienen 1985: Marital myths. Two dozen mistaken beliefs that can ruin a marriage (or make a bad one worse))

Leiblum, S. R. (2003). Sex-starved marriages sweeping the US (Editorial). *Sexual & Relationship Therapy, 18* (4), 427–428. doi: 10.1080/1468199031000l609769

Leiblum, S. R., Koochaki, P. E., Rodenberg, C. A., Barton, I. P. & Rosen, R. C. (2006). Hypoactive sexual desire in postmenopausal women. US results from the Women's International Study of Health and Sexuality (WISHeS). *Menopause, 13* (1), 46–56.

Lerner, H. G. (1996). *Was Frauen verschweigen.* Frankfurt am Main: Fischer. (Original erschienen 1993: The dance of deception, pretending and truth-telling in women's lives)

Lerner, H. (2011). *Wohin mit meiner Wut. Neue Beziehungsmuster für Frauen*. Frankfurt am Main: Fischer TB.

Ludwig, B. (2008). Anleitung zur sexuellen Unzufriedenheit. Seminarkabarett-Comic München: Goldmann.

Lutz, W. (Hrsg.). (2006). *Lehrbuch der Paartherapie*. München: Ernst Reinhardt.

Luy, M. & Wegner, C. (2011). Lebe langsam – stirb alt. Eine geschlechterspezifische Studie über Klosterleben und Lebenserwartung. *Ärzte Woche* 25 (46), 16.

Luyens, M. & Vansteenwegen, A. (2006). *Trotz aller Liebe. Wie überstehen wir einen Seitensprung?* Heidelberg: Carl-Auer-Systeme. (Original erschienen 2003: Ondanks de liefde)

Maier, J. & Wüsthoff, A. (2009, 09. Juli). Schönheit unter der Gürtellinie. *Die Zeit,* S. 31–32.

Malraux, A. (1993). *Der Königsweg*. München: dtv. (Original erschienen 1930: La voie royale)

Mann, T. (1993). *Tagebücher 1951*–1952. Frankfurt am Main: S. Fischer.

Margolin, L. & White, L. (1987). The continuing role of physical attractiveness in marriage. *Journal of Marriage & the Family, 49* (1), 21–27. doi: 10.2307/352666

Markowski, E.M., Croake, J.W. & Keller, J.F. (1978). Sexual history and present sexual behavior of cohabiting and married couples. *Journal of Sex Research, 14* (1), 27–39. doi: 10.1080/00224497809550990

Marsiglio, W. & Donnelly, D. (1991). Sexual relations in later life. A national study of married persons. *Journal of Gerontology: Social Sciences, 46* (6), 338–344.

Martire, L.M., Lustig, A.P., Schulz, R., Miller, G.E. & Helgeson, V.S. (2004). Is it beneficial to involve a family member? A meta-analysis of psychosocial interventions for chronic illness. *Health Psychology, 23,* 599–611. doi: 10.1037/0278-6133.23.6.599

Mary, M. (2001). *5 Lügen die Liebe betreffend*. Hamburg: Hoffmann & Campe.

Mary, M. (2002). *5 Wege die Liebe zu leben*. Hamburg: Hoffmann & Campe.

Masters, W.H. & Johnson, V.E. (1973). *Impotenz und Anorgasmie*. Frankfurt am Main: Goverts, Krüger & Stahlberg. (Original erschienen 1970: Human sexual inadequacy)

Masters, W.H. & Johnson, V.E. (1977). *Die sexuelle Reaktion*. Reinbek: Rowohlt. (Original erschienen 1966: Human sexual response)

Matthias, R.E., Lubben, J.E., Atchison, K.A. & Schweitzer, S.O. (1997). Sexual activity and satisfaction among very old adults. Results from a community-dwelling Medicare population survey. *Gerontologist, 37,* 1, 6–14. doi: 10.1093/geront/37.1.6

McCabe, M.P. (1997). Intimacy and quality of life among sexually dysfunctional men and women. *Journal of Sex and Marital Therapy, 23* (4), 276–290. doi: 10.1080/00926239708403932

McCarthy, B.W. (1997). Strategies and techniques for revitalizing a nonsexual marriage. *Journal of Sex & Marital Therapy, 23* (3), 231–240. doi: 10.1080/00926239708403928

McCarthy, B.W. (2002). Sexual secrets, trauma, and dysfunction. *Journal of Sex & Marital Therapy, 28,* 353–359. doi: 10.1080/00926230290001475

McCarthy, B. & McCarthy, E. (2013). *Das Verlangen entfachen. Hilfen für Paare, die wenig oder keinen Sex haben*. Bern: Hans Huber.

McGlone, F. & Reilly, D. (2009). The cutaneous sensory system. *Neuroscience & Biobehavioral Reviews, 34* (2), 148–159. doi: 10.1016/j.neubiorev.2009.08.004.

McNulty, J.K., Neff, L.A. & Karney, B.R. (2008). Beyond initial attraction. Physical attractiveness in newlywed marriage. *Journal of Family Psychology, 22* (1), 135–143. doi: 10.1037/0893-3200.22.1.135

McPhee, D.C., Johnson, S.M. & van Der Veer, M.M.C. (1995). Low sexual desire in women. The effects of marital therapy. *Journal of Sex & Marital Therapy, 21* (3), 159–182. doi: 10.1080/00926239508404396

Melnik, T., Hawton, K. & McGuire, H. (2012). Interventions for vaginismus. *Cochrane Database of Systematic Reviews,* Dec 12, 12, CD001760. doi: 10.1002/14651858.CD001760.pub2

Melnik, T., Soares, B. & Nasselo, A. (2007). Psychosocial interventions for erectile dysfunction. *Cochrane Database Systematic Reviews, Jul 18* (3), CD004825. doi: 10.1002/14651858.CD004825.pub2

Meltzer, A.L. & McNulty, J.K. (2010). Body image and marital satisfaction. Evidence for the mediating role of sexual frequency and sexual satisfaction. *Journal of Family Psychology, 24* (2), 156–164.

Menasse, R. (2009). *Don Juan de la Mancha*. Frankfurt am Main: Suhrkamp.

Merten, M. (2007). Umfrage: Glück ist beeinflussbar. *Deutsches Ärzteblatt PP, 3,* 102.

Messe, M.R. & Geer, J.H. (1985). Voluntary vaginal musculature contractions as an enhancer of sexual arousal. *Archives of Sexual Behavior, 14* (1), 13–28. doi: 10.1007/BF01541349

Meston, C. & Buss, D. (2010). *Warum Frauen Sex haben*. Frankfurt am Main: Tolkemitt bei Zweitausendeins.

Metz, M.E. & Epstein, N. (2002). Assessing the role of relationship conflict in sexual dysfunction. *Journal of Sex & Marital Therapy, 28,* 139–164. doi: 10.1080/00926230252851-889

Meystre-Agustoni, G., Jeannin, A., de Heller, K., Pécoud, A., Bodenmann, P. & Dubois-Arber, F. (2011). Talking about sexuality with the physician. Are patients receiving what they wish? *Swiss Medical Weekly, 141,* w13178.

Miculincer, M. & Shaver, P. (2007). A behavioral systems perspective on the psychodynamics of attachment and sexuality. In D. Diamond, S. Blatt & J. Lichtenberg (Eds.), *Attachment and sexuality* (pp. 51–78). New York: Analytic Press.

Middlebrock, D.W. (1993). *Das Leben der Dichterin Anne Sexton*. Zürich: Arche. (Original erschienen 1991: Anne Sexton. A Biography)

Miller, M.V. (1995/1995). *Liebe macht Angst: Wege aus dem Beziehungsterror.* München: Hanser.

Mintz, L.B. (2009). *A tired women's guide to passionate sex. Reclaim your desire and reignite your relationship.* Avon, MA: Adams Media.

Mitchell, S.A. (1988). Sex without drive (theory). In S.A. Mitchell (Ed.), *Relational concepts in psychoanalysis* (Chapter 4; pp. 94–122). Cambridge, MA: Harvard University Press.

Modelska, K. & Cummings, S. (2003). Female sexual dysfunction in postmenopausal women. Systematic review of placebo-controlled trials. *American Journal of Obstetrics & Gynecology, 188* (1), 286–293. doi: 10.1067/mob.2003.117

Montagu, A. (2004). *Körperkontakt. Die Bedeutung der Haut für die Entwicklung des Menschen* (11. Aufl). Stuttgart: Klett-Cotta. (Original erschienen 1971: Touching. The human significance of the skin)

Moore, D.R. & Heiman, J.R. (2006). Women's sexuality in context. Relationship factors and female sexual function. In I. Goldstein, C.M. Meston, S.R. Davis & A.M. Traish (Eds.), *Women's sexual function and dysfunction. Study, diagnosis and treatment* (pp. 63–84). London: Taylor & Francis.

Moreira, E.D., Brock, G., Glasser, D.B., Nicolisis, A., Laumann, E.O., Paik, A., Wang, T., Gingell, C. & GSSAB Investigators' Group (2005). Help-seeking behaviour for sexual problems: the global study of sexual attitudes and behaviors. *International Journal of Clinical Practice, 59* (1), 6–16.

Morin, J. (1996). *The erotic mind. Unlocking the inner source of sexual passion and fulfillment.* New York: HarperCollins.

Morokoff, P. J. (1985). Effects of sex guilt, repression, sexual ‚arousability', and sexual experience on female sexual arousal during erotica and fantasy. *Journal of Personality & Social Psychology, 49* (1), 177–187. doi: 10.1037/0022-3514.49.1.177

Moynihan, R. (2003). The making of a disease. Female sexual dysfunction. Is a new disorder being identified to meet unmet needs or to build markets for new medications? *British Medical Journal, 326,* 45–47.

Muehlenhard, C. L. & Shippee, S. K. (2010). Men's and women's reports of pretending orgasm. *Journal of Sex Research, 47* (6), 552–567. doi: 10.1080/00224490903171794

Mühlenfeld, H. U. (2004). Sexualverhalten und soziale Erwünschtheit. Ein Vergleich von drei Erhebungsmethoden. *Zeitschrift für Sexualforschung, 17,* 46–59. doi: 10.1055/s-2004-818752

Muller, C. & Thorpe, B. (2008). *365 nights. A memoir of intimacy.* New York: Berkley Trade.

Müller, U. & Schröttle, M. (2004). *Lebenssituation, Sicherheit und Gesundheit von Frauen in Deutschland. Eine repräsentative Untersuchung zu Gewalt gegen Frauen in Deutschland. Hauptstudie.* Berlin: Bundesministerium für Familie, Senioren, Frauen und Jugend. Zugriff am 25.03.2014. Verfügbar unter http://www.bmfsfj.de/RedaktionBMFSFJ/Abteilung4/Pdf-Anlagen/langfassung-studie-frauen-teil-eins,property=pdf,bereich=bmfsfj,sprache=de,rwb=true.pdf

Munsch, C. L. (2010). *The effect of unemployment and relative income disparity on infidelity for men and women.* Proceedings of the American Sociological Association, 16 August 2010, Atlanta, GA.

Nandi, A., Glymour, M. M., Kawachi, I. & VanderWeele, T. J. (2012). Using marginal structural models to estimate the direct effect of adverse childhood social conditions on onset of heart disease, diabetes, and stroke. *Epidemiology, 23* (2), 223–32. doi: 10.1097/EDE.0b013e31824570bd.

Naouri, A. (2007). *Wenn der Partner fremdgeht. Die Ursachen der Treulosigkeit in der Partnerschaft.* Freiburg: Kreuz.

Naumann, R. (2007). Der Tastsinn. *Brigitte, 23,* 112–114.

Neidhard, C. (2008, 21. März). Ein mühsames Geschäft. Viele Reize, kaum Leidenschaft. Warum japanische Ehepaare immer weniger Sex haben. *Süddeutsche Zeitung,* S. 9.

New Encyclopaedia Britannica. Sexuality (Vol. 27). (1987). Chicago, IL: Macropaedia.

Nicolosi, A., Buvat, J., Glasser, D. B., Hartmann, U., Laumann, E. O. & Gingell, C. (GSSAB Investigators Group). (2006). Sexual behaviour, sexual dysfunctions and related help seeking patterns in middle-aged and elderly Europeans. The global study of sexual attitudes and behaviours. *World Journal of Urology, 24* (4), 423–428.

Nicolson, P. & Burr, J. (2003). What is ‚normal' about women's heterosexual desire and orgasm? A report of an in-depth interview-study. *Social Science & Medicine, 57* (9), 1735–1745. doi: 10.1016/S0277-9536(03)00012-1

Niemann, S. (2012). Bin ich schön? *Brigitte, 14,* 62–70.

Nowinski, J., Heiman, J. R. & LoPiccolo, J. (1981). Factors related to sexual behavior in nondysfunctional couples. *American Journal of Family Therapy, 9,* 14–23. doi: 10.1080/01926188108250381

Nusbaum, M. R., Gamble, G., Skinner, B. & Heiman, J. (2000). The high prevalence of sexual concerns among women seeking routine gynecological care. *Journal of Family Practice, 49* (3), 229–232.

Oates, J.C. (1996). *Amerikanische Begierden.* München: dtv. (Original erschienen 1989: American appetites)

Öberg, K. & Fugl-Meyer, K.S. (2005). On Swedish women's distressing sexual dysfunctions. Some concomitant conditions and life satisfaction. *Journal of Sexual Medicine, 2* (2), 169.

O'Brien, B.A. & Mackey, E.F. (1997). *Gay and lesbian couples. Voices from lasting relationships.* Westport, CT: Praeger.

Ohne Namen (2008). Chrismon-Umfrage: Ist es das Geld oder die andere? Woran die meisten Beziehungen und Ehen scheitern. *Chrismon, 9,* 9.

Ohne Namen (2009). Wird der Sex um so besser, je älter Sie werden? *Brigitte, 15,* 104–105.

Ohne Namen (2012a). Wissen über die Liebe: Romantik, Sex und Ehealltag: Statistik aus dem Leben zu zweit. *Spiegel Wissen (Liebe), 2,* 12–13.

Ohne Namen (2012b). Gedanken über die Liebe: Gefühle, Gedanken und Trennungsgründe: Meinungen zum Leben zu zweit. *Spiegel Wissen (Liebe), 2,* 24–25.

Ojanlatva, A., Helenius, H., Rautava, P., Ahavenainen, J. & Koskenvuo, M. (2003). Will childhood relationships with parents contribute to a satisfying sex life? *Sexual & Relationship Therapy, 18* (2), 205–214.

O'Leary, K.D., Heyman, R.E. & Neidig, P.H. (1999). Treatment of wife abuse. A comparison of gender-specific and couples approaches. *Behavior Therapy, 30,* 475–505. doi: 10.1016/S0005-7894(99)80021-5

Oliver, M.B. & Hyde, J.S. (1993). Gender differences in sexuality. *Psychological Bulletin, 114* (1), 29–51. doi: 10.1037/0033-2909.114.1.29

Onfray, M. (2011). *Anti Freud. Die Psychoanalyse wird entzaubert.* München: Albrecht Knaus/Random House. (Original erschienen 2010: Le crépuscule d'un idole. L'afffabulation freudienne)

Ornish, D. (1998/2001). *Die revolutionäre Therapie: Heilen mit Liebe. Krankheiten ohne Medikamente überwinden* (Love & survival. HarperCollins). München: Goldmann.

Painter, K. & Farrington, D.P. (1998). Marital violence in Great Britain and its relationship to marital and non-marital rape. *International Review of Victomology, 5* (3–4), 257–276. doi: 10.1177/026975809800500404

Pallas, J., Levine, S.B., Althof, S.E. & Riesen, C.B. (2000). A study using Viagra in a mental health practice. *Journal of Sex & Marital Therapy, 26* (1), 41–50.

Parsons, J.T., Starks, T.J., Gamarel, K.E. & Grov, K.E. (2012). Non-monogamy and sexual relationship quality in same-sex male couples. *Journal of Family Psychology, 26* (5), 669–677. doi: 10.1037/a0029561

Patrick, K., Heywood, W., Smith, A.M.A., Simpson, J.M., Shelley, J.M., Richters, J. & Pitts, M.K. (2013). A population-based study investigating the association between sexual and relationship satisfaction and psychological distress in heterosexuals. *Journal of Sex & Marital Therapy, 39* (1), 56–70.

Perel, E. (2006). *Wild life. Die Rückkehr der Erotik in die Liebe.* München: Pendo. (Original erschienen 2006: Wild things in captivity. Reconciling the erotic & the domestic)

Perel, E. (2011). *Sexual Conversations.* Unpublished workshop handout.

Perlman, S.D. & Abramson, P.R. (1982). Sexual satisfaction among married and cohabiting couples. *Journal of Consulting and Clinical Psychology, 50* (3), 458–460. doi: 10.1037/0022-006X.50.3.458

Petersen, J.L. & Hyde, J.S. (2010). A meta-analytic review of research on gender differences in sexuality, 1993–2007. *Psychological Bulletin, 136* (1), 21–38. doi: 10.1037/a0017504

Pitkow, L.J., Sharer, C.A., Ren, X., Insel, T.R., Terwilliger, E.F. & Young, L.J. (2001). Facilitation of affiliation and pair-bond formation by vasopressin receptor gene transfer into the ventral forebrain of a monogamous vole. *Journal of Neuroscience, 21* (18), 7392–7396.

Plack, K., Kröger, C., Allen, E. S., Baucom, D. H. & Hahlweg, K. (2010). Risikofaktoren für Untreue. Warum Partner fremdgehen. *Zeitschrift für Klinische Psychologie & Psychotherapie, 39* (3), 189–199. doi: 10.1026/1616-3443/a000037

Poelchau, N. (2002). Der Schläger muss gehen … das Opfer bleibt. *Brigitte, 7,* 206–211.

Purnell, C. (2007). Masculinity and sexuality in therapeutic work with male survivors of childhood sexual abuse. In K. White & J. Schwartz (Eds.), *Sexuality and attachment in clinical practice* (pp. 65–77). London: Karnac.

Purnine, D. M. & Carey, M. P. (1997). Interpersonal communication and sexual adjustment. The roles of understanding and agreement. *Journal of Consulting & Clinical Psychology, 65* (6), 1017–1025.

Purnine, D. M. & Carey, M. P. (1998). Age and gender differences in sexual behavior preferences. A follow-up report. *Journal of Sex & Marital Therapy, 24* (2), 93–102. doi: 10.1080/00926239808404923

Raboch, J. Jr., Raboch, J. & Sindlár, M. (1994). Koitale Anorgasmie in der Ehe. *Zentralblatt Gynäkologie, 116,* 102–104.

Raddatz, F. J. (1994, 14. Januar). „… ich besitze wenig Welt“. *Die Zeit,* S. 55.

Radisch, I. (2007, 19. Dezember). Vom Glück der Erleuchtung. Wer mehr vom Leben will, sollte seine Zeit besser nutzen. *Die Zeit,* S. 15–16.

Rao, K. V. & DeMaris, A. (1995). Coital frequency among married and cohabiting couples in the United States. *Journal of Biosocial Science, 27,* 135–150. doi: 10.1017/S0021932000022653

Redaktion. (2000). Sexuelle Funktionsstörungen von Frauen. *Zeitschrift für Sexualforschung, 13,* 64–65.

Redelstorff, J., Jachmann, S. & Sydow, K. von (in perparation). *Sexuality and attachment.*

Reedy, M. N., Birren, J. E. & Schaie, K. W. (1981). Age and sex differences in satisfying love relationships across the adult life span. *Human Development, 24,* 52–66. doi: 10.1159/000272625

Rehman, U. S., Janssen, E., Newhouse, S., Heiman, J., Holtzworth-Munroe, A., Fallis, E. & Rafaeli, E. (2011). Marital satisfaction and communication behaviors during sexual and nonsexual conflict discussions in newlywed couples. A pilot study. *Journal of Sex & Marital Therapy, 37* (2), 94–103.

Reichlin, L. (1998). Kamasutra. Über vergebliche Versuche, das Liebesleben vor der Langeweile zu retten (Sex mit Linus Reichlin (7)). *Die Zeit,* S. 68.

Retzer, A. (2004). *Systemische Paartherapie.* Stuttgart: Klett-Cotta.

Retzer, A. (2009). *Lob der Vernunftehe. Eine Streitschrift für mehr Realismus in der Liebe.* Frankfurt am Main: S. Fischer.

Retzer, A. & Simon, F. B. (1998). „Therapeutische Schnittmuster“. Ein Projekt. Sexualtherapie. *Familiendynamik, 23* (4), 421–436.

Richter, D., Brähler, E. & Strauß, B. (Hrsg.). (2014). *Diagnostische Verfahren in der Sexualwissenschaft.* Göttingen: Hogrefe.

Richter, D., Spangenberg, L., Matthes, A., Brähler, E. & Strauß, B. (2012). Standardisierte Verfahren in der empirischen Sexualforschung. Ein Update. *Zeitschrift für Sexualforschung, 25,* 93–130. doi: 10.1055/s-0031-1284040

Richter-Appelt, H. & Moldizio, A. (2004). Sexuelle Traumatisierungen: sexueller Missbrauch. Folgen von sexueller Gewalt. In G. Kockott & E. M. Fahrner, *Sexualstörungen* (S. 77–106). Stuttgart: Thieme.

Richters, J., Visser, R., Rissel, C. & Smith, A. (2006). Sexual practices at last heterosexual encounter and occurrence of orgasm in a national survey. *Journal of Sex Research, 43,* 217–26. doi: 10.1080/00224490609552320

Riehl-Emde, A. (2003). *Liebe im Fokus der Paartherapie.* Stuttgart: Klett-Cotta.

Riehl-Emde, A. (2004). Destruktivität in Paarbeziehungen. Destruktivität in Paarbeziehungen. Psychotherapeutische Behandlungsmöglichkeiten. *Psychotherapeut, 49,* 110–118.

Ross, J. L., Clifford, R. E. & Eisenman, R. (1987). Communication of sexual preferences in married couples. *Bulletin of the Psychonomic Society, 25* (1), 58–60. doi: 10.3758/BF03330078

Rostosky, S. S., Galliher, K. V., Welsh, D. P. & Kawaguchi, M. C. (2000). Sexual behaviors and relationship qualities in late adolescent couples. *Journal of Adolescence, 23* (5), 583–597. doi: 10.1006/jado.2000.0345

Roth, P. (1993). *Mein Leben als Mann.* Reinbek: Rowohlt. (Original erschienen 1974: My life as a man)

Rudolf, G. (2005). *Strukturbezogene Psychotherapie. Leitfaden zur psychodynamischen Therapie struktureller Störungen.* Stuttgart: Schattauer.

Schäfer, G. A., Engert, H. S., Ahlers, C. J., Roll, S., Willich, S. N. & Beier, K. M. (2003). Erektionsstörungen und Lebensqualität. Erste Ergebnisse der Berliner Männer-Studie. *Sexuologie, 10,* 50–60.

Scheele, D., Striepens, N., Güntürkün, O., Deutschländer, S., Maier, W., Kendrick, K. M. et al. (2012). Oxytocin modulates social distance between males and females. *Journal of Neuroscience, 32* (46), 16074–16079.

Schenk, J., Pfrang, H. & Rausche, A. (1983). Personality traits versus the quality of the marital relationship as the determinant of marital sexuality. *Archives of Sexual Behavior, 12* (1), 31–42. doi: 10.1007/BF01542114

Schindler, L., Hahlweg, K. & Revenstorf, D. (1998). *Partnerschaftsprobleme. Diagnose und Therapie. Therapiemanual* (2., aktualisierte, vollst. überarb. Aufl.). Berlin: Springer. doi: 10.1007/978-3-662-09211-8

Schmidbauer, W. (2002). *Die heimliche Liebe. Ausrutscher, Seitensprung, Doppelleben.* Reinbek: Rowohlt.

Schmidbauer, W. (2010). *Paartherapie. Konflikte verstehen, Lösungen finden.* Gütersloh: Gütersloher Verlagshaus.

Schmidt, G. (1993). Vorbemerkungen über Sexualität und Beziehung. In G. Arentewicz & G. Schmidt (Hrsg.), *Sexuell gestörte Beziehungen* (3., bearb. Aufl., S. 13–17). Stuttgart: Enke.

Schmidt, G. (1998a). Spätmoderne Sexualverhältnisse. Zum sozialpsychologischen Hintergrund sexualtherapeutischer Arbeit. In B. Strauß (Hrsg.), *Psychotherapie der Sexualstörungen* (S. 6–15). Stuttgart: Thieme.

Schmidt, G. (1998b). „Wir sehen immer mehr Lustlose!“ Zum Wandel sexueller Klagen. *Familiendynamik, 23* (4), 348–365.

Schmidt, G. (2003, 03. April). *Sexualität und Kultur. Soziokultureller Wandel der Sexualität.* Vortrag gehalten an der ETH Zürich, CH.

Schmidt, G., Klusmann, D. & Zeitzschel, U. (1992). Veränderungen der Jugendsexualität von 1970 bis 1990. *Zeitschrift für Sexualforschung, 5* (3), 191–218.

Schmidt, G. & Matthiesen, S. (2009). Beziehungsdauer und Leidenschaft. *BZgA Forum, 2,* 15–18.

Schmidt, G., Matthiesen, S., Dekker, A. & Starke, K. (2006). *Spätmoderne Beziehungswelten. Report über Partnerschaft und Sexualität in drei Generationen.* Wiesbaden: VS Verlag für Sozialwissenschaften.

Schmidt, G., Matthiesen, S. & Meyerhof, U. (2004). Alter, Beziehungsform und Beziehungsdauer als Faktoren sexueller Aktivität in heterosexuellen Beziehungen. Eine empirische Studie an drei Generationen. *Zeitschrift für Sexualforschung, 17,* 116–133. doi: 10.1055/s-2004-820275

Schmidt, G., Starke, K., Matthiesen, S. & Dekker, A. (2003). Beziehungsformen und Beziehungsverläufe im sozialen Wandel. Eine empirische Studie an drei Generationen. Teil 1. *Zeitschrift für Sexualforschung, 16,* 195–231. doi: 10.1055/s-2003-43535

Schnabl, S. (1994). Tötet die Ehe die Lust? *Sexualmedizin, 16* (7–8), 215–221.

Schnarch, D. (2001). The therapist in the crucible. Early developments in a new paradigm of sexual and marital therapy. In S. H. McDaniel, D. D. Lusterman & C. L. Philpot (Eds.), *Casebook for integrating family therapy. An ecosystemic approach* (pp. 43–56). Washington, DC: American Psychological Association.

Schnarch, D. (2006). *Die Psychologie sexueller Leidenschaft.* Stuttgart: Klett-Cotta. (Original erschienen 1997: Passionate marriage. Love, sex, and intimacy in emotionally committed relationships)

Schnarch, D. (2011). *Intimität und Verlangen. Sexuelle Leidenschaft in dauerhaften Beziehungen.* Stuttgart: Klett-Cotta. (Original erschienen 2009: Intimacy & desire. Awaken the passion in your relationship)

Schneider, N. F., Rosenkranz, D. & Limmer, R. (1998). *Nichtkonventionelle Lebensformen. Entstehung, Entwicklung, Konsequenzen.* Opladen: Leske + Buderich.

Schönbucher, V. (2007). Sexuelle Zufriedenheit von Frauen. Psychosoziale Faktoren. Eine Übersicht. *Zeitschrift für Sexualforschung, 20,* 21–41. doi: 10.1055/s-2007-960559

Schröder, B., Hahlweg, K., Hank, G. & Klann, N. (1994). Sexuelle Unzufriedenheit und Qualität der Partnerschaft (befriedigende Sexualität gleich gute Partnerschaft?). *Zeitschrift für klinische Psychologie, 23* (3), 178–187.

Schultz-Zehden, B. (1998). Sexuality in postmenopausal women. In P. Nijs & D. Richter (Eds.), *Advanced research in psychosomatic obstetrics and gynaecology 1998* (pp. 65–89). Leuven: Peeters Press.

Schulz-Hardt, S., Rott, A., Meinken, I. & Frey, D. (2001). Ein weiterentwickeltes Modell psychischer Sättigung. *Psychologische Rundschau, 52* (3), 141–149. doi: 10.1026//0033-3042.52.3.141

Schwartz, J. (2007). Attachment and sexuality. What does our clinical experience tell us? In K. White & J. Schwartz (Eds.), *Sexuality and attachment in clinical practice* (pp. 49–56). London: Karnac.

Schwartz, L. B. (2001). Family systems discourse. Conversations with clients concerning the impact of family legacies upon sexual desire. *Journal of Sex & Marital Therapy, 27* (5), 603–606.

Schwarzer, J. U., Kropp, W., Kockott, G. & Poland, D. (1992). Befragung der Partnerin bei erektiler Impotenz. *Sexualmedizin, 21* (1), 7–11.

Schwenkhagen, A. (2011). Lust auf Rezept? Medikamentöse Therapieoptionen bei Frauen mit sexuellen Problemen. *Zeitschrift für Sexualforschung, 24,* 49–76. doi: 10.1055/s--0031-1271359

Senn, C. Y., Desmarais, S., Verberg, N. & Wood, E. (2000). Predicting coercive sexual behavior across the lifespan in a random sample of Canadian men. *Journal of Social & Personal Relationships, 17* (1), 95–113. doi: 10.1177/0265407500171005

Seto, M., Kjellgren, C., Priebe, G., Mossige, S., Svedin, C. G. & Langström, N. (2010). Sexual coercion experience and sexually coercive behavior. A population study of Swedish and Norwegian male youth. *Child Maltreatment, 15* (3), 219–228.

Shaver, P.R & Miculincer, M. (2002). Attachment-related psychodynamics. *Attachment and Human Developement, 4*, 133–161. doi: 10.1080/14616730210154171

Shem, S. & Surrey, J. (1999). *Alphabete der Liebe. Warum Mann und Frau doch zusammenpassen*. Stuttgart: Klett-Cotta. (Original erschienen 1998: We have to talk. Healing dialogues between women and men)

Shifren, J. L., Monz, B. U., Russo, P. A., Segreti, A. & Johannes, C. B. (2008). Sexual problems and distress in United States women. Prevalence and correlates. *Obstetrics & Gynecology, 112,* 970–978. doi: 10.1097/AOG.0b013e3181898cdb

Siebenschön, L. (1990). *Der achte Himmel. Wie Ehen gelingen*. Frankfurt am Main: Fischer.

Signorello, L. B., Harlow, B. L., Chekos, A. K. & Repke, J. T. (2001). Postpartum sexual functioning and its relationship to perineal trauma. A retrospective cohort study of primiparous women *American Journal of Obstetrics and Gynecology, 184* (5), 881–888. doi: 10.1067/mob.2001.113855

Sigusch, V (2001). *Sexuelle Störungen und ihre Behandlung* (3., überarb. Aufl.). Stuttgart: Thieme.

Simons, J. S. & Carey, M. P. (2001). Prevalence of sexual dysfunctions. Results from a decade of research. *Archives of Sexual Behavior, 30,* 177–219. doi: 10.1023/A:1002729318254

Sims, K. E. & Meana, M. (2010). Why did passion wane? A qualitative study of married women's attributions for declines in sexual desire. *Journal of Sex & Marital Therapy, 36* (4), 360–380. doi: 10.1080/0092623X.2010.498727

Sith, S. M., McCollum, E. E., Amanor-Boardu, Y. & Smith, D. (2012). Systemic perspectives on intimate partner violence treatment. *Journal of Marital & Family Therapy, 38* (19), 220–240. doi: 10.1111/j.1752-0606.2011.00245.x

Skoog, I. (1996). Sex and Swedish 85-year-olds. *New England Journal of Medicine, 334* (17), 1140–1141. doi: 10.1056/NEJM199604253341718

Smiley, J. (1996). *Moo*. Frankfurt am Main: Fischer. (Original erschienen 1995: Moo)

Smith, A. M. A., Lyons, A., Ferris, J. A., Richters, J., Pitts, M. K., Shelley, J. M. et al. (2012). Incidence and persistence/recurrence of women's sexual difficulties. Findings from the Australian Longitudinal Study of Health and Relationships. *Journal of Sex & Marital Therapy, 38* (4), 378–393.

Smith, A., Lyons, A., Ferris, J., Richters, J., Pitts, M., Shelley, J. & Simpson, J. M. (2011). Sexual and relationship satisfaction among heterosexual men and women. The importance of desired frequency of sex. *Journal of Sex & Marital Therapy, 37* (2), 104–115.

Snyder, D. K. (1979). Multidimensional assessment of marital satisfaction. *Journal of Marriage and the Family, 41,* 813–823. doi: 10.2307/351481

Solstad, K. & Hertoft, P. (1993). Frequency of sexual problems and sexual dysfunction in middle-aged Danish men. *Archives of Sexual Behavior, 22* (1), 51–58. doi: 10.1007/BF01552912

Somboonporn, W., Davis, S., Seif, M. W. & Bell, R. (2007). Testosterone for peri- and postmenopausal women. *Cochrane Database of Systematic Reviews, 4*, CD004509. doi: 10.1002/14651858.CD004509.pub2

Song, J. A., Bergen, M. & Schumm, W. R. (1995). Sexual satisfaction among Korean-American couples in the Midwestern United States. *Journal of Sex and Marital Therapy, 21* (3), 147–158. doi: 10.1080/00926239508404395

Sottong, U., Klann, N., Fiederle, X. & Freundl, G. (1991). Natürliche Methoden fordern die Partner. Was charakterisiert die Paare, welche Veränderungen treten auf? *Sexualmedizin, 20* (11), 560–566.

Spiewak, M. (2013, 21. März). Bitte schön spießig. Harmonische Familien. Die Generationen verstehen sich besser denn je. *Die Zeit,* S. 40.

Sprecher, S. (1998). Social exchange theories and sexuality. *Journal of Sex Research, 35,* 32–43. doi: 10.1080/00224499809551915

Sprecher, S. (2002). Sexual satisfaction in premarital relationships. Associations with satisfaction, love, commitment, and stability. *Journal of Sex Research, 39* (3), 190–196.

Stammer, H., Verrres, R. & Wischmann, T. (2004). *Paarberatung und -therapie bei unerfülltem Kinderwunsch.* Göttingen: Hogrefe.

Starke, K. (2005). *Nichts als reine Liebe. Beziehungsbiographien und Sexualität im sozialen und psychologischen Wandel.* Lengerich: Pabst.

Stierlin, H. (1980). *Eltern und Kinder. Das Drama von Trennung und Versöhnung im Jugendalter.* Frankfurt am Main: Suhrkamp.

Stith, S. M., Rosen, K. H. & McCollum, E. E. (2000). Effectiveness of couples treatment for spouse abuse. *Journal of Marital & Family Therapy, 29,* 407–426. doi: 10.1111/j.1752-0606.2003.tb01215.x

Stith, S. M., Rosen, K. H., McCollum, E. E. & Thompsen, C. J. (2004). Treating intimate partner violence within intact couple relationships: outcomes of multi-couple versus individual couple therapy. *Journal of Marital & Family Therapy, 30,* 305–318. doi: 10.1111/j.1752-0606.2004.tb01242.x

Stoller, R. (1998). *Perversion. Die erotische Form von Hass.* Gießen: Psychosozial-Verlag. (Original erschienen 1975: Perversion. The erotic form of hatred)

Strauß, B. (2004). *Psychotherapie der Sexualstörungen. Krankheitsmodelle und Therapiepraxis – störungsspezifisch und schulenübergreifend* (2., aktual. Aufl.). Stuttgart: Thieme.

Streeruwitz, M. (2012, 27. Dezember). Liebe, Sex, Krieg. Ulrich Seidls so sanfter wie erbarmungsloser Film „Paradies" folgt einer Sextouristin in Kenia. *Die Zeit,* S. 46.

Suchinsky, K. D., Lalumiere, M. L. & Chivers, M. L. (2009). Sex differences in patterns of genital sexual arousal. Measurement artifacts or true phenomena? *Archives of Sexual Behavior, 38* (4), 559–73. doi: 10.1007/s10508-008-9339-8

Süfke, B. (2011). *Männerseelen. Ein psychologischer Reiseführer.* Goldmann.

Sydow, K. von (1993). *Lebenslust. Weibliche Sexualität von der frühen Kindheit bis ins hohe Alter.* Bern: Huber.

Sydow, K. von (1994). *Die Lust auf Liebe bei älteren Menschen* (2. Aufl.). München: Ernst Reinhardt.

Sydow, K. von (1996). Female sexuality and historical time. A comparison of sexual biographies of German women born between 1895 and 1936. *Archives of Sexual Behavior, 25* (5), 473–493.

Sydow, K. von (1998). Sexualität und/oder Bindung. Ein Forschungsüberblick zu sexuellen Entwicklungen in langfristigen Partnerschaften. *Familiendynamik, 23* (4), 377–404.

Sydow, K. von (1999). Sexuality during pregnancy and after childbirth. A meta-content-analysis of 60 studies. *Journal of Psychosomatic Research, 47* (1), 27–49.

Sydow, K. von (2002a). Sexual enjoyment and orgasm postpartum. Sex differences and perceptual accuracy concerning partners' sexual experience. *Journal of Psychosomatic Obstetrics & Gynecology, 23* (3), 147–155.

Sydow, K. von (2002b). Systemic attachment theory and therapeutic practice. A proposal (invited review). *Clinical Psychology & Psychotherapy, 9* (2), 77–90.

Sydow, K. von (2004). Wechseljahre und Sexualität. In I. Jahn (Hrsg.), *Wechseljahre multidisziplinär. Was wollen Frauen – was brauchen Frauen?* (GEK-Edition, Bd. 28, S. 47–60). St. Augustin: Asgard-Verlag.

Sydow, K. von (2006). Pregnancy, childbirth and the postpartum period. In I. Goldstein, C. M. Meston, S. R. Davis & A. M. Traish (Eds.), *Women's sexual function and dysfunction. Study, diagnosis and treatment* (pp. 282–289). London: Taylor & Francis.

Sydow, K. von (2007a). Sexuality in pregnancy and the postpartum period. In A. Reece & J. Hobbins (Eds.), *Clinical obstetrics. The fetus & mother* (3rd ed., pp. 1016–1021). Oxford: Blackwell.

Sydow, K. von (2007b). Systemische Psychotherapie (mit Familien, Paaren und Einzelnen). In C. Reimer, J. Eckert, M. Hautzinger & E. Wilke (Hrsg.), *Psychotherapie. Ein Lehrbuch* (S. 289–315) (3., vollst. neu bearb. Aufl.). Heidelberg: Springer.

Sydow, K. von (2008). Bindungstheorie und systemische Therapie. *Familiendynamik, 33* (3), 260–273.

Sydow, K. von (2009). Sexuelle Störungen und Probleme bei älteren Menschen. *Psychotherapie in der Psychiatrie, Psychotherapeutischen Medizin und Klinischen Psychologie (Themenheft), 14* (2, Themenheft „Psychotherapie im Alter"), 297–305.

Sydow, K. von (2012a). Bindung und Partnerschaft. Forschungsergebnisse und Implikationen für die Paar- und die Einzeltherapie. In K.-H. Brisch (Hrsg.), *Bindungen, Paare, Sexualität und Kinder* (S. 61–79). Stuttgart: Klett-Cotta.

Sydow, K. von (2012b). Forschungsmethoden zur Erhebung der Partnerschaftsbindung. In G. Gloger-Tippelt (Hrsg.), *Bindung im Erwachsenenalter. Ein Handbuch für Forschung und Praxis* (2., überarb. und erg. Aufl., S. 287–317). Bern: Huber.

Sydow, K. von (2013). Sexualität und Älterwerden. In R.-B. Schmidt & U. Sielert (Hrsg.), *Handbuch Sexualpädagogik und sexuelle Bildung* (2., erw. u. überarb. Aufl., S. 408–422). Weinheim: Juventa.

Sydow, K. von (2014). FSV (SPQ). Fragebogen zu sexuellen Vorlieben (Sexual Preferences Questionnaire). In D. Richter, E. Brähler & B. Strauß (Hrsg.), *Diagnostische Verfahren in der Sexualwissenschaft* (S. 103–106). Göttingen: Hogrefe.

Sydow, K. von (im Druck). *Systemische Psychotherapie* (in der Reihe: „Wege der Psychotherapie"). München: Ernst Reinhardt.

Sydow, K. von (in Vorbereitung). *Sexualität und Zärtlichkeit beim Übergang zur Elternschaft. Ergebnisse einer Längsschnittstudie mit 6-Jahres Follow-up.*

Sydow, K. von, Beher, S., Retzlaff, R. & Schweitzer-Rothers, J. (2007). *Die Wirksamkeit Systemischer Therapie/Familientherapie.* Göttingen: Hogrefe.

Sydow, K. von, Beher, S., Schweitzer, J. & Retzlaff, R. (2010). The efficacy of systemic therapy with adult patients: A meta-content analysis of 38 randomized contolled trials. *Family Process, 49* (4), 457–485.

Sydow, K. von & Happ, N. (2012). „Da lag sie eben da, wie Jesus am Kreuz …". Die Erfahrungen von Vätern bei der Geburt. *Zeitschrift für Psychosomatische Medizin & Psychotherapie, 58,* 11–26.

Sydow, K. von & Reimer, C. (1995). Psychosomatik der Menopause. Literaturüberblick 1988–1992. *Psychotherapie, Psychosomatik und Medizinische Psychologie, 45* (7), 225–235.

Sydow, K. von & Ullmeyer, M. (1998a). *Fragebogen zu sexuellen Vorlieben. Version für Frauen.* Unveröffentlichtes Manuskript.

Sydow, K. von & Ullmeyer, M. (1998b). *Fragebogen zu sexuellen Vorlieben. Version für Männer.* Unveröffentlichtes Manuskript.

Sydow, K. von & Ullmeyer, M. (2001). Paarbeziehung und Bindung. Eine Meta-Inhaltsanalyse von 63 Studien, publiziert zwischen 1987 und 1997. *Psychotherapie, Psychosomatik und Medizinische Psychologie, 51* (3/4), 186–188.

Sydow, K. von, Ullmeyer, M. & Happ, N. (2001). Sexual activity during pregnancy and after childbirth. Results from the Sexual Preferences Questionnaire (SPQ). *Journal of Psychosomatic Obstetrics and Gynecology, 22,* 29–40. doi: 10.3109/01674820109049948

Taft, C.T., Watkins, L.E., Stafford, J., Street, A.E. & Monson, C.M. (2011). Posttraumatic stress disorder and intimate relationship problems. A meta-analysis. *Journal of Consulting & Clinical Psychology, 79* (1), 22–33. doi: 10.1037/a0022196

Timm, T.M. & Keiley, M.K. (2011). The effects of differentiation of self, adult attachment, and sexual communication on sexual and marital satisfaction. A path analysis. *Journal of Sex & Marital Therapy, 37* (3), 206–223. doi: 10.1080/0092623X.2011.564513

Traeen, B. (2010). Sexual dissatisfaction among heterosexual Norwegians in couple relationships. *Sexual & Relationship Therapy, 25* (2), 132–147. doi: 10.1080/14681991003622518

Treas, J. & Giesen, D. (2000). Sexual infidelity among married and cohabiting Americans. *Journal of Marriage & The Family, 62,* 48–60. doi: 10.1111/j.1741-3737.2000.00048.x

Trudel, G. (2002). Sexuality and marital life. Results of a survey. *Journal of Sex & Marital Therapy, 28,* 229–249. doi: 10.1080/009262302760328271

Tümmers, H. (1976). Sozialpsychologische Aspekte der Sexualität im Alter. Köln: Böhlau.

Umfrage: Frauen würden eher auf Sex verzichten als auf TV-Romanzen. Für Sie, 21.03.2006. Verfügbar unter presseportal.de

Underdown, A., Barlow, J. & Stewart-Brown, S. (2010). Tactile stimulation in physically healthy infants. Results of a systematic review. *Journal of Reproductive and Infant Psychology 28* (1), 11–29.

Updike, J. (1994). *Unter dem Astronautenmond.* Reinbek: Rowohlt. (Original erschienen 1971: Rabbit Redux)

Updike, J. (1996). *Der weite Weg zu zweit. Szenen einer Liebe.* Reinbek: Rowohlt. (Original erschienen 1956: Too far to go. The Maples stories)

Ventegodt, S. (1998). Sex and the quality of life in Denmark. *Archives of Sexual Behavior, 27* (3), 295–307. doi: 10.1023/A:1018655219133

Wahba, A. (2012, 29. März). Die Angst, Nein zu sagen. *Die Zeit* [ZEITmagazin], S. 14–18.

Waite, L.J. & Joyner, K. (2003). Emotional satisfaction and physical pleasure in sexual unions. *Journal of Marriage & the Family, 63,* 247–264. doi: 10.1111/j.1741-3737.2001.00247.x

Wallen, K. (1982). Influence of female hormonal state on rhesus sexual behavior varies with space for social interaction. *Science, 217,* 375–377. doi: 10.1126/science.7201164

Wallerstein, J.S. & Blakeslee, S. (1996). *Gute Ehen. Wie und warum die Ehe dauert.* Weinheim: Quadriga. (Original erschienen 1995: The good marriage. How and why love lasts)

Wallwiener, C.W., Wallwiener, L.M., Seeger, H., Mück, A.O., Bitzer, J. & Wallwiener, M. (2010). Prevalence of sexual dysfunction and impact of contraception in female German medical students. *Journal of Sexual Medicine, 7* (6), 2139–2148. doi: 10.1111/j.1743-6109.2010.01742.x

Walper, S., Gotzler, P. & Schneewind, K.A. (1994). Ehequalität und Trennungsgründe. Die stabil gute und die stabil schlechte Ehe. *Dialog, 4,* 4–6.

Weiner-Davis, M. (2003). *The sex-starved marriage. Boosting your marriage libido. A couple's guide.* New York: Simon & Schuster.

Weingarten, S. (2010). Wir wollen uns im Schlafzimmer anders erleben als in der Küche [Interview mit Esther Perel]. *Brigitte, 18,* 99–100.

Weinmann-Lutz, B. & Lutz, W. (2006). Gewalt in der Partnerschaft und ihre Folgen. In W. Lutz (Hrsg.), *Lehrbuch der Paartherapie* (S. 162–185). München: Ernst Reinhardt.

Welter-Enderlin, R. (1992). *Paare, Leidenschaft und lange Weile.* München: Piper.

Welter-Enderlin, R. (1994). „Glut unter der Asche“. Leidenschaft und lange Weile bei Paaren in Therapie. *Familiendynamik, 19* (3), 233–251.

Wenn ein Mann nicht kann ... (1997). *Amica, 12,* 284–286.

Wetzels, P. (1997). *Gewalterfahrung in der Kindheit. Sexueller Missbrauch, körperliche Misshandlung und deren langfristige Konsequenzen.* Baden-Baden: Nomos.

Wetzels, P. & Pfeiffer, C. (1995). *Sexuelle Gewalt gegen Frauen im öffentlichen und privaten Raum. Ergebnisse der KFN-Opferbefragung 1992* [KFN-Forschungsbericht Nr. 37]. Hannover: Kriminologisches Forschungsinstitut Niedersachsen.

Whisman, M.A., Gordon, K.C. & Chatav, Y. (2007). Predicting sexual infidelity in a population-based sample of married individuals. *Journal of Family Psychology, 21* (2), 320–324. doi: 10.1037/0893-3200.21.2.320

Whisman, M.A. & Snyder, D.K. (2007). Sexual infidelity in a national survey of American women. Differences in prevalence and correlates as a function of method of assessment. *Journal of Family Psychology, 21* (2), 147–154.

Wiederman, M.W. (1997). Pretending orgasm during sexual intercourse. Correlates in a sample of young adult women. *Journal of Sexual & Marital Therapy, 23* (2), 131–129.

Willi, J. (1991). *Was hält Paare zusammen?* Reinbek: Rowohlt.

Willi, J. (2001). Sexualität – die schöpferische und zerstörerische Energie der Liebe. In M. Cierpka & P. Buchheim (Hrsg.), *Psychodynamische Konzepte* (S. 269–280). Berlin, Springer.

Wilson, H.W. & Widom, C.S. (2011). Pathways from childhood abuse and neglect to HIV-risk sexual behavior in middle adulthood. *Journal of Consulting & Clinical Psychology, 79* (2), 236–246. doi: 10.1037/a0022915

Winton, M.A. (2001). Gender, sexual dysfunctions, and the Journal of Sex and Marital Therapy. *Journal of Sex & Marital Therapy, 27* (4), 333–337. doi: 10.1080/009262301317031089

Weltgesundheitsorganisation/Dilling, H., Mombour, W. & Schmidt, M.H. (1991). *Internationale Klassifikation psychischer Störungen. ICD-10 Kapitel V (F). Klinisch-diagnostische Leitlinien.* Bern: Hans Huber.

Working Group for A New View of Women's Sexual Problems. (2003). Eine neue Sicht der sexuellen Probleme von Frauen. *Zeitschrift für Sexualforschung, 16,* 160–166.

Yeh, H.C., Lorenz, F.O., Wickrama, K.A., Conger, R.D. & Elder, G.H. (2006). Relationships among sexual satisfaction, marital quality, and marital instability at midlife. *Journal of Family Psychology, 20* (2), 339–349. doi: 10.1037/0893-3200.20.2.339

Yip, A.K.T. (1998). Same-sex couples. The hidden segment in the study of close relationships. *Sociology Review, 8* (2), 3–10.

Young, M., Denny, G., Luquis, R. & Young, T. (1998). Correlates of sexual satisfaction in marriage. *Canadian Journal of Human Sexuality, 7* (2), 115–127.

Zettl, S. (2000). Krebs und Sexualität. *Psychomed, 12* (3), 144–150.

Ziegler, P. & Hiller, T. (2004). *Verliebt, verlobt und dann ...? Paartherapie – lösungsorientiert.* Dortmund: Borgmann. (Original erschienen 2001: Recreating partnership. A solution-oriented, collaborative approach to couples therapy)

Zilbergeld, B. (2000). *Die neue Sexualität der Männer.* Tübingen: DGVT. (Original erschienen 1997: The new male sexuality)

Zimmermann, T. & Heinrichs, N. (2006). Die Bewältigung chronischer gesundheitlicher Probleme und Partnerschaft. In W. Lutz (Hrsg.), *Lehrbuch der Paartherapie* (S. 119–143). München: Ernst Reinhardt.

Anhang

Informationsangebote im Internet

Wissenschaftliche Fachgesellschaften

International Society for Sexual Medicine (ISSM): www.issm.info
Sexual Medicine Society of North America, Inc. (SMSNA): www.smsna.org
Deutsche Gesellschaft für Sexualforschung (DGfS): www.dgfs.info
Deutsche Gesellschaft für Sozialwissenschaftliche Sexualforschung e. V. (DGSS): www.sexologie.org

Fachzeitschriften

Zeitschrift für Sexualforschung: www.thieme.de/fz/sexualforschung
Archives of Sexual Behavior: http://link.springer.com/journal/10508
The Journal of Sexual Medicine: http://onlinelibrary.wiley.com/journal/10.1111/(ISSN)1743–6109

Online-Informationen und Sexualberatung im Internet

Bundeszentrale für gesundheitliche Aufklärung (BZgA): www.bzga.de
Online-Sexualberatung von Pro Familia: www.sextra.de
Internetplattform von rund 180 deutschen psychosozialen Beratungseinrichtungen: www.das-beratungsnetz.de
„female affairs": unterhaltsame Website mit der Möglichkeit, Experten online Fragen zu stellen (allerdings gesponsert durch den Arzneimittelhersteller MSD Sharp & Dohme GmbH) www.femaleaffairs.de
„TheraTalk": Verhaltenstherapeutisch ausgerichtetes Partnerschafts-/Sexualberatungsangebot, das vom Psychologischen Institut der Universität Göttingen entwickelt wurde; mit Informationen, Testmöglichkeiten und Angebot einer Online-„Paartherapie": www.theratalk.de

Selbsthilfegruppen und Verbände

Nationale Kontakt- und Informationsstelle zur Anregung und Unterstützung von Selbsthilfegruppen: http://www.nakos.de
Selbsthilfe behinderter und chronisch kranker Menschen in Deutschland: http://www.selbsthilfe-online.de
Wildwasser Kreis Groß-Gerau e. V. Verein gegen sexuellen Missbrauch: www.wildwasser.de
Kontakt- und Informationsstelle gegen sexuellen Missbrauch an Mädchen und Jungen: www.zartbitter.de
Deutscher Kinderschutzbund e. V.: www.dksb.de
Deutsche AIDS-Hilfe e. V.: www.aidshilfe.de

AIDS-Hilfe Schweiz: www.aids.ch

Englischsprachige Seiten der schwedischen Homepage „prata om det“ (Sprich darüber) zu sexuellen Grenzverletzungen: http://prataomdet.se/in-english/

Deutsche Webseite des Asexual Visibility and Education Network (AVEN): www.asexuality.org

Forum des deutschen Asexual Visibility and Education Network (AVEN): www.aven-forum.de

Sexaholics Anonymus (englischsprachig): www.sa.org

Angebote von kommerziellen Anbietern

Informationsseite über Impotenz der Firma Pfizer, Hersteller von Viagra®: www.impotenz.de

Informationen zur vorzeitigen Ejakulation der Berlin-Chemie AG: www.spaeterkommen.de

Therapeuten- und Therapeutinnensuche für Paarberatung und Paartherapie

Systemische Gesellschaft (SG) Deutscher Verband für systemische Forschung, Therapie, Supervision und Beratung e. V.: www.systemische-gesellschaft.de

Deutsche Gesellschaft für Systemische Therapie, Beratung und Familientherapie: www.dgsf.org

Pro Familia, Verband zu den Themen Sexualität, Partnerschaft und Familienplanung, Beratungsstellen in vielen Orten in in Deutschland
www.profamilia.de
Bundesverband, Stresemannallee 3, 60596 Frankfurt am Main, Telefon: 069-26957790, Fax: 069-269577930, mail: info[at]profamilia.de
Online-Angebote: http://www.profamilia.de/interaktiv/online-beratung.html; https://profamilia.sextra.de/pages/sextra/beratung/ (gesichtet am 18.07.2014)

Daneben existieren Paar- und Familienberatungsstellen, die von den Gemeinden und den Kirchen (Diakonie, Caritas) finanziert werden; diese können über die Homepage der Bundeskonferenz für Erziehungsberatung (BKE) identifiziert werden (Fokus Erziehung, aber auch Ehe-/Paarberatung):
http://www.bke.de/virtual/ratsuchende/beratungsstellen.html?SID=0C670B-5DC-6EB (gesichtet am 18.07.2014)

Internetseiten zu speziellen Formen der Paar-/Sexualtherapie

Homepage von David Schnarch: www.passionatemarriage.com

Homepage des „International Center for Excellence in Emotional Focused Therapy (EFT)“: www.iceeft.com

Forschungsinstitute und künstlerische Institutionen

Kinsey-Institute, Indiana University: http://www.kinseyinstitute.org/
Sexuality Information and Education Council of the United States: www.siecus.org
Magnus-Hirschfeld-Archiv für Sexualwissenschaft, Humboldt-Universität Berlin: www.hu-berlin.de/sexology
Museum of Broken Relationships, Zagreb: http://brokenships.com/

Universitäre Sexualberatungsstellen

Institut für Sexualforschung und Forensische Psychiatrie des Universitätsklinikums Hamburg (UKE)
(Institutsdirektor: Prof. Dr. med. Peer Briken; Stellvertretende Direktorin: Prof. Dr. phil. Hertha Richter-Appelt), Institutssekretariat Tel. (040) 7410-52225, Fax. (040) 7410-56406, e-mail: b.portugall@uke.de
Standorte Gebäude 38 (W 38, 50.0) 1. Stock, Raum 122 (Sekretariat) & Erdgeschoss des Anbaus (W 38, 50.1)
Postanschrift: Martinistraße 52, 20246 Hamburg
https://www.uke.de/institute/sexualforschung/

Sexualmedizinische Sprechstunde der Medizinischen Hochschule Hannover
Zentrum für Seelische Gesundheit
Klinik für Psychiatrie, Sozialpsychiatrie und Psychotherapie
Arbeitsbereich Klinische Psychologie und Sexualmedizin
Telefon: 0511/532-2407
Ltg. Prof. Dr. Dipl.-Psych. Uwe Hartmann
Carl-Neuberg-Str. 1, 30625 Hannover
Tel.: 0511-532-2407, Fax: 0511-532-8407
e-mail: hartmann.uwemh-hannover.de

Institut für Sexualmedizin und Forensische Psychiatrie und Psychotherapie, Niemannsweg 147, 24105 Kiel, Telefon: 0431-9900-2693, Fax: 0431-9900-2529, Ärztliche Leitung: Prof. Dr.med. Aglaja Stirn, PD Dr. Christian Huchzermeier, www.uni-kiel.de/sexmed

Institut für Sexualwissenschaft und Sexualmedizin – Universitätsklinikum der Charité, Ltg. Prof. Dr. med. Dr. phil. Klaus M. Baier, Luisenstr. 57, 10117 Berlin, Sekretariat Mo–Fr, 9–16 Uhr, Tel.: +49 30 450 529 302, Fax: +49 30 450 529 992, http://www.sexualmedizin.charite.de

Stichwortverzeichnis

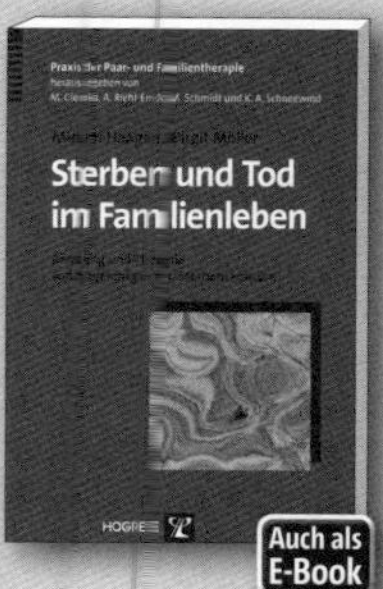

Miriam Haagen · Birgit Möller

Sterben und Tod im Familienleben

Beratung und Therapie von Angehörigen von Sterbenskranken

(Reihe: »Praxis der Paar- und Familientherapie«)
2013, VI/165 Seiten,
€ 24,95 / CHF 35,50
ISBN 978-3-8017-2268-5

Auch als E-Book

Wird eine Familie vom bevorstehenden Tod eines ihre Mitglieder betroffen, so bedeutet dies häufig eine tiefe Erschütterung des familiären Gleichgewichts. Das Buch zeigt Wege auf, Familien in diesen Situationen zu unterstützen, ihre Ressourcen zu stärken und Traumatisierungen vorzubeugen. Ausführlich wird beschrieben, wie Gesprächssituationen mit den verschiedenen Familienangehörigen in den verschiedenen Phasen der palliativen Situation, des Abschiednehmens und des Trauerns gestaltet werden können. Zahlreiche Fallbeispiele veranschaulichen das therapeutische Vorgehen.

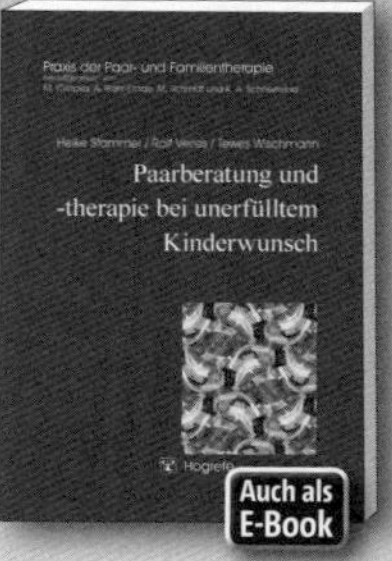

Heike Stammer · Rolf Verres
Tewes Wischmann

Paarberatung und -therapie bei unerfülltem Kinderwunsch

(Reihe: »Praxis der Paar- und Familientherapie«)
2004, VIII/141 Seiten,
€ 26,95 / CHF 36,90
ISBN 978-3-8017-1458-1

Auch als E-Book

Der Band behandelt alle Aspekte der psychologischen Beratung bei unerfülltem Kinderwunsch. Vom Aufbau eines Erstgesprächs mit dem Paar bis zur Thematisierung eines möglichen Abschieds vom Kinderwunsch werden die verschiedenen Stufen, bei denen ein Paar psychologische Unterstützung in Anspruch nehmen kann, aufgezeigt. Spezifische Themen wie der beraterische Umgang mit einer Fehl- oder Totgeburt oder die besondere Situation von Migrantenpaaren werden ebenfalls erläutert.

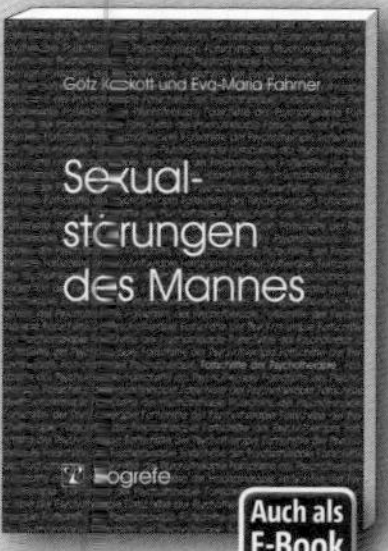

Götz Kockott · Eva-Maria Fahrner

Sexualstörungen des Mannes

(Reihe: »Fortschritte der Psychotherapie«, Band 9)
2000, VIII/118 Seiten,
€ 19,95 / CHF 28,50
(Im Reihenabonnement
€ 15,95 / CHF 22,90)
ISBN 978-3-8017-1006-4

Auch als E-Book

Das Buch informiert über Diagnostik, Entstehungsbedingungen, Beratung und Behandlung von Sexualstörungen des Mannes. Therapeuten erhalten zahlreiche praxisorientierte Anregungen zur Beratung und Therapie dieser Störungen. Entsprechend der Häufigkeit stehen die vorwiegend psychisch bedingten sexuellen Funktionsstörungen beim Mann und die psychischen Aspekte vorwiegend körperlich bedingter sexueller Probleme im Vordergrund. Zwei kürzere Abschnitte bieten darüber hinaus einen Überblick zur Beratung bei sexueller Devianz und Homosexualität.

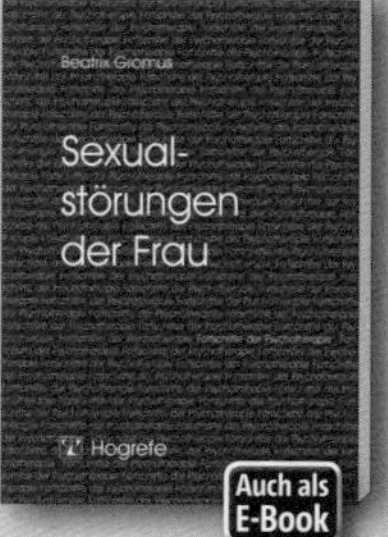

Beatrix Gromus

Sexualstörungen der Frau

(Reihe: »Fortschritte der Psychotherapie«, Band 16)
2002, VIII/119 Seiten,
€ 19,95 / CHF 28,50
(Im Reihenabonnement
€ 15,95 / CHF 22,90)
ISBN 978-3-8017-1118-4

Auch als E-Book

Der Band bietet einen Überblick über sexuelle Störungen bei Frauen. Es werden Möglichkeiten der Einordnung und Diagnostik von Störungen mit Krankheitswert oder vorübergehenden Beeinträchtigungen im Lebensverlauf aufgezeigt. Als Erklärungsansätze werden die weibliche Sozialisation, Partnerbezüge oder -abhängigkeiten sowie gesellschaftliche Hintergründe berücksichtigt. Anhand von Fallbeispielen erhalten Therapeuten zahlreiche praxisorientierte Anregungen zur Beratung und Therapie dieser Störungen.

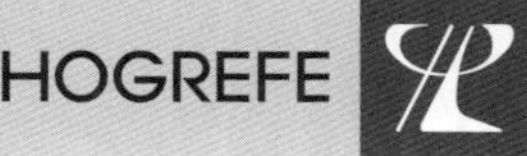

Hogrefe Verlag GmbH & Co. KG
Merkelstraße 3 · 37085 Göttingen · Tel.: (0551) 99950-0 · Fax: -111
E-Mail: verlag@hogrefe.de · Internet: www.hogrefe.de